口腔

总主编　赵华强

口腔修复学
学习指南

Kouqiang Xiufuxue
Xuexi Zhinan

主编　兰　晶

山东大学出版社
SHANDONG UNIVERSITY PRESS

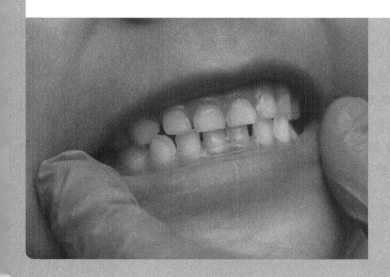

图书在版编目(CIP)数据

口腔修复学学习指南/兰晶主编 . —济南:山东
大学出版社,2007.11(2024.1 重印)

ISBN 978-7-5607-3470-5

Ⅰ.①口… Ⅱ.①兰… Ⅲ.①口腔矫形学—医学院校
—教学参考资料 Ⅳ.①R783

中国版本图书馆 CIP 数据核字(2007)第 158700 号

责任编辑　唐　棣
封面设计　王秋忆

口腔修复学学习指南
KOUQIANG XIUFUXUE XUEXI ZHINAN

出版发行　山东大学出版社
社　　址　山东省济南市山大南路 20 号
邮政编码　250100
发行热线　(0531)88363008
经　　销　新华书店
印　　刷　济南巨丰印刷有限公司印刷
规　　格　787 毫米×1092 毫米　1/16
　　　　　16.25 印张　392 千字
版　　次　2007 年 11 月第 1 版
印　　次　2024 年 1 月第 2 次印刷
定　　价　49.00 元

口腔医学系列学习指南

总 主 编 赵华强

副总主编 熊世江 高 旭 郭 泾 王 力 吕艾芹

《口腔修复学学习指南》分册

主 编 兰 晶

副主编 孙惠强 毛 毳 祁 冬 吴峻岭 蓝 菁 陈 磊

编 委（按编写内容先后排序）

兰 晶 山东大学口腔医学院

毛 毳 济南军区总医院

陈 磊 淄博市临淄区人民医院

牛文芝 山东大学口腔医学院

刘俊杰 山东省立医院

段金生 山东省临清市口腔医院

孙惠强 山东大学口腔医学院

林雪芬 山东大学口腔医学院

李小洁 山东大学口腔医学院

韩建民 山东大学口腔医学院

吴峻岭 山东大学口腔医学院

赵明哲 济南市口腔医院

蓝 菁 山东大学口腔医学院

王 强 济南市口腔医院

祁 冬 山东大学口腔医学院

孙淑贞 济南市口腔医院

商思霞 山东大学口腔医学院

史留巍 山东大学口腔医学院威海分院

王志峰 山东大学口腔医学院

崔 婧 山东大学口腔医学院

前　言

　　《口腔修复学学习指南》一书由兰晶副教授任主编,并组织口腔修复学方面专家学者编写而成,该指南为口腔医学系列指南之一。该指南根据教育部对"十五"期间高等教育教材建设的精神,为适应教学改革和素质教育及创新能力的需要编写而成。

　　《口腔修复学学习指南》是以《口腔修复学》(第5版)(马轩祥主编)为依据,结合作者多年的临床经验,同时参考同类其他丛书,将所需内容进行编纂加工,有利于该专业的学习、复习、考试以及教师备课出题之用。本书严格按照《口腔修复学》(第5版)(马轩祥主编)的章节内容顺序编写,紧密结合教学大纲,既突出重点掌握内容,又兼顾熟悉和了解内容。该指南每章为一编写单元,包括学习重点、学习纲要、题例、参考答案四个部分。学习重点分为掌握、熟悉和了解内容,符合统一大纲要求。学习提纲层次鲜明、条理清晰、内容精练、重点内容突出。题例包括选择题、名词解释、填空题、问答题和论述题共四类题型。选择题分为A型题(单选题)、B型题、X型题(多选题)和系列选择题。参考答案针对上述题例的四部分内容予以解答,以供读者参考。

　　该指南的读者对象为口腔医学大专、五年制、七年制、八年制、研究生学生以及该专业的教师等,以帮助其掌握《口腔修复学》的基本理论和基本知识,熟悉其各种题型的考试特点,增强复习效率,提高考试成绩。该书亦适合职称晋升、执业医师资格等复习考试需要,也可作为相关专业教师讲课、命题的主要参考书。

　　《口腔修复学学习指南》的顺利出版,感谢主编和各位编者的鼎力合作,感谢山东大学出版社的大力支持。

　　该书凝聚着主编及各位编者的智慧和汗水,但也难免有错误疏漏之处,恳请读者提出宝贵意见。

赵华强

2007年10月

目　录

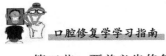

第一章 绪 论

一、学习重点

1. 掌握口腔修复学的定义、任务、临床内容;掌握修复体类型、质量要求;掌握口腔修复的基本条件。

2. 熟悉口腔修复的基本治疗手段、基本过程及口腔修复体的作用。

3. 了解口腔修复学工作者的社会责任;口腔修复学的历史及国内现状;修复学涉及的其他知识范畴;工作特点及学习与能力的培养。

二、学习提纲

（一）口腔修复学的定义

口腔修复学是口腔医学的重要组成部分,是用人工装置恢复各种缺失牙及其辅助组织和颌面部各种缺损并保持其相应的生理功能的一门临床医学科学。

Prosthodontics：the part of dentistry pertaining to the restoration and maintenance of oral function，comfort，appearance，and health of the patient by the replacement of missing teeth and contiguous tissues with artificial substitutes.

（二）口腔修复学的任务

口腔修复学主要研究口腔牙、颌及颌面部各种缺损及畸形的病因、机制、症状、诊断、预防和治疗方法,利用各种人工装置如各类口腔修复体、矫治器等,恢复、改善、重建或矫正患者的各类先天畸形、后天缺损或异常的口腔颌面部系统疾病,从而恢复、改进其应有的解剖学形态,长期维持其生理功能,以促进患者的身心健康。

口腔修复学是以医学基础、口腔医学基础、口腔临床医学及口腔应用材料学、生物力学、工程技术原理、美学以及修复工艺学为基础的专门应用性学科。

（三）口腔修复学工作者的社会责任

牙体缺损、牙列缺损及其畸形和牙列缺失是人类的常见病、多发病,其主要病因是龋病、牙周病、外伤、肿瘤和先天畸形等。

龋病是危害人类健康的三大疾病之一,也是造成牙体缺损和牙列缺损、缺失的主要原因。

（四）口腔修复学的临床内容

口腔修复学的临床内容主要包括牙体缺损或畸形的修复治疗;牙列缺损或畸形的修复治

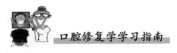

疗;牙列缺失的修复治疗;颌面缺损的修复治疗;牙周疾患、颞颌关节疾患及咬合病的预防和修复治疗。

（五）口腔修复的主要治疗手段

口腔修复的主要治疗手段是采用设计、制作人工装置的方法来恢复因上述各类缺损、缺失和畸形而失去的形态与功能，使之尽可能达到或接近正常水平。

人工装置包括常规设计的口腔修复体和各类具有矫正治疗作用的矫治器。

（六）修复体的类型

1. 各类冠修复体（crown）

2. 固定义齿（fixed partial denture；fixed partial bridge）

3. 可摘局部义齿（removable partial denture）

4. 覆盖义齿（overdenture）

5. 附着体义齿（attachment denture）

6. 固定—活动义齿（fixed-removable denture）

7. 套筒冠义齿（telescope denture）

8. 全口义齿（full denture；complete denture）

9. 种植义齿（implant denture）

10. 黏结修复体（bonding restoration）

11. 颌面缺损的修复体（maxillofacial prosthesis）

12. 牙周夹板（periodontal splint）

13. 咬合病矫治器（occlusal disease treatment device）

14. 关节病矫治器（treatment device for temporomandibular joint disturbances syndrome）

15. 治疗、诊断用暂时（过渡性）修复体（temporary device for diagnosis and therapy）

（七）口腔修复的基本过程及要求

收集病史→全面检查→初步诊断→印模→模型→完成修复体→试戴→就位→患者戴走，嘱注意事项

（八）口腔修复体的质量总体要求

1. 具有生物兼容性，能与口颌系统和谐

2. 能发挥恢复、改善口腔缺损部位组织器官的功能

3. 对患者无伤害

4. 设计合理，制作精良，便于维护

5. 能满足患者合理的生理、心理需要

6. 使用期达到预期要求

7. 价格合理

（九）口腔修复的基本条件

1. 患者的身心健康

2. 患者的需要与能力

3. 必要的修复前治疗

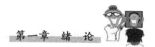

（1）患者现有口腔条件能够支持修复设计,与修复有关的基牙、牙周组织、口腔黏膜、颌骨、颞颌关节和颌位关系基本正常,能够保证修复质量。

（2）凡不能满足修复条件者,经过必要的牙体、牙髓、牙周、黏膜、颌外、正畸等专业的治疗,达到或改善修复体的支持、固位、自洁、生理刺激,在承诺的修复体有效使用期间,修复体正常行使其生理功能,达到修复设计的目标等。

4. 过渡性修复治疗

（1）创造永久性修复的条件,考查基牙、牙周的支持能力。

（2）验证修复治疗计划,观察口腔现有病变的发展。

（3）等待牙周病、颌骨、颞颌关节疾病等相关的治疗结束后的正式修复计划。

（4）配合口腔颌面外科的手术治疗、颞颌关节病的矫治。

（5）青少年的暂时性过渡性修复。

5. 为患者提供口腔修复治疗的单位和个人具有相应的资格、条件及能力

（十）口腔修复体的作用

终止病变的发展,防止一系列并发症,如颌位关系紊乱、牙松动、牙移位、口颌系统受累,防止对全身健康的损害。

（十一）口腔修复学的历史

我国古代对口腔医学的四大贡献是砷制剂的牙髓治疗、汞合金的充填龋齿、牙刷的使用和牙再植的制作。

西汉张仲景撰写了我国第一本口腔医学专著《口齿论》。

我国现代口腔医学教育开始于 1917 年华西协和大学牙科。

（十二）国内口腔修复学现状

（十三）对口腔修复学的新认识

（十四）学习与能力的培养

（十五）修复学涉及的其他知识范畴

（十六）工作特点和具备的能力

三、题例

（一）选择题

【A 型题】

1. 口腔修复体的总体质量要求是
   A. 设计合理
   B. 能改善缺损部位组织器官的功能
   C. 满足患者的生理需要
   D. 满足患者合理的心理需要
   E. 以上都对

2. 对口腔功能影响最大的疾病是
   A. 牙周病
   B. 牙体缺损

C. 牙列缺损

D. 牙齿重度磨耗

E. 牙列缺失

【B 型题】

3～4 题
   A. 牙体缺损
   B. 牙列缺损
   C. 牙列缺失
   D. 牙列缺损或牙列缺失
   E. 牙列缺损、牙列缺失或颌面缺损

3. 全口义齿可修复_____的患者。

4. 种植义齿可修复_____的患者。

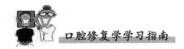

【X 型题】

5. 我国古代对口腔医学的四大贡献是
   A. 牙刷的使用
   B. 砷制剂的牙髓治疗
   C. 汞合金的充填龋齿
   D. 义齿的制作
   E. 牙再植的制作

6. 导致牙列缺损的主要病因是
   A. 先天畸形
   B. 龋病
   C. 肿瘤
   D. 牙周病
   E. 外伤

   (二)名词解释

   1. 口腔修复学
   2. Prosthodontics

   (三)填空题

   1. 造成牙体缺损、牙列缺损及缺失的主要病因是_____、_____、_____、_____、_____。

   2. 西汉_____撰写了我国第一本口腔医学专著_____。

   3. 为了终止疾病的发展或暂时维持患者口腔现状以延缓疾病发展者,可进行_____、_____、_____修复。

   4. 我国现代口腔医学教育开始于1917年的_____大学牙科。

   (四)问答题和论述题

   1. 简述过渡性修复治疗的作用。
   2. 汉译英
   (1)冠修复体
   (2)固定义齿
   (3)可摘局部义齿
   (4)覆盖义齿
   (5)附着体义齿
   (6)固定-活动义齿
   (7)套筒冠义齿

   (8)全口义齿
   (9)种植义齿
   (10)黏结修复体
   (11)颌面缺损的修复体
   (12)牙周夹板
   (13)咬合病矫治器
   (14)关节病矫治器
   (15)治疗、诊断用暂时/过渡性修复体

   参考答案

   (一)选择题

   【A 型题】

   1. E 2. E

   【B 型题】

   3. C 4. E

   【X 型题】

   5. ABCE 6. ABCDE

   (二)名词解释

   1. 口腔修复学:是口腔医学的重要组成部分,是用人工装置恢复各种缺失牙及其辅助组织和颌面部各种缺损并保持其相应的生理功能的一门临床医学科学。

   2. Prosthodontics: the part of dentistry pertaining to the restoration and maintenance of oral function, comfort, appearance, and health of the patient by the replacement of missing teeth and contiguous tissues with artificial substitutes.

   (三)填空题

   1. 龋病 牙周病 外伤 肿瘤 先天畸形

   2. 张仲景 《口齿论》

   3. 暂时性 过渡性 治疗性

   4. 华西协和

   (四)问答题和论述题

   1. 答:(1)创造永久性修复的条件,考查基牙、牙周的支持能力。
   (2)验证修复治疗计划,观察口腔现有

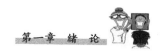

病变的发展。

（3）等待牙周病、颌骨、颞颌关节疾病等相关的治疗结束后的正式修复计划。

（4）配合口腔颌面外科的手术治疗、颞颌关节病的矫治。

（5）青少年的暂时性过渡性修复。

2. 答：（1）crown

（2）fixed partial denture；fixed partial bridge

（3）removable partial denture

（4）overdenture

（5）attachment denture

（6）fixed-removable denture

（7）telescope denture

（8）full denture；complete denture

（9）implant denture

（10）bonding restoration

（11）maxillofacial prosthesis

（12）periodontal splint

（13）occlusal disease treatment device

（14）treatment device for temporomandibular joint disturbances syndrome

（15）temporary device for diagnosis and therapy

（兰晶 毛巍）

第二章　临床接诊

——患者的检查、诊断、治疗计划

一、学习重点

1. 掌握初诊医生的主要任务、患者一般资料的获得；熟悉初诊准备及顺序。
2. 掌握临床一般检查的内容及方法；熟悉 X 线检查、模型检查和咀嚼功能检查。
3. 掌握修复前需要准备和处理的具体内容、病历书写格式。
4. 熟悉定期复查的基本内容。
5. 了解修复诊断和治疗计划的意义、病历书写及管理注意事项。

二、学习提纲

（一）初　诊

初诊是患者首次向接诊医生主诉病症、主观要求，并接受系统的检查和商定治疗方案。

1. 初诊医生的主要任务

(1)准确获得患者的主诉。

(2)详尽收集患者相关病史。

(3)系统全面地完成专科检查及必要的全身有关检查。

(4)得出初步诊断或在病情明确的情况下得出诊断。

(5)对与主诉有关的局部和全身的病症提出诊疗方案或转诊建议，提供必要的卫生指导与帮助。

(6)与患者一起确定治疗计划，并明确双方的责任与承诺。

(7)对于难度大或易出现并发症的修复治疗项目，必要时与患者签署同意书，以减少和避免医疗纠纷的发生。

(8)向患者说明各种治疗方案的费用及修复治疗效果，以便让患者作出选择。

2. 初诊准备及初诊顺序

(1)准备工作

①人员及思想的准备：按照初诊的现代观念，患者除了应对自己的病情知情外，还应有主动选择医生的权利，以保证自身获得优化服务和优质服务。

所谓优化服务就是针对不同患者的情况，如年龄，性别，经济状况，主观愿望，客观需要，职业特点,病情及预后,全身健康状况,局部特殊条件及限制因素,提出可供选择的、综合的、分阶段的、分层次的方案,与患者或家人共同商定。这个方案从医疗的角度来看,往往不一定是医生认为的最佳方案或首选方案,而是一个为患者个体所能接受的合适方案。

优质服务的概念主要在服务态度和服务质量方面得以体现。

②器械准备:器械的消毒和灭菌对控制和防止严重威胁人体健康的疾病,防止患者之间、医患之间的传播极具重要性。

③椅位准备。

④灯光准备。

(2)检查顺序

①局部检查:检查应遵循有序的原则,先整体后局部,先外后内,先上后下,先左后右,先一般后特殊。

②系统检查:避免只见局部不见全身,只强调病症而忽视患者整体的片面性检查。

③心理学评价:有心理障碍或精神神经症状者应请有关专家诊治后方可进行下一步治疗。

3. 初诊与复诊

初诊计划应包括确定下一次就诊的时间表和复诊计划。该计划应由医患双方共同商定。

4. 患者一般资料的获得与管理

(1)了解主诉:主诉是患者就诊的主要原因和迫切要求解决的主要问题。

(2)采集系统病史。

(3)采集专科病史:完整的专科资料包括牙周病史、修复治疗史、牙体牙髓治疗情况、正畸治疗情况、口腔外科治疗情况、X线图像资料、颞下颌关节疾病等。

(二)临床检查

1. 临床一般检查

(1)口腔外部检查

1)颌面部检查:通过视诊仔细观察患者颌面部的外形及其他特征。

①面部皮肤颜色、营养状态。

②颌面部外形的对称性。

③颌面各部分之间比例关系是否协调对称,有无颌面部畸形等。

④口唇的外形,唇部松弛程度,笑线的高低,上下前牙位置与口唇的关系。

⑤侧面轮廓是直面型、凸面型还是凹面型,颅、面、颌、牙各部分的前后位置和大小比例是否正常,有无颌骨前突或后缩等异常情况。

2)颞下颌关节区检查

①颞下颌关节的活动度的检查:用手指触摸颞下颌关节区,检查双侧髁突的大小及对称性,触诊时注意患者有无疼痛、反应疼痛的部位、疼痛的性质和触发区等。

②颞下颌关节弹响的检查:活动时有无弹响,弹响的性质,出现在哪一阶段,是否伴有疼痛等。

③外耳道前壁检查:双手指放在外耳道前壁,嘱患者做开闭口正中咬合,检查上下牙列紧咬时双侧髁突对外耳道前壁的冲击强度是否一致。

④开口度及开口型

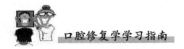

a. 开口度是指患者大张口时,上下中切牙切缘之间的距离。正常人的开口度为 3.7～4.5 mm,低于该值表明有张口受限。

b. 开口型是指下颌自闭口到张大的整个过程中,下颌运动的轨迹。正常的开口型下颌向下后方,左右无偏斜,正面观直向下。

⑤下颌侧𬌗运动:下颌最大侧方运动范围正常情况下约为 12 mm。

3)咀嚼肌检查:通常对咬肌和颞肌进行扪诊,检查有无压疼及压疼点的部位。同时嘱患者紧咬,检查肌肉收缩的强度及左右的对称性,判断有无因𬌗干扰而引起的咀嚼肌功能紊乱。

(2)口腔内检查

1)口腔一般情况:包括牙列的完整性,牙体缺损的类型和范围,口腔卫生情况,有无修复体存在,修复体质量如何,舌、口底、前庭沟、颊、唇、系带、软硬腭等有无异常。

2)牙周检查:牙周检查能提供菌斑及牙周健康状况或破坏的程度。

临床上常用的牙松动度测量和记录的方法有两种。

①以牙的松动幅度计算:

Ⅰ°松动:松动幅度不超过 1 mm。

Ⅱ°松动:松动幅度为 1～2 mm。

Ⅲ°松动:松动幅度大于 2 mm。

②以牙的松动方向计算:

Ⅰ°松动:仅有唇舌向或颊舌向松动。

Ⅱ°松动:唇(颊)舌向及近远中向均有松动。

Ⅲ°松动:唇(颊)舌向及近远中向松动,并伴有垂直向松动。

3)牙列检查:详细的天然牙检查资料有助于治疗计划的制订。

4)𬌗关系检查

①牙尖交错位的检查:包括上下牙列是否有广泛均匀的𬌗接触关系,上下牙列中线一致性,上下第一磨牙咬合关系,前牙覆𬌗覆盖关系,左右侧𬌗平面是否匀称。

②息止𬌗位的检查:比较正中𬌗位和息止𬌗位时,下牙列中线有无变化;𬌗间隙的大小有无异常。

③𬌗干扰检查:仔细检查正中咬合和前伸、侧方咬合移动时,有无牙尖干扰。

5)缺牙区检查:检查缺牙区间隙是否正常,牙槽嵴有无妨碍修复治疗的骨尖、倒凹、骨隆突等。对伴有牙槽嵴和颌骨缺损的患者,应视缺损的部位、大小和范围、影响功能和美观的程度,选择合适的修复方法。

6)无牙颌口腔专项检查

①上下颌弓、牙槽嵴的大小、形态和位置。

②牙槽嵴的吸收情况。

③口腔黏膜检查,口腔黏膜色泽是否正常,有无炎症、溃疡及疤痕。

④舌的检查,包括舌的大小、形态、静止状态时的位置,以及功能活动的情况。

⑤唾液分泌量及黏稠度的检查。

7)原有修复体的检查:患者如戴有修复体,应了解患者重做的原因,仔细检查原义齿与口腔组织的关系,分析评价原修复体的成功与失败之处,并作为重新制作时的参考。

2．X线检查

常规X线片能确定牙根及牙周支持组织的健康状况，了解牙根的数目、形态和长度，有无根折，根管充填的情况。另外，牙片常常能检查出较为隐蔽部位的龋坏，也是法律涉及治疗依据的重要凭证。

3．模型检查

模型检查可以弥补口腔内一般检查的不足，便于仔细观察牙的位置、形态、牙体组织磨耗印迹以及详细的𬌗关系等。

4．咀嚼功能检查

（1）𬌗力检查：𬌗力是评价口腔生理功能的指标之一，是反映牙在咬合时所发挥的力量，检测时利用𬌗力检测的仪器测量个别牙的咬合力。

（2）咀嚼效能的检测：咀嚼效能是指在一定时间内将一定量食物嚼碎的程度。咀嚼效能的高低直接反映了咀嚼能力的大小。

（3）下颌运动轨迹检查：下颌运动轨迹反映了𬌗、颞颌关节、咀嚼肌三者之间的动态功能关系。每个人的下颌运动无论是开闭口运动、前伸运动、侧向运动或是咀嚼运动都有其一定的特征，该特征取决于牙列𬌗面形态和颞颌关节的解剖形态，在进行口腔修复前有必要检查患者下颌运动的特征。

（4）肌电图检查：肌电图可分析下颌运动时各个肌肉的功能状态及协调作用情况。义齿修复前后的肌电图检查，能反映咀嚼肌功能恢复的程度。另外，患者颞肌、咬肌肌电图静息期延长，可用于颞下颌关节功能紊乱症的诊断。

（三）诊断及治疗计划

1．诊断及预后

诊断是医生根据收集到的信息资料、检查发现、X线片、研究模型、化验检查结果、会诊结论加以综合分析，然后根据专业知识对患者病情作出的判断，为制订完善的治疗计划和预后评估提供帮助。

预后是对疾病发展可能的一种估计，受全身和局部因素的影响。

2．治疗计划

确定治疗计划时应充分了解患者就诊的目的和要求。同时，应让患者了解自己的口腔患病情况，自身的修复条件，可能采取哪些修复方法，所需时间及费用等。

（四）修复前准备与处理

1．修复前口腔的一般处理

修复前准备是指经过全面检查、诊断后，按照拟订的口腔修复设计，对口腔组织的病理情况或影响进行适当的处理，以保证预期的效果。其包括以下几方面：

（1）处理急性症状。

（2）保证良好的口腔卫生。

（3）拆除不良修复体。

（4）治疗和控制龋病及牙周病。

2．余留牙的保留与拔除

（1）松动牙：对松动牙的处理应视其具体情况而定。一般来说，对于牙槽骨吸收达根 2/3

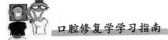

以上,牙松动达Ⅲ°者应予拔除;对未达到这一严重程度的松动牙经治疗后尽量予以保留。

(2)残根:确定残根的拔除或保留应根据牙根的缺损破坏范围、根尖周组织的健康状况,并结合治疗效果与修复的关系综合考虑。

(3)根分叉受累牙:健康成人牙槽骨嵴顶端位于釉牙骨质交界根尖方向 1.5 mm 左右。根分叉受累的程度根据临床指标可分为四类:

第一类:牙周支持结构在垂直方向有不超过 3 mm 的少量丧失,在根分叉处作水平横向探诊可测得 1 mm 深度。X 线片上无明显的骨吸收。

第二类:牙周支持结构垂直方向丧失超过 3 mm,根分叉水平方向可探入 1 mm 以上,但尚不能穿通到对侧。X 线片上显示骨吸收比较明显,但仍有相当的骨与牙周膜结构保持完整。

第三类:根分叉处牙槽骨已发生穿通性损坏,用探诊器械可穿通到对侧,但穿通的隧道为龈组织所充填,肉眼观无贯通现象。

第四类:X 线片上明显的骨丧失,根分叉完全暴露,水平方向的穿通凭肉眼可感知。

3. 牙矫正治疗

对各种原因引起的牙的错位尤其是牙缺失后长期未曾修复造成缺隙两侧倾斜移位,在修复前,用牙少量移动的矫正技术(minor orthodontic tooth movement,MTM)将有关牙矫正到正常位置后进行修复,能扩大修复治疗的范围,尽量保存牙体组织,明显改善修复预后。

4. 咬合调整与选磨

咬合调整的目的是引导𬌗力沿牙长轴传导,使所有牙尖交错位时均有接触,使正中关系牙尖交错位协调一致,建立保护𬌗或组牙功能𬌗。

(1)咬合夹板的应用:咬合夹板能帮助诊断咬合异常和确定治疗计划。咬合夹板能降低肌组织的张力,可按照预先设计的𬌗关系进行重复调整,对调𬌗选磨、牙修复或正畸的最终方案的确定有重要指导作用。

(2)诊断性调𬌗:调𬌗将对牙列进行不可逆性磨改和预备,所以应认真对待。

(3)临床调𬌗:临床调𬌗应按一定的步骤进行,以免反复调整而影响工作效率。有效的方法步骤是:

①消除正中关系𬌗干扰。

②消除侧向、前伸运动𬌗干扰。

(4)重度伸长牙的处理。

(5)不均匀磨耗部分的选磨。

5. 口腔黏膜疾患的治疗

6. 修复前外科处理

理想的口腔条件应具备:足够的骨组织支持牙,无尖锐的骨突或骨嵴;无影响牙稳定、固位的瘢痕结构,增生的软组织和系带;无妨碍义齿就位的倒凹或悬突;上下牙槽嵴关系良好和足够的唇颊沟深度。修复前外科手术常用的有以下几种:

(1)唇、舌系带的矫正术:唇、舌系带接近牙槽嵴顶或舌系带过短,影响义齿的固位和功能活动时应进行外科系带矫正术。

(2)瘢痕或松动软组织的切除修整术:口腔内瘢痕组织影响义齿的稳定和固定时,可考虑切除修整。

（3）牙槽嵴修整术：拔牙造成牙槽嵴骨尖或骨突起，若一段时间后仍不消退且有疼痛或有明显倒凹妨碍义齿摘戴时，应进行牙槽嵴修整术去除过突的骨尖或骨突，手术时间一般在拔牙后1个月左右较为合适。

（4）骨性隆突修整术：过大的骨隆突在义齿的摘戴时可引起组织的破溃疼痛，严重者义齿无法戴入使用。骨隆突常发生在：①下颌磨牙和双尖牙舌侧，一般双侧对称，也可为单侧，其大小不一，也称为下颌隆突；②腭中缝处，可呈分叶状，也称为腭隆突；③上颌结节，结节过度增生形成较大的骨性倒凹。对双侧上颌结节肥大的情况，常常只需修整一侧上颌结节，解决妨碍义齿就位的问题即可。

（5）前庭沟加深术：牙槽嵴过度吸收致使义齿的固位差时，可施行前庭沟加深术。

（6）牙槽嵴重建术：该手术是治疗无牙颌骨牙槽嵴严重吸收、萎缩的一种方法。

（五）临床病程记录

1. 病历书写格式

完整的病历应包括以下内容：一般项目、主诉、现病史、既往史、家族史、检查、诊断、治疗计划和修复设计以及治疗过程记录。

常用的牙位记录有三种。

2. 病历书写及管理注意事项

病历必须准确地反映出患者初诊时的情况，记载医生的诊断和治疗方案，医生建议的治疗计划、患者对治疗计划的选择、治疗的经过、转诊情况，治疗的预后和治疗后的结果。

（六）定期复查

定期复查制度是医生向患者展示其高度责任心的直接方式。

1. 定期复查的作用

（1）让患者了解其口腔健康状况及修复体使用情况，协作患者正确使用修复体并保证最佳口腔健康状况。

（2）掌握修复体使用情况，及时发现和处理出现的问题，提高修复体的远期成功率。

（3）正确评价所采用修复方法的治疗效果，有利于总结经验，积累临床科研资料，为医生自身的发展与提高创造条件。

（4）体现医学伦理学的要求，使患者得到持续关怀，强化医生与患者之间的关系。

（5）提高医院及医生的声誉，充分利用医疗资源。

2. 定期复查的制度和形式

定期复查制度有两种形式：

（1）把主动权交给患者。

（2）医生主动与患者联系。

3. 建立有效的定期复查制度

实施定期复查制度可以借助于电话、信件和网上联系等多种形式。

三、题例

（一）选择题

【A型题】

1. 关于初诊医生的主要任务，错误的是

A. 准确获得患者的主诉

B. 详尽收集患者相关病史

C. 系统全面地完成专科检查及必要的全身有关检查

D. 得出初步诊断或在病情明确的情况下得出诊断

E. 对其他专业疾病治疗情况作出准确评价

2. 初诊医生下列做法，**错误**的是

A. 在病情明确的情况下得出诊断

B. 对与主诉有关的局部有关的病症提出诊疗或转诊建议

C. 与患者一起确定治疗计划，并明确双方的责任与承诺

D. 对于难度大或易出现并发症的修复治疗项目，必要时与患者签署同意书，以减少和避免医疗纠纷的发生

E. 医疗行为的实施以病人要求为指导原则

3. 口腔局部检查的顺序中，**错误**的是

A. 先局部后整体

B. 先外后内

C. 先上后下

D. 先左后右

E. 先一般后特殊

4. **不符合**制订医疗方案要求的是

A. 制订医疗方案时要了解患者的主观愿望，客观需要，职业特点等。

B. 提出的方案是可供选择的综合的、分阶段的、分层次的方案

C. 制订医疗方案时，一定要与患者或家人共同商定

D. 制订的方案从医疗的角度来看，是医生认为的最佳方案或首选方案

E. 制订的方案是一个为患者个体所能接受的合适方案

5. 通过视诊观察患者颌面部的外形及其他特征，**除外**

A. 面部皮肤颜色、营养状态

B. 颌面部外形的对称性

C. 颌面各部分之间比例关系是否协调对称，有无颌面部畸形等

D. 触压患者双侧颞颌关节是否疼痛

E. 口唇的外形，唇部松弛程度，笑线的高低，上下前牙位置与口唇的关系

6. 颞下颌关节区检查应包括以下几点，**除外**

A. 颞下颌关节的活动度的检查

B. 下颌前伸运动

C. 颞下颌关节弹响的检查

D. 开口度及开口型

E. 外耳道前壁检查

7. 以牙的松动幅度计算，正确的是

A. Ⅲ°松动：松动幅度 1～2 mm

B. Ⅲ°松动：松动幅度 2～3 mm

C. Ⅲ°松动：松动幅度大于 2 mm

D. Ⅲ°松动：松动幅度大于 3 mm

E. Ⅲ°松动：松动幅度 1～3 mm

8. 以牙的松动方向计算，正确的是

A. Ⅲ°松动：唇（颊）舌向及近远中向均有松动

B. Ⅲ°松动：唇舌向或颊舌向松动。

C. Ⅲ°松动：唇（颊）舌向及近远中向松动，并伴有垂直向松动。

D. Ⅲ°松动：唇（颊）舌向或近远中向松动，并伴有垂直向松动。

E. 以上均不对

9. 无牙颌口腔专项检查，**不包括**

A. 上下颌弓、牙槽嵴的大小、形态和位置

B. 比较牙尖交错位和息止𬌗位时，下牙列中线有无异常；𬌗间隙的大小有无异常

C. 牙槽嵴的吸收情况

D. 口腔黏膜检查，口腔黏膜色泽是否正常，有无炎症、溃疡及疤痕

E. 唾液分泌量及黏稠度的检查

10. 咀嚼功能检查,不包括

    A. 殆力检查

    B. 咀嚼效能的检测

    C. 肌电图检查

    D. 下颌运动轨迹检查

    E. 咀嚼肌力量检测

11. 修复前口腔的一般处理不包括

    A. 处理急性症状

    B. 牙矫正治疗

    C. 拆除不良修复体

    D. 治疗和控制龋病及牙周病

    E. 保证良好的口腔卫生

12. 下列哪种情况下,固定义齿修复为最佳选择

    A. 上颌双侧中切牙、侧切牙缺失,尖牙健康

    B. 牙列远中为游离端缺失

    C. 前牙区伴有严重颌骨缺损

    D. 缺失数目多,缺隙跨度长

    E. 以上均可

13. 口腔修复临床检查通常包括以下几点,除外

    A. 临床一般检查

    B. X线检查

    C. 咀嚼肌力检查

    D. 咀嚼功能检查

    E. 模型检查

14. 对松动牙的处理,错误的是

    A. 松动牙齿尽量拔除然后做义齿修复

    B. 对于牙槽骨吸收达根 2/3 以上,牙松动达Ⅲ°者应予拔除

    C. 对于牙槽骨吸收不到根 2/3,牙松动未达Ⅲ°者应尽量予以保留

    D. 牙齿松动是由于不良修复体引起的,应将修复体拆除并作相应治疗

    E. 松动牙齿应尽量保留,制作修复体时注意设计

15. 对残根的处理,错误的是

    A. 确定残根的拔除或保留应根据牙根的缺损破坏范围、根尖周组织的健康状况,并结合治疗效果与修复的关系综合考虑

    B. 如果残根破坏较大,根尖周组织病变范围广泛,治疗效果不佳者,可拔除

    C. 如果残根较稳固,根尖周组织病变范围较小或无明显病变,应保留

    D. 对义齿的支持和固定有良好作用的残根,应进行根管治疗后保留

    E. 若口腔内缺失牙较多,仅剩数个残根,则应拔除残根

16. 根分叉受累的程度根据临床指标可分为四类,第二类是

    A. 牙周支持结构在垂直方向有不超过 2 mm 的少量丧失。在根分叉处作水平横向探诊可测得 1 mm 深度。X线片上无明显的骨吸收

    B. 牙周支持结构垂直方向丧失超过 2 mm,根分叉水平方向可探入 1 mm 以上,但尚不能穿通到对侧。X线片上显示骨吸收比较明显,但仍有相当的骨与牙周膜结构保持完整

    C. 根分叉处牙槽骨已发生穿通性损坏,用探诊器械可穿通到对侧,但穿通的隧道为龈组织所充填,肉眼观无贯通现象

    D. 牙周支持结构垂直方向丧失超过 3 mm,根分叉水平方向可探入 1 mm 以上,但尚不能穿通到对侧。X线片上显示骨吸收比较明显,但仍有相当的骨与牙周膜结构保持完整

    E. X线片上明显的骨丧失,根分叉完全暴露,水平方向的穿通凭肉眼可感知

17. 根分叉受累的程度根据临床指标可分为四类,第三类是

A. 根分叉处牙槽骨已发生穿通性损坏，用探诊器械可穿通到对侧,但穿通的隧道为龈组织所充填,肉眼观无贯通现象

B. 根分叉处牙槽骨已发生穿通性损坏，用探诊器械可穿通到对侧,水平方向的穿通凭肉眼可感知

C. 牙周支持结构在垂直方向有不超过 2 mm 的少量丧失。在根分叉处作水平横向探诊可测得 1 mm 深度。X 线片上无明显的骨吸收

D. 牙周支持结构在垂直方向有不超过 3 mm 的少量丧失,在根分叉处作水平横向探诊可测得 2 mm 深度。X 线片上无明显的骨吸收

E. X 线片上明显的骨丧失,根分叉完全暴露,水平方向的穿通凭肉眼可感知

18. 健康成人牙槽骨嵴顶端位于釉牙骨质交界根尖方向

A. 1.0 mm 左右

B. 1.5 mm 左右

C. 2.0 mm 左右

D. 2.5 mm 左右

E. 3.0 mm 左右

【B 型题】

19～22 题

A. 1 mm

B. 1.5 mm 左右

C. 2 mm

D. 3 mm

19. 健康成人牙槽骨嵴顶端位于釉牙骨质交界根尖方向

20. Ⅰ°松动牙的松动幅度不超过

21. Ⅲ°松动牙的松动幅度大于

22. 第二类根分叉的牙周支持结构垂直方向丧失超过

【X 型题】

23. 优化服务要求做到

A. 提出可供选择的、综合的、分阶段的、分层次的方案

B. 与患者或家人共同商定医疗方案

C. 制订的方案是医生认为的最佳方案或首选方案

D. 制订的方案是一个为患者个体所能接受的合适方案

E. 制订的医疗方案要针对不同患者的情况

24. 患者颌面部检查包括

A. 面部皮肤颜色、营养状态

B. 颌面各部分之间比例关系是否协调对称,有无颌面部畸形等

C. 口唇的外形,唇部松弛程度,笑线的高低,上下前牙位置与口唇的关系

D. 颌面部外形的对称性

E. 颞下颌关节有无弹响、活动度如何,开口度及开口型是否正常

25. 无牙颌口腔专项检查包括

A. 上下颌弓、牙槽嵴的大小、形态和位置

B. 牙槽嵴的吸收情况

C. 口腔黏膜检查,口腔黏膜色泽是否正常,有无炎症、溃疡及疤痕

D. 舌的检查,包括舌的大小、形态、静止状态时的位置,以及功能活动的情况

E. 唾液分泌量及黏稠度的检查

26. 修复前需要外科处理的情况是

A. 过高的骨性隆突

B. 低位埋伏牙

C. 牙槽骨有过突的骨尖

D. 前庭沟太浅

E. 唇、舌系带接近牙槽嵴顶

27. 修复前口腔的一般处理包括

A. 咬合调整和选磨

B. 保证良好的口腔卫生

C. 拆除不良修复体

D. 处理急性症状

E. 治疗和控制龋病及牙周病

（二）名词解释

1. 优化服务

2. 主诉

（三）填空题

1. 初诊是患者首次向接诊医生_____、
_____，并接受系统的_____和商定
_____。

2. 修复前采集的完整的专科资料包括：
_____、_____、牙体牙髓治疗情
况、_____、口腔外科治疗情况、X线图
像资料、_____等。

3. 口腔修复局部检查应遵循有序的原
则，先整体后局部，_____，先上后下，先
左后右，_____。

4. 颞下颌关节区检查包括：_____、
_____、_____、_____、下颌
侧𬌗运动。

5. 𬌗关系检查包括：_____、
_____、_____、_____。

6. 咀嚼功能检查包括：_____、
_____、_____、肌电图检查。

7. 下颌运动轨迹反映了_____、
_____、_____三者之间的动态功
能关系。

8. 对松动牙的处理应视其具体情况而
定。一般来说，对于牙槽骨吸收达根
以上，牙松动达_____者应予拔除；对未
达到这一严重程度的松动牙经治疗后尽量
_____。

9. 根分叉受累的程度根据临床指标可
分为四类。第一类是指牙周支持结构在垂
直方向有不超过_____的少量丧失。在根
分叉处作水平横向探诊可测得_____深度。

X线片上无明显的_____。

10. 完整的病历应包括下列内容：_____、
_____、_____、_____、_____、检查、诊
断、治疗计划和修复设计以及治疗过程
记录。

（四）问答题和论述题

1. 初诊医生的主要任务是什么？

2. 定期复查的作用是什么？

3. 理想的口腔修复条件是什么？

4. 修复前外科手术常用的有哪几种？

5. 口腔内骨性隆突常发生在哪些地方？

四、参考答案

（一）选择题

【A型题】

1. E　2. E　3. A　4. D　5. D　6. B
7. C　8. C　9. B　10. E　11. B　12. A
13. C　14. A　15. E　16. D　17. A　18. B

【B型题】

19. B　20. A　21. C　22. D

【X型题】

23. ABDE　24. ABCD　25. ABCDE
26. ACDE　27. BCDE

（二）名词解释

1. 优化服务：所谓优化服务就是针对不
同患者的情况，如年龄，性别，经济状况，主
观愿望，客观需要，职业特点，病情及预后，
全身健康状况，局部特殊条件及限制因素，
提出可供选择的、综合的、分阶段的、分层次
的方案，与患者或家人共同商定。

2. 主诉：患者就诊的主要原因和迫切要
求解决的主要问题。

（三）填空题

1. 主诉病症　主观要求　检查　治疗方案

2. 牙周病史　修复治疗史　正畸治疗
情况　颞下颌关节疾病

3. 先外后内　先一般后特殊

4.颞下颌关节活动度的检查　颞下颌关节弹响的检查　外耳道前壁检查　开口度及开口型

5.牙尖交错位的检查　息止𬌗位的检查　𬌗干扰的检查

6.𬌗力检查　咀嚼效能的检测　下颌运动轨迹检查

7.𬌗　颞颌关节　咀嚼肌

8.2/3　Ⅲ°　予以保留

9.3 mm　1 mm　骨吸收

10.一般项目　主诉　现病史　既往史　家族史

(四)问答题和论述题

1.答:初诊医生的主要任务是准确获得患者的主诉;详尽收集患者相关病史;系统全面地完成专科检查及必要的全身有关检查;得出初步诊断或在病情明确的情况下得出诊断;对与主诉有关的局部有关的病症提出诊疗或转诊建议;与患者一起确定治疗计划,并明确双方的责任与承诺;对于难度大或易出现并发症的修复治疗项目,必要时与患者签署同意书,以减少和避免医疗纠纷的发生;向患者说明各种治疗方案的费用及修复治疗效果,以便让患者作出选择。

2.答:定期复查的作用是让患者了解其口腔健康状况及修复体使用情况,协作患者正确使用修复体并保证最佳口腔健康状况;掌握修复体使用情况,及时发现和处理出现的问题,提高修复体的远期成功率;正确评价所采用修复方法的治疗效果,有利于总结经验,积累临床科研资料,为医生自身的发展与提高创造条件;体现医学伦理学的要求,使患者得到持续关怀,强化医生与患者之间的关系;提高医院及医生的声誉,充分利用医疗资源。

3.答:理想的口腔条件应具备:足够的骨组织支持牙,无尖锐的骨突或骨嵴;无影响牙稳定、固位的瘢痕结构,增生的软组织和系带;无妨碍义齿就位的倒凹或悬突;上下牙槽嵴关系良好和足够的唇颊沟深度。

4.答:修复前外科手术常用的有以下几种:唇、舌系带的矫正术;瘢痕或松动软组织的切除修整术;牙槽嵴修整术;骨性隆突修整术;前庭沟加深术;牙槽嵴重建术。

5.答:(1)下颌磨牙和双尖牙舌侧,一般双侧对称,也可为单侧,其大小不一,也称为下颌隆突。

(2)腭中缝处,可呈分叶状,也称为腭隆突。

(3)上颌结节,结节过度增生形成较大的骨性倒凹。

(陈磊　兰晶)

第三章　人造冠的固位原理

一、学习重点

1. 掌握固位的概念、固位力的来源及其影响因素。
2. 熟悉临床上常用的固位形及其制备要求。
3. 了解制锁现象的利用。

二、学习提纲

固位是指口腔修复体在行使功能时,能抵御各种作用力而不发生移位和脱落的能力,是修复成功的关键。人造冠、固定桥获得固位的主要固位力有约束或约束反力,摩擦力和黏着力。

(一)约束力或约束反力

约束是指物体位移时受到一定条件限制的现象。约束加给被约束物体的力称为约束力或约束反力。若约束体本身是一刚体,约束与被约束物体是刚性接触,称为刚性约束。我们讨论的各类人造冠修复体与患牙的关系均为刚性约束。通常将患牙预备成一定的几何形状以增大刚性约束和约束力。用以保证修复体获得固位力的几何形状称之为固位形。

(二)摩擦力

1. 摩擦力

摩擦力是两个相互接触而又相对运动的物体间所产生的作用力。摩擦力是约束力在切线方向的分力。根据摩擦定律,摩擦力的大小与两物体间正压力的大小成正比,且与两个接触物体的材料及表面情况有关。表面的啮合作用和分子的凝聚力作用是产生摩擦力的两个主要物理原因。

2. 摩擦角

物体所受的法向反力和静滑动摩擦力的合力与法线间存在一夹角,当摩擦力增大到 F_{max} 时,全反力与法向反力的夹角也达到最大程度。此夹角即为摩擦角。

3. 制锁作用

当作用物体上的主动力的合力与法线的夹角小于摩擦角时,则主动力无论多大物体总能保持静止,此现象称制锁。

摩擦力在人造冠固位中的有关因素:

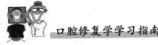

(1)摩擦力的大小与两物体间所受的正压力成正比,正压力越大,摩擦力也越大。人造冠要与预备后的患牙紧密贴合。

(2)摩擦力的大小与两接触物体材料的性质及表面粗糙程度有关。表面越粗糙,摩擦系数越大,摩擦力越大。人造冠与预备后的患牙的接触面应适当粗糙。

(3)摩擦力的大小与牙外形及洞形的几何形状有关。与轴壁越接近平行,修复体与轴壁就越密贴,摩擦力就越大。修复体利用面、沟、钉洞、洞、根管等固位时,应尽量使其轴壁互相平行,以达到良好的固位效果。

(三)黏结力

1.黏结力是指黏结剂与被黏结物体界面上分子间的结合力

2.影响黏着力的因素

(1)黏着力与黏着面积成正比。

(2)黏着力与黏固剂的厚度成反比。

(3)黏着面适当粗糙可增强黏着力。

(4)黏着面应保持清洁。

(5)黏固剂调拌的稠度应适当。

(6)黏着力还受黏固剂的理化性能的影响。

(四)临床上常用的固位形

1.环保面固位形

环保面固位形是基本的固位形式。这种固位形的影响因素有:

(1)𬌗龈高度:𬌗龈高度越大,固位力越强。

(2)轴壁的平行度或聚合度:轴壁相互平行可增加修复体对牙体的约束力和摩擦力,有利于冠的固位。

(3)修复体与预备后的患牙密合度:越密合产生的摩擦力越大。

2.钉洞固位形

钉洞的一般要求如下:

(1)深度:1.5~2.0 mm,不能损伤牙髓。

(2)直径:1.0 mm,可逐渐缩小,呈锥形。

(3)分布:两个以上的钉洞,其分布越分散,可获得的固位力也越大。一般前牙做1~3个,后牙做2~4个。

(4)位置:患牙𬌗面接近釉牙本质界的牙本质内。

(5)方向:与人造冠的就位方向平行。

(6)钉的表面形态:螺纹的固位力最强。

3.沟固位形

凹入牙体表面的半圆形固位形式,有较好的抗水平移位及抗𬌗向脱位的作用。

(1)深度:1.0 mm,过深易损伤牙髓。

(2)长度:沟越长,固位越好,一般不超过邻面的片切面。

(3)平行:如果一个牙上预备有两条以上的沟,必须彼此平行并与就位道方向一致。两条沟之间的距离越大,固位越好。

4. 洞固位形

牙体缺损,特别是由龋病产生的缺损,常已形成龋洞,可利用其作为固位之用,但必须达到以下要求:

(1)深度:洞深应在 2 mm 以上,洞越深固位越强。

(2)底平:洞越浅则越需要底平,否则在受到不同方向的𬌗力作用时会出现修复体的松脱;而深洞则不一定强调底平,否则容易损伤牙髓。

(3)壁直:轴壁要求与就位道方向一致,相互平行,不准有倒凹。

(4)鸠尾:邻𬌗洞应在𬌗面形成鸠尾,防止水平方向的移位。鸠尾在𬌗面沟槽处尽量保留牙尖的三角嵴;在邻𬌗交界处的峡部,其宽度磨牙一般为颊舌尖宽度 1/3 左右,前磨牙为 1/2 左右,过窄修复体易折断,过宽则牙尖容易折裂。

(5)洞缘斜面:在箱状洞形的洞面角处做成斜面,作用是为了防止无支持的牙釉柱折断,以保护脆弱的洞壁和脆弱牙尖,也可使修复体边缘与洞形边缘更加密合,使黏固剂不易被唾液所溶解。一般在𬌗面的洞缘斜面与轴壁约呈 45°角,如果斜面过深、太大,则相对地降低了洞的深度,会削弱固位。

三、题例

(一)选择题

【A 型题】

1. 下列不能表现修复体的约束的是
   A. 鸠尾型洞壁防止嵌体的水平脱位
   B. 邻沟防止 3/4 冠的舌向脱位
   C. 金属全冠只能沿𬌗龈方向就位与脱位
   D. 预备后牙体轴壁锥度适当增大固位
   E. 金属全冠设计的固位沟限制其脱位方向

2. 下列关于摩擦力的说法,错误的是
   A. 是固位体获得固位的主要固位力之一
   B. 其大小与两物体之间的正压力成正比
   C. 利用洞固位时,使轴壁尽量相互平行可增大摩擦力
   D. 与接触面积的大小成正比
   E. 与表面粗糙程度有关

3. 环抱固位形牙体预备轴面聚合度一般不超过
   A. 2°
   B. 5°
   C. 8°
   D. 10°
   E. 12°

4. 钉洞的深度一般为
   A. 1 mm
   B. 1~1.5 mm
   C. 1.5 mm
   D. 1.5~2 mm
   E. 2~2.5 mm

5. 钉洞的位置预备在
   A. 牙本质深层
   B. 牙釉质浅层
   C. 牙釉质深层
   D. 牙釉质近牙釉本质界处
   E. 牙本质近釉牙本质界处

6. 沟固位形的深度一般为
   A. 1 mm
   B. 1~1.5 mm
   C. 1.5 mm
   D. 1.5~2 mm
   E. 2~2.5 mm

7. 下列关于钉洞的说法,错误的是
   A. 直径约 1 mm
   B. 前牙可做 1~3 个钉洞

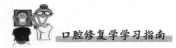

C. 后牙钉洞一般置于牙尖之间的窝沟处

D. 钉洞需与人造冠的就位道相平行

E. 前牙钉洞置于舌面窝近切缘处

8. 关于洞固位形说法,错误的是

   A. 洞越深固位越强

   B. 洞深应在 1.5 mm 以上

   C. 去除薄壁弱尖

   D. 牙体缺损大者应采取辅助措施

   E. 洞面角处应作洞缘斜面

9. 𬌗面的洞缘斜面与轴壁所呈的角度应为

   A. 15°

   B. 30°

   C. 45°

   D. 60°

   E. 75°

10. 下列关于沟固位形的说法,错误的是

   A. 常用在患牙轴面的表面上

   B. 凹入牙体表面的半圆形固位形式

   C. 有较好的抗水平移位及抗𬌗向脱位的作用

   D. 同一患牙上的两条沟应相互平行

   E. 锥形止断可增大固位力

11. 摩擦力产生的先决条件是

   A. 两接触面紧密接触

   B. 接触面适当粗糙

   C. 预备后牙体轴面平行

   D. 预备后牙体适当内聚

   E. 以上都是

12. 下列关于黏固剂的说法,错误的是

   A. 修复体与预备后患牙之间的密封剂

   B. 磷酸锌黏固剂对牙髓的刺激性小于玻璃离子

   C. 树脂类黏固剂不溶于唾液

   D. 黏固剂与预备后患牙是机械结合

   E. 黏固剂越厚,黏着力越小

13. 下列增加全冠固位力措施,错误的是

   A. 短冠后牙加用邻沟辅助固位

B. 牙体预备轴面尽量平行

C. 牙体预备形成一定聚合度

D. 粘冠前清洁牙面

E. 采用高黏结力的黏结剂

14. 钉洞应该预备在

   A. 前牙舌面边缘嵴

   B. 前牙近远中边缘嵴

   C. 后牙牙尖之间的窝沟处

   D. 后牙舌面边缘嵴

   E. 后牙近远中边缘嵴

15. 钉洞固位的固位力是

   A. 摩擦力

   B. 约束力

   C. 黏结力

   D. A 和 B

   E. A、B 和 C

【B 型题】

16～20 题

   A. 邻𬌗面嵌体

   B. 3/4 冠

   C. 金属全冠

   D. 烤瓷全冠

   E. 贴面

16. 主要依靠邻沟固位的是

17. 主要依靠箱状洞形固位的是

18. 需作鸠尾的是

19. 固位力最好的是

20. 牙体预备量较少的是

【X 型题】

21. 产生摩擦力的主要物理原因是

   A. 表面的啮合作用

   B. 物体之间的压力

   C. 分子的凝聚力作用

   D. 物体界面的不光滑

   E. 物体的材料性能

22. 下列哪些是黏着力的影响因素
    A. 黏着面积
    B. 黏固剂的厚度
    C. 黏着面的粗糙程度
    D. 黏着面的清洁程度
    E. 黏固剂的稠度

23. 为增大固位力而采取的措施有
    A. 人造冠与预备后的患牙紧密贴合
    B. 人造冠与预备后患牙的接触面适当粗糙
    C. 利用洞固位时,使轴壁尽量相互平行
    D. 使用螺纹钉防止修复体脱落
    E. 洞固位时在洞底作倒凹

24. 关于鸠尾固位形,下列说法正确的是
    A. 目的是为了防止垂直方向的移位
    B. 磨牙的鸠尾峡宽度为颊舌尖宽度的1/3
    C. 在𬌗面沟槽处可适当扩展
    D. 能起到扣锁的固位作用
    E. 前磨牙鸠尾峡宽度为颊舌尖宽度的1/2

25. 洞缘斜面的作用包括
    A. 防止无支持的牙釉柱折断
    B. 保护薄壁弱尖
    C. 有助于修复体固位
    D. 增大黏结面积
    E. 使修复体边缘与洞形边缘更加密合

26. 以下应用了制锁作用的是
    A. 鸠尾
    B. 邻沟
    C. 螺纹钉
    D. 非平行钉
    E. 洞缘斜面

(二)名词解释
    1. 约束力
    2. 固位形
    3. 制锁现象
    4. 鸠尾
    5. 洞缘斜面

(三)填空题
    1. 固位体获得固位的主要固位力有_____、_____、_____。
    2. 约束力的特征与_____和_____有关。
    3. 临床上常用的固位形有_____、_____、_____。
    4. 沟固位形固位作用的影响因素主要有_____、_____、_____。
    5. 常用的磷酸锌黏固剂其稠度以调拌刀蘸起黏固剂时呈_____为宜。
    6. 钉的表面形态有_____、_____、_____,_____固位力最强。
    7. 鸠尾固位主要是靠_____。
    8. 为抗衡来自垂直方向的咬合压力,洞越浅则越需要_____,对于较深的洞固位形,如缺损深度不一,可预备_____。

(四)问答题和论述题
    1. 摩擦力的影响因素及临床应用。
    2. 临床常用的固位形及其基本要求。

四、参考答案

(一)选择题
【A型题】
    1. D   2. D   3. B   4. D   5. E   6. A
7. E   8. B   9. C   10. E   11. B   12. A
13. A   14. C   15. E
【B型题】
    16. B   17. A   18. C   19. C   20. E
【X型题】
    21. AC   22. ABCDE   23. ABCD
24. BCDE   25. ABE   26. CD

(二)名词解释
    1. 约束力:约束是指物体位移时受到一定条件限制的现象。约束加给被约束物体

的力称为约束力或约束反力。

2. 固位形:通常将患牙预备成一定的几何形状以增大刚性约束和约束力。用以保证修复体获得固位力的几何形状称之为固位形。

3. 制锁现象:当作用物体上的主动力的合力与法线的夹角小于摩擦角时,则主动力无论多大,物体总能保持静止,此现象称制锁。

4. 鸠尾:一种形似鸠尾的固位形式,由狭窄的鸠尾峡和膨大的鸠尾组成。经常设计在邻𬌗洞应在𬌗面,防止水平方向的移位。

5. 洞缘斜面:在箱状洞形的洞面角处做成斜面,作用是保护脆弱的洞壁牙尖,也可使修复体边缘与洞形边缘更加密合。一般在𬌗面的洞缘斜面与轴壁约呈45°。

(三)填空题

1. 约束反力　摩擦力　黏着力
2. 接触面的物理性质　约束的结构
3. 环保面固位形　钉洞固位形　沟固位形　洞固位形
4. 深度　长度　平行
5. 丝状
6. 光滑　锯齿　螺纹　螺纹
7. 约束力
8. 底平　不同水平的平面

(四)问答题和论述题

1. 答:(1)摩擦力的大小与两物体间所受的正压力成正比,正压力越大,摩擦力也越大。人造冠要与预备后的患牙紧密贴合。

(2)摩擦力的大小与两接触物体材料的性质及表面粗糙程度有关。表面越粗糙,摩擦系数越大,摩擦力越大。人造冠与预备后的患牙的接触面应适当粗糙。

(3)摩擦力的大小与牙外形及洞形的几何形状有关。轴壁越接近平行,修复体与轴壁越密贴,摩擦力就越大。修复体利用面、

沟、钉洞、洞、根管等固位时,应尽量使其轴壁互相平行,形成适合的聚合度。

(4)摩擦角与制锁作用。当作用物体上的主动力的合力与法线的夹角小于摩擦角时,则主动力无论多大物体总能保持静止,此现象称制锁。在人造冠修复中,可利用螺纹钉等方法来保证修复体不会脱落,就是应用这个原理。

2. 答:(1)环抱固位形:是最基本的固位形式。这种固位形的影响因素有:

①𬌗龈高度:𬌗龈高度越大,固位力越强。

②轴壁的平行度或聚合度:轴壁相互平行可增加修复体对牙体的约束力和摩擦力,有利于冠的固位。

③修复体与预备后的患牙密合度:越密合产生摩擦力越大。

(2)钉洞固位形:钉洞的一般要求如下:

①深度:1.5~2.0 mm,不能损伤牙髓。

②直径:1.0 mm,可逐渐缩小,呈锥形。

③分布:两个以上的钉洞,其分布越分散可获得的固位力也越大。一般前牙做1~3个,后牙做2~4个。

④位置:患牙𬌗面接近釉牙本质界的牙本质内。

⑤方向:与人造冠的就位方向平行。

⑥钉的表面形态:螺纹的固位力最强。

(3)沟固位形:凹入牙体表面的半圆形固位形式,有较好的抗水平移位及抗𬌗向脱位的作用。

①深度:1.0 mm,过深易损伤牙髓。

②长度:沟越长,固位越好,一般不超过邻面的片切面。

③平行:如果一个牙上预备有两条以上的沟,必须彼此平行并与就位道方向一致。两条沟之间的距离越大,固位越好。

(4)洞固位形:牙体缺损,特别是由龋病

产生的缺损,常已形成龋洞,可利用其作为固位之用,但必须达到以下要求:

①深度:洞深应在 2 mm 以上,洞越深固位越强。

②底平:洞越浅则越需要底平,否则在受到不同方向的殆力作用时会出现修复体的松脱,而深洞则不一定强调底平,否则容易损伤牙髓。

③壁直:轴壁要求与就位道方向一致,相互平行,不准有倒凹。

④鸠尾:邻殆洞应在殆面形成鸠尾,防止水平方向的移位。

⑤洞缘斜面:在箱状洞形的洞面角处做成斜面,一般在殆的洞缘斜面与轴壁约呈45°角。

（牛文芝　刘俊杰）

第四章　牙体预备的生物机械原理

一、学习重点

1. 掌握牙体预备的原则。
2. 熟悉牙体及牙周组织的功能结构及生物力学特点。
3. 了解牙体切割器械及异常情况下的牙体预备。

二、学习提纲

牙体预备泛指为恢复、改善或重建缺损、缺失牙的解剖外形及生理功能,通过牙科器械对患牙或缺失牙相邻牙牙体进行去龋及外形修整,以满足修复体的固位、支持、外形、美观及功能需要的技术操作。

（一）牙体及牙周组织功能结构特点

1. 牙体组织结构特点

牙体组织由四种组织构成——牙釉质、牙本质、牙骨质和牙髓。

（1）牙釉质:覆盖在牙冠表面,厚度不均,由牙尖部向牙颈部逐渐变薄,正常牙冠其牙釉质最厚处可达 2～2.5 mm,而最薄处似刀刃状。牙釉质具有较强的抗磨切力,可增加牙体对咀嚼的抵抗力而不易被劈裂。

（2）牙本质:是牙的主体,其脆性小于釉质。牙本质对机械、温度和化学刺激均有明显的反应,临床上一般表现为痛觉,在釉牙本质交界处最为敏感。当牙本质受到刺激后,在受损区相对应的牙髓壁上逐渐形成修复性牙本质,修复性牙本质中牙本质小管数目明显减少,甚至无小管可见。

（3）牙骨质:牙骨质位于牙颈部以下的牙根区,是覆盖在牙本质表面的矿化组织。正常情况下牙骨质不出现吸收,但可逐渐增厚,即一生中可不断新生。牙骨质是十分重要的生理功能结构。

（4）牙髓:牙髓是一种感觉非常敏感的组织,随着人体年龄的增加,牙髓活力下降,髓腔、根管可因继发性牙本质形成,逐渐变窄,牙髓感觉功能有所下降。在无痛治疗条件下的牙体预备中,必须结合牙体解剖形态、预备牙体的组织能量进行牙体切割,防止损伤牙髓。

2. 牙周组织结构特点

牙周围的组织称为牙周组织,即牙龈、牙周膜、牙槽骨。

3. 牙体组织的生物力学特点

(1)牙釉质力学性质:牙釉质是属于各向异性非均质生物材料,其力学性质可因牙体不同的解剖部位而呈现不同的特点。

(2)牙本质力学性质。

(3)牙体组织的剪切力学性质:剪切变形是牙体组织重要的力学参数。

牙本质的断裂是沿一定结晶学平面发生的,多为垂直断裂。

牙釉质的自然断裂,一般见于有不符合生物力学的结构。牙釉质的自然断裂主要是平行于釉质柱的基本方向,垂直断裂仅局限于近釉牙本质界的区域。牙釉质、牙本质的断裂主要取决于所加应力的分布,而不是组织结构方向;牙体组织的断裂一般沿最大剪切力线和主应力线发生,当外力作用在牙体组织结构薄弱处,更容易产生应力集中,发生断裂。

(二)牙体预备的原则

为使修复体与天然牙及牙颌系统外形协调,准确、无害而有效的牙体预备是重要环节。因此,牙体预备应在符合修复学和生物机械力学的原则下进行。

1. 在尽量保存牙体组织的前提下,按固位、支持、抗力、美观和正常外形设计要求,尽量准确、均匀地磨除牙体组织,开辟出必要的修复间隙

2. 牙体预备中注意正确选用器材设备,并采用降温保护措施保护牙髓

3. 去净龋坏的牙体组织及无牙本质支撑的无基釉

4. 去除妨碍修复体就位的倒凹,消除牙体预备面可能引起代型磨损或应力集中的尖锐棱角

5. 完成的牙体预备其轴壁𬌗向聚合度一般不超过8°,洞壁𬌗向外展≤10°,以满足固位和就位的要求

6. 牙体预备中注意保护牙周组织及口周组织

(三)牙体切割器械的工作原理及其选择

1. 车针选择原则

所选车针应不易变形,具有较高稳定性和抗断裂能力,无尖端崩折或脱砂,旋转中同心度好,切割时应施力 30～60 g,循序而有效地切割牙体组织。

2. 由金刚砂粒度分为不同粗糙度的车针

粗粒度金刚砂车针(125～150 μm)柄上标有黑色色环;标准金刚砂车针(106～125 μm)柄上标有蓝色色环;细粒度金刚砂车针(53～63 μm)柄上标有红色色环或无色环;极细粒度金刚砂车针(20～30 μm)柄上标有黄色或白色色环。

3. 功能分类

(1)初磨车针。

(2)细磨车针。

(3)短柄金刚砂车针。

(4)长柄金刚砂车针。

(5)肩台车针。

(6)细长颈金刚砂车针。

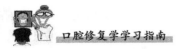
4. 牙体组织结构性能对切割器械的要求

牙釉质各向异性较为明显,车针沿平行釉柱方向切割效率高。牙本质的硬度不尽相同,但其各向异性较弱,垂直于牙本质小管方向加载易于断裂。同时,由于牙本质增龄性变化,其矿化程度增高,切割相对困难。

高品质涡轮机转速可达 310000～440000 r/min,高速摩擦易产热,故在牙体预备中除应配置高效喷雾冷却系统外,牙体应采取间断磨法,均匀磨除。

(四)殆、颌位关系异常情况下的牙体预备

1. 正常殆

缺损牙或缺失牙相邻天然牙及对颌牙的排列位置、殆面形态、殆曲线无异常者,需修复的缺损牙体或用于固定桥的基牙预备应以恢复原有的咬合接触关系为准。

2. 异常殆

修复局部的咬合异常有多种情况。

(1)牙体严重磨耗,为彻底消除不良咬合的存在,应从整体咬合情况进行分析,制订修复治疗方案应有助于建立正常咬合关系,而不能仅仅局限于患者的主诉部位。

(2)缺牙区的殆间隙小,牙体预备各轴面应平行,争取获得共同就位道或通过内冠进行校正。对殆牙伸长者,应做调殆,过度伸长者应行牙髓治疗后进行冠修复,恢复正常殆曲线,并使冠根比例协调。

(五)张口受限情况下的牙体预备

各类张口受限情况下的牙体预备往往使手机及车针放置困难。

(1)张口受限、小口裂可能影响牙体的预备操作,牙体预备时应选用短头涡轮手机配以短柄或短头车针,不得已时也可以改用直手机;严重的关节强直,张口度过小者可考虑在外科手术矫正关节疾病后再进行牙体预备。

(2)颞颌关节习惯性脱臼者,备牙中应辅以助手托住下颌,间歇性预备,患者椅位尽量水平,减小自然重力的影响。

三、题例

(一)选择题

【A 型题】

1. 下列哪个不是牙体组织构成因素
   A. 牙釉质
   B. 牙周膜
   C. 牙本质
   D. 牙骨质
   E. 牙髓

2. 人体组织中矿化度最高的是
   A. 牙釉质
   B. 牙本质
   C. 牙骨质
   D. 牙周膜
   E. 牙槽骨

3. 下面有关牙体组织的说法,正确的是
   A. 牙釉质覆盖在牙冠表面,厚度不均,由牙颈部向牙尖部逐渐变薄
   B. 牙本质是牙的主体,牙釉质是牙体组织重要组成部分,其脆性大于本质
   C. 牙骨质位于牙颈部以下的牙根区,一生中可不断新生,容易出现吸收
   D. 牙髓随着人体年龄的增加其感觉功能增强
   E. 牙周膜的厚度随年龄改变而改变

4. 牙釉质自然断裂时与釉质柱基本方向的关系是

A. 平行

B. 垂直

C. 平行或垂直

D. 交叉

E. 不确定

5. 下面哪个不是影响牙本质断裂的因素

A. 冲击体能量形状

B. 冲击方向

C. 冲击点

D. 牙支持组织性质

E. 组织结构方向

6. 下面有关金刚砂车针色环标志，错误的是

A. 粗粒度金刚砂车针柄上为黑色色环

B. 标准粒度金刚砂车针柄上为蓝色色环

C. 细粒度金刚砂车针柄上为绿色色环

D. 极细粒度金刚砂车针柄上为黄色色环

E. 极细粒度金刚砂车针柄上可以为白色色环

7. 完成的牙体预备其轴壁殆向聚合度一般不超过

A. 6°

B. 7°

C. 8°

D. 9°

E. 10°

8. 正常牙冠其牙釉质最厚处一般可达

A. 1～1.5 mm

B. 1.5～2 mm

C. 2～2.5 mm

D. 2.5～3 mm

E. 3 mm 以上

9. 进行牙体切割时，切割所需要的最适当施力为

A. 10～20 g

B. 20～50 g

C. 30～60 g

D. 40～80 g

E. 60～90 g

10. 标准金刚砂车针柄上的色环颜色是

A. 黑色

B. 红色

C. 黄色

D. 白色

E. 蓝色

11. 不符合牙体预备原则的是

A. 正确选择器械设备

B. 注意采用降温措施

C. 去净腐质，适当保留无机釉

D. 去除妨碍修复体就位的倒凹

E. 注意保护牙周和口周组织

【B 型题】

12～16 题

A. 45%～50%

B. 70%

C. 96%

D. 300～360 KHN

E. 80 KHN

12. 牙釉质为牙体主要部分，其无机物含量为

13. 牙本质是牙的主体，其无机物含量为

14. 牙骨质硬度与骨组织相似，含无机物羟基磷灰石约为

15. 牙釉质的硬度为

16. 牙本质的硬度为

【X 型题】

17. 下面有关牙髓组织随人体年龄变化，正确的有

A. 牙髓内细胞成分减少

B. 牙髓活力下降

C. 髓腔根管可因继发性牙本质形成变窄

D. 牙髓感觉功能增强

E. 纤维减少

18. 以下车针选择的根据,正确的是
    A. 车针应不易变形
    B. 具有较高的稳定性和抗撕裂能力
    C. 选转中心度好
    D. 切割时用力恰当(20～40 g)
    E. 无尖端崩折或脱砂

19. 全冠轴面预备需要的车针有
    A. 圆头柱形金刚砂车针
    B. 轮形金刚砂车针
    C. 鱼雷形金刚砂车针
    D. 平头圆锥金刚砂车针
    E. 球形金刚砂车针

20. 牙体预备应符合的原则是
    A. 修复学原则
    B. 美学原则
    C. 物理学原则
    D. 生物机械力学原则
    E. 微观力学原则

(二)名词解释

牙体预备

(三)填空题

1. 牙体组织由_____、_____、_____、_____组成。

2. 牙周组织起_____、_____、_____的作用。

3. 在尽量保存牙体组织的前提下,应按_____、_____、_____和_____设计要求,尽量准确、均匀地磨除牙体组织。

4. 根据车针工作端的材料可将车针分为_____、_____。

5. 牙周组织主要构成为_____、_____、_____。

6. 牙本质对机械、温度和化学刺激有明显反应,临床上表现为痛觉,在_____处表现最为敏感。

7. 在无痛治疗条件下牙体预备中,必须结合_____、_____进行切割,防止损伤牙髓。

8. 缺损牙或缺失牙相邻天然牙及对颌牙的排列位置、𬌗面形态、𬌗曲线无异常者,需修复的缺损牙体或用于固定桥的基牙预备应以_____为准。

9. 牙釉质各向异性较为明显,车针沿_____方向切割效率高。

10. 牙体预备中注意保护_____及_____。

(四)问答题和论述题

1. 简述牙体预备的原则。

2. 简述𬌗、颌位关系异常及张口受限情况下的牙体预备要领。

四、参考答案

(一)选择题

【A型题】

1. B 2. A 3. B 4. B 5. E 6. C
7. C 8. C 9. C 10. E 11. C

【B型题】

12. C 13. B 14. A 15. D 16. E

【X型题】

17. ABC 18. ABCE 19. AD 20. AD

(二)名词解释

牙体预备:泛指为恢复、改善或重建缺损、缺失人牙的解剖外形及生理功能,通过牙科器械对患牙或缺失牙相邻牙牙体进行去龋及外形修整,以满足修复体的固位、支持、外形、美观及功能需要的技术操作。

(三)填空题

1. 牙釉质 牙本质 牙骨质 牙髓
2. 承受 传导 缓冲咬合力
3. 固位 支持 抗力 美观 正常外形
4. 金刚砂车针 钨钢车针
5. 牙龈 牙周膜 牙槽骨
6. 釉牙本质交界处
7. 牙体解剖形态 预备的牙体组织量
8. 恢复原有咬合关系

9. 平行釉柱

10. 牙周组织　口周组织

（四）问答题和论述题

1. 答：(1)在尽量保存牙体组织的前提下，按固位、支持、抗力、美观和正常外形设计要求，尽量准确、均匀地磨除牙体组织，开辟出必要的修复间隙。

(2)牙体预备中注意正确选用器材设备，并采用降温保护措施保护牙髓。

(3)去净龋坏的牙体组织及无牙本质支撑的无机釉。

(4)去除妨碍修复体就位倒凹，消除牙体预备面可能引起代型磨损或应力集中的尖锐棱角。

(5)完成的牙体预备其轴壁𬌗向聚合度一般不超过8°，洞壁𬌗向外展≤10°以满足固位和就位的要求。

(6)牙体预备中注意保护牙周组织及口周组织。

2. 答：(1)异常𬌗修复局部的咬合异常有多种情况。

①牙体严重磨耗，为彻底消除不良咬合的存在，应从整体咬合情况进行分析，制订修复治疗方案应有助于建立正常咬合关系，而不能仅仅局限于患者的主诉部位。

②缺牙区的𬌗间隙小，牙体预备各轴面应平行，争取获得共同就位道或通过内冠进行校正。对𬌗牙伸长者，应调𬌗，过度伸长者应先行牙髓治疗后进行冠修复，恢复正常𬌗曲线，并使冠根比例协调。

(2)各类张口受限情况下的牙体预备往往使手机及车针放置困难。

①张口受限、小口裂可能影响牙体的预备操作，牙体预备时应选用短头涡轮手机配以短柄或短头车针，不得已时也可以改用直手机。严重的关节强直，张口度过小者可考虑在外科手术矫正关节疾病后再进行牙体预备。

②颞颌关节习惯性脱臼者，备牙中应辅以助手托住下颌，间歇性预备，患者椅位尽量水平，减小自然重力的影响。

（牛文芝　段金生）

第五章 印模与模型技术

一、学习重点

1. 掌握印模的分类及常用印模方法的优缺点、适用范围等,熟练掌握选择托盘的基本要求并能根据临床不同病例及不同要求,正确地选用托盘及印模材料,掌握印模操作步骤、方法及模型的基本要求。

2. 熟悉常用印模材料和模型材料的特点及应用,熟悉模型的灌注方法及操作要求,注意事项等。

3. 了解印模的原理。

二、学习提纲

(一)印模技术

1. 印模技术的概念

印模技术是通过用印模材料和印模托盘来预备口腔有关组织的阴模。

2. 印模的分类
- 按取印模次数分类
  - 一次印模法
  - 二次印模法
- 按取印模时张闭口分类
  - 开口式印模
  - 闭口式印模
- 按取印模时是否进行肌功能整塑分类
  - 解剖式印模
  - 功能性印模
- 按取印模时是否对黏膜造成压力分类
  - 压力式印模
  - 非压力印膜
  - 选择性压力印膜
- 分层印模法
- 分区印模法

3. 选择托盘

4. 选择印模材料

5. 印模的操作步骤和方法

6. 印模消毒

（二）模型技术

1. 模型的基本要求
2. 选择模型材料
3. 灌注模型

三、题例

（一）选择题

【A 型题】

1. 二次印模法取模时，可先用一种流动性差的印模材料取初印模，然后将初印模工作面均匀刮除（　　），这个初印模就相当于个别托盘，再用流动性能好的印模材料取终印模
   A. 0.1～0.5 mm
   B. 0.5～1.0 mm
   C. 1.0～1.5 mm
   D. 1.5～2.0 mm
   E. 2.0～2.5 mm

2. 选择托盘时，托盘内面和组织间的间隙为
   A. 2 mm
   B. 2～3 mm
   C. 3～4 mm
   D. 4～5 mm
   E. 5 mm

3. 选择托盘时，托盘边缘止于距黏膜皱襞（　　）处
   A. 1 mm
   B. 2 mm
   C. 3 mm
   D. 4 mm
   E. 5 mm

4. 印模膏的一般软化温度为
   A. 50 ℃
   B. 60 ℃
   C. 70 ℃
   D. 80 ℃
   E. 90 ℃

5. 围模灌注法时用蜡片沿蜡条外缘围绕一周，蜡片应高于印模最高点以上
   A. 6 mm
   B. 8 mm
   C. 10 mm
   D. 12 mm
   E. 14 mm

6. 模型边缘的适宜宽度为
   A. 10 mm 以上
   B. 8～10 mm
   C. 6～8 mm
   D. 3～5 mm
   E. 5 mm 以上

7. 下列说法中，错误的是
   A. 超硬石膏、硬石膏、普通熟石膏中以超硬石膏调拌时混水率最小
   B. 灌注模型时，使用振荡器或用手振荡可以减少灌注模型时的气泡
   C. 在调和材料过程中发现水/粉比不合适，可以中途加水或粉
   D. 灌注模型时可以在孤立牙部位插入竹签或者金属钉，加强其强度以防孤立牙折断
   E. 分段灌注法可以节约材料，降低成本

8. 有关印模技术的说法中，错误的是
   A. 托盘就位时要先使后部先就位，前部后就位，这样有利于多余印模材料由前部排出
   B. 主动肌功能整塑是由患者面部放松，主动做一些活动，活动时要尽量使各软组织的活动范围最大
   C. 取出已凝固的印模时，如果用力过大，可能导致印模材料与托盘之间脱离，会影响印模的精确性
   D. 取出印模时，可以用棉球浸水或三用

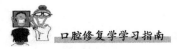

枪让水流入印模和组织之间,解除两者之间的负压,利于取出

　　E. 如果在义齿覆盖区的关键部位出现气泡,应重新预备印模

【B型题】

9~12题

　　A. 普通熟石膏

　　B. 硬石膏

　　C. 超硬石膏

9. 灌注固定桥及PFM全冠工作模型常用的材料是

10. 金属支架可摘局部义齿制作时常用的模型材料为

11. 制作树脂基托的可摘局部义齿的模型材料为

12. 制作固定桥及金属支架的可摘局部义齿对𬌗的模型材料为

【X型题】

13. 对于固定义齿修复,印模时重点要求反映清楚的是

　　A. 基牙牙体

　　B. 基牙邻近的软组织形态

　　C. 缺牙区牙槽嵴形态

　　D. 对𬌗牙及邻牙牙体情况

　　E. 基牙龈缘状态

14. 如果取模时印模伸展不充分,可能导致修复体出现

　　A. 基托伸展不足

　　B. 义齿就位困难

　　C. 固位力下降

　　D. 义齿承载力过大

　　E. 义齿支持面积减小

15. 下列可使模型质量下降的是

　　A. 调拌模型材料时,中途加水或加粉继续搅拌

　　B. 调拌模型材料时,调拌时间过长

　　C. 调拌模型材料时,搅拌速度过快

　　D. 水/粉比过大时

　　E. 灌注模型时使用模型材料从印模的高点处开始灌注,并逐渐从高处流向四周的方法

16. 下列情况中,最好使用个别托盘的是

　　A. 牙弓内仅余留个别牙时

　　B. 后牙游离缺失时

　　C. 全口义齿齿槽嵴严重吸收的情况下

　　D. 覆盖义齿、种植义齿修复

　　E. 义齿修复时取工作印模的对𬌗印模

17. 影响修复体边缘是否正确伸展的因素有

　　A. 是否在取模的时候进行了肌功能整塑

　　B. 整塑时的范围大小

　　C. 肌功能整塑时用力大小

　　D. 使用的修复材料种类

　　E. 整塑时施力的方向

18. 如果取模时放置的材料过多,可能出现

　　A. 患者恶心不适

　　B. 取得更加完整满意的印模

　　C. 影响进行肌功能整塑

　　D. 印模材料固化后过厚,可能厚度不均匀

　　E. 浪费材料

（二）名词解释

　　1. 印模技术

　　2. 选择性压力印模

（三）填空题

　　1. 各类口腔修复体一般都需要经过_____、_____,然后在_____上制作完成,再戴回患者口内。所以_____及_____质量的好坏是制作质量优良修复体的首要和重要前提。

　　2. 制取印模的方法按取印模的次数分类可以分为_____和_____。前者指用成品托盘和相应的印模材料_____完成工作印模,临床上多用于_____和_____的修复。所以印模材料多为_____印模材料。后者指通过取_____印模完成工作模型,分为_____和_____。此法一般多用于_____印模、_____印模及_____的可摘局部义齿印模。

3. 按照取印模时患者张闭口情况可将印模分为_____和_____两种。前者是在_____状态下取印模,一般需要_____,但所得印模的_____可能有一定误差。后者是在患者_____状态下取印模,所取印模更能反映口内功能状态下的真实组织印象。一般以_____或_____作个别托盘预备印模。此法也可用于_____重衬。

4. 按预备印模时是否进行肌功能整塑可将印模分为_____和_____,前者不进行肌功能整塑,此法多用于取_____印模。后者要进行软组织功能性整塑,可以部分或较完全地反映组织在_____时的情况,制作修复体的_____印模都要进行肌功能整塑。

5. 按取印模时是否对黏膜造成压力可将印模分为_____、_____和_____。

6. 按制作托盘的材质不同,托盘可分为_____托盘、_____托盘和_____托盘,按托盘的结构和使用目的不同分有_____托盘、_____托盘、_____托盘,此外金属托盘还可以分为_____托盘和_____托盘两种。

7. 可摘局部义齿修复选择托盘时,要求托盘的内面与组织间有_____间隙,边缘止于距黏膜皱襞_____处,上颌托盘后缘应盖过_____和_____,下颌托盘后缘应盖过_____。

8. 修整模型是用工作刀去除石膏牙殆面的石膏_____和_____的多余石膏。

9. 无牙颌的印模范围,上无牙颌包括上颌_____和_____,唇颊侧边缘为_____、_____和_____,后缘为_____和_____。下无牙颌包括下颌_____,唇颊侧边缘为_____、_____,后缘盖过_____,舌侧边缘

为_____、_____和_____。

10. 临床常用的印模材料有_____、_____和_____。

11. 印模膏在_____℃左右时流动性、可塑性最好。

12. 模型灌注方法常有_____、_____和_____。

13. 目前用于印模消毒的消毒剂主要有_____、_____、_____等。

14. 肌功能整塑方法有_____和_____两种。前者是由面部放松,主动做一些活动,注意伸舌时活动范围不宜超出_____,后者是由医师牵拉患者口角及唇颊部完成的。两种整塑中,以_____效果最好。

(四)问答题和论述题

1. 比较一次印模法和二次印模法的优缺点及适用范围。

2. 简述无牙颌印模的要求及范围。

3. 简述个别托盘的优点。

4. 简述模型的基本要求。

5. 简述取模时的体位调整。

6. 简述个别托盘的制作过程。

四、参考答案

(一)选择题

【A 型题】

1. B　2. C　3. B　4. C　5. C　6. D

7. C　8. B

【B 型题】

9. C　10. C　11. A　12. B

【X 型题】

13. ACDE　14. ACDE　15. ABCD

16. ABCD　17. ABCE　18. ACDE

(二)名词解释

1. 印模技术:是通过用印模材料和印模托盘来预备口腔有关组织的阴模。

2. 选择性压力印模:是预备印模时在印模的部分区域施压,在另一部分区域没有施

压,在义齿的主要支持区施加一定压力,而非支持区和缓冲区不施加压力。

(三)填空题

1. 预备印模　灌注模型　模型　印模　模型

2. 一次印模法　二次印模法　一次　可摘局部义齿　固定义齿　藻酸盐　两次　初印模　终印模　全口义齿　某些固定修复　游离缺失

3. 开口式印模　闭口式印模　开口　肌功能整塑　边缘伸展　闭口　旧义齿　过渡义齿　全口义齿

4. 解剖式印模　功能性印模　工作模型的对颌　功能活动　工作

5. 压力式印模　非压力印模　选择性压力印模

6. 金属　塑料　金属一塑料联合　全牙列　部分牙列　无牙颌　有孔　无孔

7. 3～4 mm　2 mm　上颌结节　颤动线　最后一个磨牙

8. 秴面小瘤　边缘

9. 牙槽嵴　上腭　唇系带　颊系带　前庭黏膜皱襞　翼上颌切迹　后颤动线　牙槽嵴　唇颊系带　前庭黏膜皱襞　磨牙后垫　舌系带　口底黏膜皱襞　下颌舌骨后窝

10. 印模膏　海藻酸盐印模材料　硅橡胶印模材料

11. 50

12. 一般灌法　围模灌注法　分段灌注法

13. 戊二醛　次氯酸钠　碘附

14. 主动　被动　口外　主动整塑

(四)问答题和论述题

1. 答:一次印模法是指用成品托盘和相应的印模材料一次完成工作印模,在临床上多用于可摘局部义齿和固定义齿的修复,所用的印模材料多为藻酸盐印模材料。其优点为一次完成工作印模,节省时间,操作简便。其缺点为当成品托盘不合适时,印模不易取完全,影响印模质量。

二次印模法指通过取两次印模完成工作印模,分为初印模和终印模。初印模又分为两种情况:一种是印模材料和成品托盘取印模,然后灌注成初模型,再在初模型上制作个别托盘,再用个别托盘取第二次印模即得到终印模。另一种为先用一种流动性差的印模材料取初印模,然后在初印模工作面均匀刮除 0.5～1.0 mm,这个初模型就相当于个别托盘,再用流动性好的材料取终印模。二次印模法一般用于全口义齿印模、某些固定修复印模及游离缺失的可摘局部义齿印模。其优点为印模准确、质量高、易于掌握。其缺点为操作繁琐,费工费时。

2. 答:(1)印模要求:①精确的组织解剖形态:印模应获得精确的义齿支持组织的解剖形态,以保证义齿基托与支持组织密合。同时,在切牙乳突和骨性隆起的部位,应缓冲压力,避免戴义齿后压痛或形成支点。

②适度的伸展范围:在不影响系带和肌肉等周围组织功能活动的前提下,应尽量扩大印模的范围,这样可以增大义齿基托与组织的吸附面积,从而增大义齿的固位力,又可以增大支持组织的范围,减轻局部压力。

③周围组织的功能形态:取印模的过程中,在印模材料可塑期内进行边缘整塑,即利用牙槽嵴周围的肌肉的肌功能和位置,使印模边缘记录口腔前庭和口底黏膜皱襞,以及唇、颊、舌系带在功能运动时的形态和位置,以保证义齿基托边缘与功能运动时的黏膜皱襞和系带相吻合。

(2)印模范围:①上无牙颌:包括上颌牙槽嵴和上腭,唇颊侧边缘为唇、颊系带和前庭黏膜,后缘为翼上颌切迹和后颤动线(或腭小凹后 2 mm)。

②下无牙颌:包括下颌牙槽嵴,唇颊侧

边缘为唇颊系带、前庭黏膜皱襞,后缘盖过磨牙后垫,舌侧边缘为舌系带、口底黏膜皱襞和下颌舌骨后窝。

3. 答:(1)有利于根据每个患者口腔内不同的组织解剖特点,如残留牙的多少和部位、系带附丽、黏膜情况取得精确印模。

(2)容易进行肌功能整塑,正确记录在口腔功能状态下修复体边缘的伸展范围。

(3)个别托盘与患者的口腔吻合可以减少预备印模时患者的不适感。

(4)用个别托盘预备印模,托盘内各部分印模材料厚度基本相同,从而使印模变形减少到最小。

4. 答:(1)模型是制作制作口腔修复体的模板,要求准确地反映口腔组织解剖的精细结构,尺寸稳定,精确度高,模型清晰,无表面缺陷,如气泡、小瘤等。

(2)模型的表面要求光滑、易于脱模、硬度高,能够经受制作修复体时的磨损,不易破碎和破损。

(3)模型还需要具有一定的形状和厚度以保证修复体的制作:模型的最薄厚度应该在 10 mm 以上;模型的基底面要磨成与假想𬌗平面相平行;模型的后面及各侧面要与基底面垂直;模型的边缘宽度以 3～5 mm 为宜。

5. 答:取模时,要调整患者的体位和头位,张口印模时最好保持上下颌牙弓𬌗平面与地面平行,患者头部高度与医师的手操作高度相适应,保证医师的手固定托盘时处于最舒适的位置。调整患者的头位,使患者自我感觉处于最放松的位置,以防取模时患者

紧张影响印模质量。预备上颌印模特别是使用流动性大的材料时,患者头部不过分后仰,否则印模材料流向软腭,易引起患者恶心,造成患者紧张。

6. 答:(1)修整初模型如气泡和边缘飞边。

(2)确定个别托盘的边缘线。根据修复方法对义齿的边缘伸展的要求和术者设计要求用笔在初模型上画出边缘线。

(3)如果有必要,可以在观测器上检查和确定托盘取出方向,将部分过大倒凹用蜡进行填塞。

(4)在初模型表面铺一层基托蜡片,一般为 1.0 mm 厚,此层蜡片厚度为预备终印模时印模材的厚度。

(5)制作终止点:为了个别托盘在预备印模时保持在口腔内一定的位置,使印模材保持均匀厚度。在铺完蜡片后在残留牙的𬌗面或义齿承托区去除部分蜡制成几个小孔,露出初模型的石膏面,以后这几个小孔在制作个别托盘后即成为取模时的终止点。

(6)调拌制作个别托盘的材料,在已处理好的初模型上按压成形。

(7)个别托盘手柄的制作,在个别托盘的前牙区托盘部制作手柄,以取出时方向合理,容易取出,操作简便为准。

(8)待材料硬固后,分离托盘,研磨修整边缘形态。

(9)取印模前将制好的个别托盘放入患者口内检查边缘是否合适,不合适者进一步修改,直至合适。然后预备终印模。

(孙惠强　林雪芬)

第六章　暂时性修复和过渡性修复

一、学习重点

1. 掌握暂时性冠桥的要求、作用。
2. 熟悉暂时性冠桥的制作,过渡性修复的种类、适应证和方法。

二、学习提纲

（一）暂时性冠桥修复

1. 暂时性冠桥的定义

暂时性冠桥是在固定修复牙预备后至最终修复体黏固前患者不能自由脱戴的临时性固定修复。

2. 暂时性冠桥的要求

（1）暂时性冠桥应覆盖整个预备后的临床牙冠,并恢复缺失牙形态,前牙的形态和色泽与邻牙协调。

（2）暂时性冠桥应该有一定的强度,在最终修复体完成以前在患者口内应该无破损、折裂,可以保护患牙和维持缺牙间隙。

（3）暂时性冠桥制作材料一般应该能方便添加,便于进行修理、重衬。

（4）暂时性冠桥应该制作方便、快速,价格便宜。

3. 暂时性冠桥的作用 ⎱ 保护作用
　　　　　　　　　　⎰ 自洁作用
　　　　　　　　　　　 维持与稳定作用
　　　　　　　　　　　 恢复功能作用
　　　　　　　　　　　 诊断信息作用

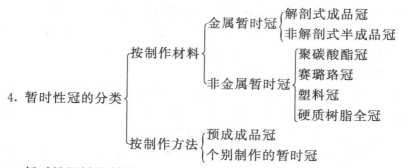

4. 暂时性冠的分类
- 按制作材料
  - 金属暂时冠
    - 解剖式成品冠
    - 非解剖式半成品冠
  - 非金属暂时冠
    - 聚碳酸酯冠
    - 赛璐珞冠
    - 塑料冠
    - 硬质树脂全冠
- 按制作方法
  - 预成成品冠
  - 个别制作的暂时冠

5. 暂时性冠桥的制作

(1)直接法:在患者口腔内直接制作暂时修复体。优点是快速、简便,即刻恢复预备牙形态,减少患者就诊次数,适于前牙或单个后牙的临时修复。

(2)间接法:暂时修复体在口外模型上制作,操作方便,且不受时间限制,质量较高,但较为费工费料,且需增加就诊次数。

(3)间接直接法。

(4)预成成品冠:事先用不同材料成形的单冠暂时性修复体,适用于咬合牙体外形正常的单个牙冠。

6. 暂时性修复体的黏固

暂时黏固剂的要求:

(1)应能牢固将暂时冠桥黏固在基牙上,至永久修复体戴牙前不脱落。

(2)去冠应方便,避免因去冠困难而损坏,影响其使用或损伤基牙。

(3)应不刺激牙髓,而对牙髓有安抚和保护作用。

(4)黏固剂应容易从暂时冠桥及基牙上去除,使最终修复体就位准确,并不影响最终黏固质量。

(二)过渡性修复

1. 概述

(1)过渡性修复的概念:过渡性修复是为了某些颌系统疾病的治疗或为了明确诊断、美观和改善咀嚼功能,同时也是为了最终修复体的设计和制作提供更佳的治疗方案而制作的临时性修复。

(2)过渡性修复的基本特点
- 涉及面广
- 戴用时间短
- 易于调改
- 治疗诊断作用
- 调节患者心理,提高治疗效果

2. 过渡性修复的种类及适应证

(1)可摘过渡性义齿修复:①简单可摘过渡性义齿:应用于一个或少数前牙即将拔除,但由于职业需要进行的预成义齿修复,或拔牙后为缩短缺牙期的前后牙过渡性修复。②复杂可摘过渡义齿:应用于较复杂的口颌系统紊乱病例,先天性牙列不齐,牙本质发育不全,咬合关系与下颌运动不协调使正常口腔功能受到干扰者。

(2)全口过渡性义齿:应用于刚拔牙而急需镶牙患者,以便减少无牙期,加快适应全口义齿,提高修复效果。无牙颌患者伴有颞下颌关节症状者,做一付过渡性义齿,确定合适的正中关系及垂直距离,调整良好的咬合关系,不仅能恢复患者的功能和外观,也对颞下颌关节及咀嚼肌起到调节作用,从而缓解或治愈颞下颌关节的症状。

(3)固定过渡性义齿:应用于基牙固位、支持条件差,对弱基牙无把握或基牙有活跃的骨吸收,需观察;咬合力大,需进一步观察咬合力设计者,基牙经牙髓治疗后需较长期观察者,以及邻牙待拔除等为保证固定修复的安全性或进一步验证设计合理性者。

(4)过渡性夹板:适用于固定急性牙周炎患牙;因外伤造成的松动牙;为了解修复治疗效果和制作永久夹板过程中为防止牙周组织继续受到损害,牙、牙槽骨损伤或颌骨线性骨折固定;正畸后的保持固定等情况。

(5)过渡性𬌗垫:适用于部分或全牙列重度磨损的患者,临床牙冠短咬合紧,不易获得义齿所需空间位置;因牙缺失未及时修复,致使后牙区咬合关系异常,修复间隙丧失者;前牙的深覆𬌗;夜磨牙症患者;长期单侧咀嚼致咬合接触不良;先天性牙列不齐,没有正常咬合接触又无条件正畸治疗者;遗传性乳光牙患者及颞下颌关节紊乱病者等。

3. 过渡性修复方法

三、题例

(一)选择题

【A 型题】

1. 活髓牙牙体预备后,用下列哪种黏固材料黏固暂时冠较好
   A. 磷酸锌黏固粉
   B. 羧酸锌黏固粉
   C. 丁香油黏固粉
   D. 玻璃离子水门汀
   E. 牙釉质黏合剂

2. 下列修复体不适合做暂时修复冠的是
   A. 硬质树脂全冠
   B. 塑料冠
   C. 赛璐珞冠
   D. 不锈钢合金冠
   E. 全瓷冠

3. 下列不属于暂时冠桥作用的是
   A. 保护自洁作用
   B. 维持与稳定作用
   C. 恢复功能作用
   D. 美观作用
   E. 以上都不是

4. 下列属于过渡性修复的是
   A. 后牙铸造金属全冠
   B. 前牙烤瓷固定义齿
   C. 前牙缺损后制作的瓷贴面修复
   D. 用于颌系统治疗的临时性修复
   E. 用于四环素牙患者的前牙烤瓷冠修复

5. 有关过渡性修复特点的说法,正确的是
   A. 涉及范围广泛
   B. 修复体制作费用低,制作简单
   C. 易于调改,以及时恢复美观,改善发音和咀嚼功能
   D. 可调节患者心理,提高治疗效果
   E. 以上说法均正确

6. 以下属于暂时冠制作方法的是
   A. 直接法
   B. 间接法
   C. 间接直接法
   D. 预成成品冠法
   E. 以上说法均正确

7. 塑料全冠最适用于
   A. 固定桥固位体
   B. 下后牙永久性修复
   C. 保护性暂时修复体

D. 上前牙永久性修复体

E. 用于着色牙的美容治疗

【B 型题】

8～10 题

  A. 过渡性夹板

  B. 过渡性𬌗垫

  C. 过渡性全口义齿

  D. 过渡性可摘义齿

  E. 过渡性固定义齿

8. 适用于部分或全牙列重度磨损的患者的是

9. 利用结扎或其他较简单的修复方法暂时固定松动牙的是

10. 便于患者减少无牙期,加快适应全口义齿,提高修复效果的是

11～13 题

  A. 直接法

  B. 间接法

  C. 成品冠法

  D. 间接直接法

  E. 铜圈法

11. 在口外模型上制作,操作方便,质量较高,但费工费料且需增加就诊次的方法是

12. 适用于咬合牙体外形正常的单个牙冠,事先用不同材料成形的单冠暂时性修复体的方法是

13. 快速、简便,即刻恢复预备牙形态,减少患者就诊次数的方法是

【X 型题】

14. 暂时冠桥的要求有

  A. 暂时冠桥设计中前牙的形态与色泽与邻牙协调

  B. 暂时冠桥制作应方便、快速、价格便宜

  C. 暂时冠桥由于是暂时修复体,对强度可不做要求

  D. 暂时冠桥应恢复缺失牙形态,与最终固定修复体所处位置一致

  E. 暂时冠桥戴用期间应易于修整和添加

15. 下列关于暂时冠桥黏固剂要求的说法,正确的是

  A. 去冠应方便,避免因去冠困难而损坏,影响其使用或损伤基牙

  B. 应不刺激牙髓,而对牙髓有安抚和保护作用。

  C. 应能牢固将暂时冠桥黏固在基牙上,至永久修复体戴牙前不脱落。

  D. 黏固剂应容易从暂时冠桥及基牙上去除,使最终修复体就位准确,并不影响最终黏固质量

  E. 以上说法都不正确

16. 活髓牙牙体预备后,制作暂时冠的作用有

  A. 防止牙髓受到温度和化学刺激,减少牙体过敏症状

  B. 减少修复体表面菌斑沉积,从而减少牙周支持组织的损伤,保持自洁作用

  C. 能够恢复合理的咀嚼功能,防止咬合创伤导致基牙受损或移位

  D. 恢复了牙列的完整性,恢复美观和发音

  E. 防止对颌牙伸长而丧失颌面修复间隙,造成修复体戴入后进行大量调𬌗

17. 过渡性𬌗垫适用范围包括

  A. 部分或全牙列重度磨耗的患者

  B. 前牙重度深覆𬌗的患者

  C. 颞下颌关节紊乱的患者

  D. 夜间磨牙症的患者

  E. 长期偏侧咀嚼无正常咬合接触者

18. 过渡性夹板的适应证有

  A. 固定急性牙周炎患牙

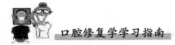

B. 外伤造成的松动牙

C. 夜间磨牙症患者

D. 长期偏侧咀嚼无正常咬合接触者

E. 为了解修复治疗效果和在制作过程中为防止牙周组织继续受损伤

19. 牙体预备后,在患者口中直接制作暂时冠桥的方法有

A. 成品塑料牙面成形法

B. 硬质塑料成形法

C. 热凝丙烯酸塑料冠桥法

D. 印模成形法

E. 真空薄膜印模成形法

(二)名词解释

1. 暂时性冠桥(temporary crown and fixed bridge)

2. 过渡性修复(transitory restoration)

3. 过渡性夹板

(三)填空题

1. 暂时冠桥制作的方法有_____、_____、_____、_____。

2. 过渡性修复是为了_____的治疗或为了明确_____、美观和_____,同时也是为了_____的设计和制作提供治疗方案而制作的临时性修复。

3. 暂时冠按照制作材料可分_____和_____,金属暂时冠又可分为_____和_____,非金属暂时冠根据材料不同又可分为_____、_____、_____、_____,暂时冠按照制作方法可分为_____、_____,后者又可分为_____和_____。

4. 暂时冠桥制作中,直接法适用于_____;成品冠适用于_____。

5. 暂时冠或暂时固定桥应覆盖整个预备后的_____,并恢复_____,与设计的最终固定修复体所处位置_____。前牙的_____和_____与邻牙协调。

(四)问答题和论述题

1. 暂时冠桥黏固剂的要求有哪些?

2. 简述暂时冠桥的要求和作用。

3. 简述过渡性修复的特点。

4. 简述成品塑料牙面制作暂时冠桥的方法。

5. 简述过渡性修复种类及适应证。

四、参考答案

(一)选择题

【A型题】

1. C　2. E　3. E　4. D　5. E　6. E

7. C

【B型题】

8. B　9. A　10. C　11. B　12. C

13. A

【X型题】

14. ABDE　15. ABCD　16. ABCDE

17. ABCDE　18. ABE　19. ADE

(二)名词解释

1. 暂时性冠桥:是在固定修复牙预备后至最终修复体黏固前患者不能自由脱戴的临时性固定修复。

2. 过渡性修复:是为了某些颌系统疾病的治疗或为了明确诊断、美观和改善咀嚼功能,同时也是为了给最终修复体的设计和制作提供更佳的治疗方案而制作的临时性修复。

3. 过渡性夹板:利用结扎或其他比较简单的修复方法将松动的牙暂时固定的装置。

(三)填空题

1. 直接法　间接法　间接直接法　预成成品冠

2. 某些颌系统疾病　诊断　改善咀嚼功能　最终修复体

3. 金属暂时冠　非金属暂时冠　解剖式成品冠　非解剖式半成品冠　聚碳酸酯冠　赛璐珞冠　塑料冠　硬质树脂全冠　预成的成品冠　个别制作的暂时冠　直接法　间接法　间接直接法

4. 前牙或单个后牙的临时修复 咬合 牙体外形及正常的单个牙冠

5. 临床牙冠 缺失牙形态 一致 形态 色泽

(四)问答题和论述题

1. 答:(1)应能牢固地将暂时冠桥黏固在基牙上,至永久修复体戴牙前不脱落。

(2)去冠应方便,避免因去冠困难而损坏,影响其使用或损伤基牙。

(3)应不刺激牙髓,而对牙髓有安抚和保护作用。

(4)黏固剂应容易从暂时冠桥及基牙上去除,使最终修复体就位准确,并不影响最终黏固质量。

2. 答:(1)暂时冠桥的要求

①暂时冠桥应覆盖整个预备后的临床牙冠,并恢复缺失牙形态,前牙的形态和色泽与邻牙协调。

②暂时冠桥应该有一定的强度,在最终修复体完成以前在患者口内应该无破损,折裂,可以保护患牙和维持缺牙间隙。

③暂时冠桥制作材料一般应该能方便添加,便于进行修理,重衬。

④暂时冠桥应该制作方便,快速,价格便宜。

(2)暂时冠桥的作用

①保护作用。

②自洁作用。

③维持与稳定作用。

④恢复功能作用。

⑤诊断信息作用。

3. 答:(1)涉及面广。

(2)戴用时间短。

(3)易于调改。

(4)治疗诊断作用。

(5)调节患者心理,提高治疗效果。

4. 答:(1)牙体预备前选配颜色、大小合适的塑料牙面。如无合适牙面,可选择大一

号的牙面修磨合适。塑料牙面背面磨成粗糙面,并加少量单体湿润,使其表面溶胀。

(2)在小瓷杯中滴入适量自凝塑料单体调拌均匀后,放入白色室温固化型塑料,轻轻震动小杯以免出现气泡,加盖至丝状期。

(3)清洁预备牙的牙面及颈缘,把调好的自凝塑料置于预备牙唇面、舌面及邻面,嘱患者正中咬合,将磨好的塑料牙面按正确的位置压在唇侧,然后用浸有单体的小棉球轻压在舌面,形成舌面基本形态。

(4)用雕刻刀蘸单体去除多余的塑料,舌侧放一张湿玻璃纸,再让患者轻轻做正中咬合;再调整塑料牙面位置,去除颈缘及邻间隙内多余的塑料;在自凝塑料完全固化前反复摘戴,以防止硬固后塑料收缩或塑料在倒凹区使暂时冠无法取出。

(5)用取冠器轻轻取下初步成形的暂时冠,磨去边缘多余部分,修整暂时冠的解剖学形态,再戴入口内进行调拾。

5. 答:(1)可摘过渡性义齿修复

①简单可摘过渡性义齿:应用于一个或少数前牙即将拔除,但由于职业需要进行的预成义齿修复,或拔牙后为缩短缺牙期的前后牙过渡性修复。

②复杂可摘过渡义齿:应用于较复杂的口颌系统紊乱病例,先天性牙列不齐,牙本质发育不全,咬合关系与下颌运动不协调使正常口腔功能受到干扰者。

(2)全口过渡性义齿:应用于刚拔牙而急需镶牙患者,以便减少无牙期,加快适应全口义齿,提高修复效果。无牙颌患者伴有颞下颌关节症状者,制作一付过渡性义齿,确定合适的正中关系及垂直距离,调整良好的咬合关系,不仅能恢复患者的功能和外观,也对颞下颌关节及咀嚼肌起到调节作用,从而缓解或治愈颞下颌关节的症状。

(3)固定过渡性义齿:应用于基牙固位、支持条件差,对弱基牙无把握或基牙有活跃

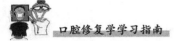

的骨吸收,需观察;咬合力大,需进一步观察咬合力设计者,基牙经牙髓治疗后需较长期观察者,以及邻牙待拔除等为保证固定修复的安全性或进一步验证设计合理性者。

(4)过渡性夹板:适用于固定急性牙周炎患牙;因外伤造成的松动牙;为了解修复治疗效果和制作永久夹板过程中为防止牙周组织继续受到损害,牙、牙槽骨损伤或颌骨线形骨折固定;正畸后的保持固定等情况。

(5)过渡性𬌗垫:适用于部分或全牙列重度磨损的患者,临床牙冠短咬合紧,不易获得义齿所需空间位置;因牙缺失未及时修复,致使后牙区咬合关系异常,修复间隙丧失者;夜磨牙症患者;长期单侧咀嚼致咬合接触不良;先天性牙列不齐,没有正常咬合接触者又无条件正畸治疗;遗传性乳光牙患者及颞下颌关节紊乱病者等。

(孙惠强 李小洁)

第七章　𬌗　架

一、学习重点

1. 掌握𬌗架的分类、用途。
2. 熟悉𬌗架各个部分与人体相应器官的关系。
3. 了解𬌗架的发展史。

二、学习提纲

（一）𬌗架发展史

1. 第一阶段（1889～1919 年）：功能性𬌗架
2. 第二阶段（1920～1929 年）：非髁导型𬌗架；半可调节型𬌗架
3. 第三阶段（1930 年至今）：全可调节型𬌗架

（二）𬌗架的分类、用途

1. 根据𬌗架模拟下颌运动的程度分类

（1）简单𬌗架：仅能做上下开闭口运动，前伸𬌗和侧方𬌗的咬合关系需要在口内调𬌗。用于单冠、嵌体。

（2）平均值𬌗架：切导斜度、髁突间距离为固定的平均值，能在一定程度上模拟下颌的前伸及侧向运动，但不能反映患者上颌与颞下颌关节的固有关系，如 Smic74-Ⅰ型𬌗架。除用于单冠、嵌体外还能用于较短的固定桥。

（3）半可调𬌗架：可调节前伸髁导斜度及侧向髁导斜度，模拟下颌前伸及侧向𬌗运动，而且能通过面弓将上颌与颞下颌关节的位置关系准确地转移到𬌗架上，如 Hanau H 型和 Dentatus 𬌗架。可用于多个牙单位的长固定桥，可摘局部义齿和全口义齿的修复。

（4）全可调节𬌗架：不仅可调节前伸髁导斜度及侧向髁导斜度，而且能调节髁突间距、侧方运动时的迅即侧移等，可完全模拟口腔下颌运动状态。用于全口咬合重建治疗或科研工作。

2. 根据𬌗架的髁导结构的位置分类

（1）Wide-Vue 𬌗架：髁导盘固定在上颌体，而髁球固定在下颌体上，与人体颅骨的结构形式相同。颌间距离的变化不会影响髁导斜度的建立。

（2）Nonarcon 𬌗架：髁导盘固定在下颌体，髁球固定在上颌体，通过打开上颌体来模拟下

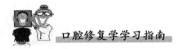

颌的开口运动。颌间距离的改变将影响髁导斜度的建立。如 Hanau H₂ 型和 Dentatus 𬌗架。

(3)反向𬌗架:下颌体上的两侧柱向两侧倾斜或向外弯曲,便于从𬌗架后方观察人工牙咬合情况,也方便从舌侧调整人工牙的排列。

3. 𬌗架的结构

以 Hanau H 型𬌗架为例,其结构分为上颌体、下颌体和侧柱。

(1)上颌体:相当于人体的上颌,呈"T"形。

(2)下颌体:相当于人体的下颌,也呈"T"形。

(3)侧柱:侧柱上端与髁导盘相接,髁导盘内容纳髁球;侧柱下端嵌入下颌体的侧柱凹内。

(4)面弓:用于精确转移个性化的颌位关系。

(三)𬌗架各部件与人体相应器官的关系

1. 人体咀嚼器官及𬌗架的相应部位(表 7-1)

表 7-1 　　　　　　　　　　　　　　𬌗架各部件与人体相应器官的关系

𬌗 架	人 体
上颌体	上颌骨
下颌体	下颌骨
侧柱	下颌升支
髁球、髁槽	髁突、关节凹
髁杆	左右髁突间的假想连线
髁杆外端	与髁突相应的面部皮肤表面
切导(切针在切导盘内滑行的路线)	切道(下颌前伸、侧向运动时下切牙切缘运动的路线)
切导斜面(切导与水平面间夹角)	切道斜度(切道与眶耳平面间的夹角)
髁导(髁球在髁槽内滑动的路线)	髁道(髁突在关节凹内运动的路线)
髁导斜度(髁槽与水平面间的夹角)	髁道斜度(髁道与眶耳平面夹角)

2. 人体咀嚼器官与𬌗架在运动方向、结构连接等方面的差异(表 7-2)

表 7-2 　　　　　　　　　　　𬌗架在运动方向、结构连接等方面与人体咀嚼器官的差异

	𬌗 架	人 体
开闭口	上颌体向上	下颌向下
前伸𬌗运动	上颌体向后	下颌向前
侧方𬌗运动	上颌反方向运动	下颌顺向运动
位置关系	Nonarcon 𬌗架髁球位于上颌体,髁槽位于下颌体	髁突位于下颌,关节凹位于上颌

三、题例

（一）选择题

【A 型题】

1. 关于秴架的叙述,<u>错误</u>的是
   A. 秴架,又称咬合器,是模仿人体上下颌和颞下颌关节,借以固定上下颌模型和秴托,并可在一定程度上模拟下颌运动的一种仪器
   B. 可将患者的模型固定到秴架上,并将患者上下颌高度、颌位关系转移到秴架上
   C. 借助于面弓可将患者上颌对颞下颌关节的固有位置关系转移至秴架上而保持不变
   D. 全可调节秴架能完全模拟口腔下颌运动状况,故受到了临床医生的广泛欢迎
   E. 在秴架上完成的义齿能符合或接近患者的实际情况

2. 按照发明时间先后顺序排列,正确的是
   A. 功能性秴架,半可调秴架,全可调节秴架
   B. 全可调节秴架,半可调秴架,功能性秴架
   C. 功能性秴架,全可调节秴架,半可调秴架
   D. 全可调节秴架,功能性秴架,半可调秴架
   E. 半可调秴架,全可调节秴架,功能性秴架

3. 下列哪种秴架上可以升高或降低颌间距离而不影响髁导斜度的建立
   A. Nonarcon 秴架
   B. Hanau H₂ 型秴架
   C. Dentatus 秴架
   D. 反向秴架
   E. Wide-Vue 秴架

4. 下列叙述中,<u>错误</u>的是
   A. 秴架上的侧柱代表的是人体中的下颌升支
   B. 切道指的是切针在切导盘内滑行的路线
   C. 髁道指的是髁突在关节凹内运动的路线
   D. 髁杆是左右髁突间假想的连线
   E. 髁道斜度是髁道与眶耳平面的夹角

5. 关于 Hanau H 型秴架的叙述,<u>错误</u>的是
   A. 侧柱上端与髁导盘相接,髁导盘内容纳髁球;侧柱下端嵌入下颌体的侧柱凹内
   B. 面弓用于精确转移个性化的颌位关系
   C. 当髁槽与水平面平行时,前伸髁导斜度为 0°
   D. 切导针有上刻线,当上刻线与上颌体上缘平齐后固定住切导针时,上下颌体就处于彼此平行的位置
   E. 髁导盘外面有一正中锁,固定正中锁的螺丝松开时,锁条可向后转动,髁球也可以上下滚动

【B 型题】

6～9 题
   A. 单冠,嵌体,较短的固定桥的修复
   B. 单冠,嵌体
   C. 全口咬合重建治疗或科研工作
   D. 多个牙单位的长固定桥,可摘局部义齿和全口义齿的修复

6. 简单秴架多用于
7. 平均值秴架多用于
8. 半可调秴架多用于
9. 全可调节秴架多用于

【X 型题】

10. 下列几种秴架中,<u>不能</u>反映患者上颌与颞下颌关节的位置关系的是

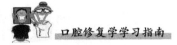

A. 简单𬌗架

B. 平均值𬌗架

C. 半可调𬌗架

D. Hanau H 型𬌗架

E. 全可调节𬌗架

11. 根据𬌗架的髁导结构的位置分类可分为

A. 反向𬌗架

B. Wide-Vue𬌗架

C. Nonarcon𬌗架

D. 全可调节𬌗架

E. 半可调𬌗架

12. 关于𬌗架在运动方向、结构连接等方面与人体咀嚼器官的差异,叙述正确的是

A. 𬌗架上上颌体向上运动,代表人体下颌向下运动

B. 𬌗架上上颌体向后运动,代表人体下颌向前运动

C. 侧方𬌗运动时上颌反方向运动,代表人体下颌顺向运动

D. Nonarcon𬌗架髁球位于上颌体,而髁突位于下颌

E. Nonarcon𬌗架髁槽位于下颌体,而关节凹位于上颌

（二）名词解释

𬌗架

（三）填空题

1. 可通过将患者的模型固定到𬌗架上,并将患者_____、_____转移到𬌗架上,也可借助于_____将患者上颌对颞下颌关节的固有位置关系转移至𬌗架上而保持稳定不变。

2. 根据𬌗架模拟下颌运动的程度分类为_____,_____,_____,_____。

3. 根据𬌗架的髁导结构的位置分类为_____,_____,_____。

4. 切道斜度和髁道斜度分别是指_____和_____与_____的夹角

（四）问答题和论述题

1. 简述半可调𬌗架的功能。

2. 试述𬌗架各部件与人体相应器官的关系。

3. 试述𬌗架在运动方向、结构连接等方面与人体咀嚼器官的差异。

四、参考答案

（一）选择题

【A 型题】

1. D 2. A 3. E 4. B 5. E

【B 型题】

6. B 7. A 8. D 9. C

【X 型题】

10. AB 11. ABC 12. ABCDE

（二）名词解释

𬌗架:又称咬合器,是模仿人体上下颌和颞下颌关节,借以固定上下颌模型和𬌗托,并可在一定程度上模拟下颌运动的一种仪器。

（三）填空题

1. 上下颌高度 颌位关系 面弓

2. 简单𬌗架 平均值𬌗架 半可调𬌗架 全可调节𬌗架

3. Wide-Vue𬌗架 Nonarcon𬌗架 反向𬌗架

4. 切道 髁道 眶耳平面

（四）问答题和论述题

1. 答:半可调𬌗架在模拟人的下颌运动程度上大于平均值𬌗架,功能比较全。能根据患者的实际情况来调节前伸髁导斜度,可根据患者的情况或根据平均值调节侧向髁导斜度,可以在很大程度上模拟下颌的前伸及侧向𬌗运动,而且能通过面弓将上颌与颞下颌关节的位置关系准确地转移到𬌗架上。其典型代表为 Hanau H 型和 Dentatus 𬌗架。可用于牙列缺损较大,多个牙单位的长固定桥,可摘局部义齿和全口义齿的修复。

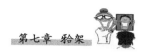

2. 答：

𬌗　架	人　体
上颌体	上颌骨
下颌体	下颌骨
侧柱	下颌升支
髁球、髁槽	髁突、关节凹
髁杆	左右髁突间的假想连线
髁杆外端	与髁突相应的面部皮肤表面
切导(切针在切导盘内滑行的路线)	切道(下颌前伸、侧向运动时下切牙切缘运动的路线)
切导斜面(切导与水平面间夹角)	切道斜度(切道与眶耳平面间的夹角)
髁导(髁球在髁槽内滑动的路线)	髁道(髁突在关节凹内运动的路线)
髁导斜度(髁槽与水平面间的夹角)	髁道斜度(髁道与眶耳平面夹角)

3. 答：

	𬌗　架	人　体
开闭口	上颌体向上	下颌向下
前伸𬌗运动	上颌体向后	下颌向前
侧方𬌗运动	上颌反方向运动	下颌顺向运动
位置关系	Nonarcon 𬌗架髁球位于上颌体,髁槽位于下颌体	髁突位于下颌,关节凹位于上颌

（孙惠强　韩建民）

第八章　嵌体与部分冠

一、学习重点

1. 掌握嵌体的概念、种类、适应证与禁忌证，洞型预备的步骤与要求；掌握高嵌体的适应证、优缺点及牙体预备要求；掌握部分冠的概念、适应证。

2. 熟悉嵌体、部分冠临床试戴与黏固时应注意的事项；部分冠牙体制备的要求。

3. 了解嵌体、部分冠技工室的工艺流程。

二、学习纲要

（一）嵌　体

嵌体是一种嵌入牙体内部，用以恢复牙体缺损的形态和功能的修复体。

1. 嵌体与充填体的区别

(1)预备充填体的洞形可保留倒凹或需做出倒凹，而嵌体预备牙体洞型时，则不能有任何倒凹。

(2)充填体可利用倒凹固位而嵌体靠黏固和摩擦力固位。

(3)充填体是直接在口内充填而成；而嵌体是用不同材料在口外的模型上制作完成。

(4)充填体的𬌗面形态靠在口内修整形成，成沟窝较易，成尖嵴难；嵌体的𬌗面形态是在模型上精细雕刻形成，𬌗面任何形态均可做出并与对𬌗协调。

(5)充填体邻面、轴面不易高度抛光，易附着菌斑；而嵌体除组织面外均可高度抛光，不易附着菌斑，容易清洁。

2. 嵌体的种类

(1)根据嵌体覆盖牙面不同，可分为单面嵌体、双面嵌体和多面嵌体。按部位可分为𬌗面嵌体、颊面嵌体、邻𬌗嵌体等。

(2)根据制作材料不同，可分为合金嵌体、树脂嵌体、瓷嵌体。

3. 嵌体的适应证与禁忌证

嵌体只能修复缺损部位的牙体而不能保护剩余部分的牙体。剩余部分的牙体应为嵌体提供足够的支持、固位与抗力。所以嵌体在牙体有较大面积的健康牙体组织条件下应用。如牙体预备后，剩余部分的牙体可以耐受功能状态下的各向𬌗力而不折裂，并能为嵌体提供足够的固位形，则为嵌体修复的适应证；否则应为禁忌证。

4. 嵌体洞型预备的步骤与要求

（1）步骤

①去尽腐质。

②预备具有固位形和抗力形的洞型。

（2）对嵌体洞型的要求

（1）无倒凹：所有轴壁只有一个就位道，轴壁以外展 6°最好。

（2）预备洞缘斜面：呈 45°洞缘短斜面。一是去尽无足够支持的牙釉质边缘，防止折裂，二是使修复体的边缘选择性地避开𬌗接触 1 mm。

（3）做出辅助固位形：如鸠尾、针形、沟形等辅助固位形。

5. 技工室工艺流程

6. 嵌体的试戴与黏固

嵌体试戴的方法：

（1）去除洞型内的暂封物并清洗干净。

（2）检查嵌体组织面有无金属瘤及附着物。

（3）轻轻试戴，不能用力，逐步磨除标记处的阻碍就位之处，直至完全就位。

（4）检查有无翘动、固位如何、邻接面外形、位置等，如有问题作调整。

（5）调𬌗。

（6）检查嵌体边缘是否密合。

以上内容全部满意后，嵌体应重新抛光，根据牙髓状况选择合适的黏固剂永久黏固。

7. 高嵌体

高嵌体是嵌体的一种特殊类型，由 MOD 衍变而来。

（1）高嵌体的适应证：后牙的多面嵌体；𬌗面洞型较大时；𬌗面有较大范围缺损，有牙尖需要恢复但有完整的颊舌壁可保留时。

（2）高嵌体的优缺点

①优点：高嵌体可使牙体洞壁的受力性质由嵌体时的拉应力改为压应力，避免了牙体组织不耐抗的弱点，从而减少牙折的可能性。

②缺点：牙体洞型预备有一定难度，固位力较差，修复体边缘线较长。

（3）高嵌体的牙体预备

①去净腐质，拆除原有修复体、充填体。

②𬌗面磨除间隙，功能尖约 1.5 mm，非功能尖 1.0 mm。

③预备出功能尖外斜面，斜面下轴壁有肩台。

④形成𬌗面峡部轴壁与洞底。

⑤预备邻面和颊舌面箱形，龈阶宽度不得小于 1 mm。

⑥修整洞形，在洞缘处做出 0.5～0.7 mm 的洞斜面。

（二）部分冠

覆盖部分牙冠表面的固定修复体。可分为前牙的开面冠、3/4 冠；后牙的 3/4 冠、7/8 冠等。

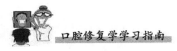

1. 部分冠的适应证

(1)有牙体缺损需要修复但又非嵌体或不宜做全冠修复的适应证时。

(2)患牙颊舌面是完整的,且保留该面不用并不会使修复体的固位与抗力不足。

(3)牙冠较大,尤其唇舌径大者。

(4)龋患率较低者。

(5)部分冠作为固定桥的固位体时,其牙位应正常并只用于间隙较小的固定桥。

2. 部分冠的牙体预备

(1)前牙 3/4 冠

①舌面预备:均匀磨除 0.7 mm,尖牙应做出近远中两个面。

②切缘预备:切缘舌侧部分均匀磨除 0.7 mm,并形成一斜面,尖牙做成近远中两个斜面。

③颈袖预备:要求与唇面的切 2/3 平行,利于 3/4 冠的固位。

④邻面预备:舌隆突下轴壁的邻舌线角处向唇面切割,去除倒凹,两邻面彼此平行或内聚 6°,不破坏与邻牙接触点的唇侧部分,靠近切缘处与切缘预备的斜面相连。

⑤邻轴沟的预备:在预备好的邻面内预备出深度≥1 mm 的两个相互平行的轴沟,抵抗修复体舌向脱位。

⑥切沟预备:在切缘斜面内备出 0.5 mm 深、1 mm 宽的切嵴沟,并与邻面轴沟相连。若切缘过薄,此步骤可以省略。

⑦修整:将各轴壁修整为光滑移行相连。

(2)后牙 3/4 冠

①𬌗面预备:磨除 1~1.5 mm 的间隙。

②舌面预备:去除倒凹,形成 0.5 mm 宽的凹面肩台。

③邻面预备:止于邻颊线角。

④邻面轴沟预备:在邻面预备出深度≥1 mm 的两个相互平行的轴沟。

⑤𬌗面轴沟的预备:呈"V"形,与邻面轴沟相连。

⑥修整:将各轴壁修正光滑移行相连。

(3)后牙 7/8 冠:是后牙 3/4 冠的变异,常用于后牙(尤其上磨牙)的远中(或远中颊尖)需要以修复体包被住时。

(4)后牙近中半冠:又叫邻面半冠,是后牙 3/4 冠的又一种变异形式,多用于近中倾斜的下颌磨牙,当远中无龋坏,无条件进行正畸治疗时,又需要修复近中缺失牙时。

3. 技工室工艺流程过程同嵌体

4. 试戴与黏固过程与要求同嵌体

三、题例

(一)选择题

【A 型题】

1. 嵌体洞型制备时,轴壁最好外展的度数为

A. 6°

B. 2°~5°

C. 0°

D. 8°

E. 4°

2. 嵌体洞缘斜面的度数是

A. 30°

B. 45°

C. 60°

D. 40°

E. 50°

3. MO 嵌体指的是

A. 颊面嵌体

B. 近中𬌗嵌体

C. 远中𬌗嵌体

D. 近中𬌗远中嵌体

E. 舌𬌗嵌体

4. 嵌体固位力的决定性因素是

A. 洞型是否有倒凹

B. 黏结剂质量的好坏

C. 洞型的深度

D. 是否有洞缘斜面

E. 洞型的宽度

5. 嵌体修复时为了达到固位的需要,一般要求洞型的深度至少

A. 2 mm

B. 3 mm

C. 2.5 mm

D. 1 mm

E. 1.5 mm

6. 不属于嵌体修复禁忌证的是

A. 年轻恒牙及乳牙

B. 𬌗面缺损范围小而且表浅者

C. 牙体缺损范围大,余留组织抗力形差者

D. 食物嵌塞需恢复邻接关系者

E. 前牙邻面、唇面缺损未涉及切角者

7. 不属于嵌体辅助固位形的是

A. 针形

B. 沟形

C. 盒状

D. 邻面片切形

E. 鸠尾

8. 高嵌体修复时,功能尖外斜面下肩台的宽度为

A. 2 mm

B. 1.5 mm

C. 0.5 mm

D. 0.8 mm

E. 1 mm

9. 不属于高嵌体的适应证的是

A. 后牙需多面嵌体修复时

B. 𬌗面洞型较大时

C. 𬌗面有较大范围缺损,有牙尖需要恢复但有完整的颊舌壁可保留时

D. 𬌗面严重磨损需咬合重建者

E. 前牙的牙体缺损

10. 高嵌体修复时,功能尖磨除量为

A. 1 mm

B. 2 mm

C. 1.5 mm

D. 0.8 mm

E. 0.5 mm

11. 鸠尾峡部的宽度一般要求不超过𬌗面宽度的

A. 1/2

B. 1/3

C. 1/4

D. 2/3

E. 3/4

12. 直接法制作嵌体蜡型一般只适用于

A. 多面嵌体

B. 双面嵌体

C. 高嵌体

D. 邻𬌗嵌体

E. 单面嵌体

13. 间接法制作嵌体蜡型时,代型上涂布间隙涂料的厚度为

A. 30 μm

B. 25～30 μm

C. 30～40 μm

D. 40～60 μm

E. 20 μm

14. 前牙 3/4 冠牙体预备时,邻轴沟的深度至少

A. 0.5 mm

B. 1.2 mm

C. 1.5 mm

D. 1.0 mm

E. 0.8 mm

15. 3/4 冠预备邻轴沟的目的是
    A. 抵抗 3/4 冠根向脱位
    B. 抵抗 3/4 冠舌向脱位
    C. 增强固位
    D. 增加冠的强度
    E. 便于形成共同的就位道

16. 对 3/4 冠的特点描述中,错误的是
    A. 牙体切割量小
    B. 颈缘线短
    C. 容易就位
    D. 龈缘刺激性小
    E. 封闭作用好

17. 前牙 3/4 冠修复时,若切缘过薄,以下操作可以忽略掉的是
    A. 舌面的预备
    B. 切缘的预备
    C. 颈袖的预备
    D. 切沟的预备
    E. 邻轴沟的预备

18. 前牙 3/4 冠邻轴沟的方向是
    A. 与邻面平行
    B. 与舌面平行
    C. 与唇面切 2/3 平行
    D. 与唇面颈 1/3 平行
    E. 与切沟垂直

19. 后牙 3/4 冠邻轴沟的方向是
    A. 与舌侧壁平行
    B. 与颊面平行
    C. 与邻面平行
    D. 与切沟垂直
    E. 与颊面𬌗 1/3 平行

20. 后牙 7/8 冠比后牙 3/4 冠多覆盖了牙体的

A. 𬌗面部分

B. 颊面近中部分

C. 颊面远中部分

D. 颊面𬌗 1/3 部分

E. 颊面𬌗 2/3 部分

21. 后牙近中半冠适用于
    A. 远中倾斜的下磨牙
    B. 近中倾斜的下磨牙
    C. 颊向倾斜的下磨牙
    D. 舌向倾斜的下磨牙
    E. 伸长的下磨牙

22. 高嵌体修复时,功能尖磨除量为
    A. 1 mm
    B. 2 mm
    C. 0.8 mm
    D. 1.5 mm
    E. 0.5 mm

23. 对嵌体钉洞固位形的描述,错误的是
    A. 尽量避开髓角的位置
    B. 位置越分散越好
    C. 彼此应尽量平行
    D. 深度在 2 mm 以上
    E. 通常位于牙釉质内

24. 后牙部分冠一般覆盖不到牙齿的哪个牙面
    A. 𬌗面近中邻面
    B. 舌面
    C. 颊面
    D. 远中邻面
    E. 近中边缘嵴

25. 嵌体就位后翘动的原因不包括
    A. 洞形内暂封物未去净
    B. 嵌体组织面有小金属瘤
    C. 咬合过高
    D. 邻接过紧
    E. 包埋时,嵌体蜡型有变形

26. 高嵌体修复时,洞斜面的宽度为
    A. 0.5 mm

B. 0.5～0.7 mm

C. 1.0 mm

D. 1.5～2.0 mm

E. 1.0～1.5 mm

27. 上后牙 3/4 冠修复时,殆面沟一般制备于

A. 颊尖舌斜面

B. 颊尖颊斜面

C. 舌尖舌斜面

D. 舌尖颊斜面

E. 殆面中央窝处

28. 下后牙 3/4 冠修复时,殆面沟一般制备于

A. 颊尖舌斜面

B. 颊尖颊斜面

C. 舌尖舌斜面

D. 舌尖颊斜面

E. 殆面中央窝处

29. 不属于 按嵌体材料进行分类的是

A. 金嵌体

B. 瓷嵌体

C. 树脂嵌体

D. MOD 嵌体

E. 纯钛嵌体

30. 嵌体就位后,取下时应采取的方法

A. 去冠器取下

B. 用洁治器取下

C. 用镊子夹住取下

D. 用探针勾住边缘强行取下

E. 用粘蜡粘下

31. 高嵌体最适宜选择的制作材料是

A. 铜合金

B. 金合金

C. 镍铬合金

D. 钴铬合金

E. 钛合金

32. 目前制作瓷嵌体常用的工艺 不包括

A. 渗透陶瓷的工艺

B. CAD/CAM 技术

C. 金沉积法结合烤瓷技术

D. 耐火代型上直接烧结成型

E. 铸造陶瓷的工艺

33. 树脂嵌体的优点 不包括

A. 色泽自然

B. 制作简便

C. 价格低廉

D. 调殆方便

E. 机械强度高

34. 增加嵌体固位力的措施中,不恰当 的是

A. 黏固前,嵌体组织面喷砂粗化处理

B. 洞壁尽量平行或轻度外展

C. 适当增加使用辅助固位形

D. 选用优质黏固剂

E. 预备出洞缘斜面

35. 嵌体黏固后短期内出现咬合疼,原因最有可能是

A. 黏固剂溶解、脱落,失去封闭作用

B. 牙体预备时未去净腐质,产生继发龋

C. 与对殆异种金属修复体或充填体之间产生微电流刺激牙髓

D. 咬合不平衡,殆力过大产生殆创伤

E. 操作过程中急性牙髓损伤而又未采取有效的护髓措施

36. 嵌体黏固后,在使用一段时间后出现松动现象,分析原因,最不可能 的是

A. 嵌体在设计时固位力不足

B. 嵌体与邻牙接触不良或无接触

C. 咬合不平衡,殆力集中,侧向力过大

D. 嵌体边缘不密合,黏固剂溶解

E. 黏固时操作不当

37. 以下 不属于 嵌体修复的适应证的是

A. 牙体缺损严重已涉及牙尖、切角、殆边缘嵴以及殆面,需要咬合重建而不宜用一般材料充填者

B. 因牙体缺损的邻接不良,需恢复邻面接触点者

C. 牙体缺损大,残余牙体组织固位形、抗力形差

D. 固定义齿的固位体

E. 严重食物嵌塞患者的治疗手段之一

38. 三面嵌体的蜡型安插铸道时其位置应该是

　A. 𬌗面中央窝处

　B. 蜡型中央处

　C. 边缘嵴处

　D. 对称的边缘上

　E. 牙尖上

39. 制作部分冠的材料有

　A. 金属

　B. 树脂

　C. 塑料

　D. 氧化锆陶瓷

　E. 氧化铝陶瓷

40. 与金属全冠相比,部分冠的优点不包括

　A. 不影响固位形与抗力形时,更符合保存修复的原则

　B. 牙体预备复杂

　C. 牙体切割量少

　D. 暴露金属少,美观性好

　E. 颈缘线短,对牙龈的刺激性小,利于牙周组织的健康

41. 制作嵌体的合金,较好的是

　A. 钴铬合金

　B. 钛合金

　C. 镍铬合金

　D. 金合金

　E. 纯钛

42. 关于嵌体预备时去净腐质的说法,错误的是

　A. 与牙体牙髓病的要求一致

　B. 目的是消除细菌感染,终止龋损

　C. 将感染坏死的牙体组织彻底去除

　D. 不应保存脱矿层

　E. 可通过颜色和硬度两个标准来评价腐质是否去净

43. 嵌体洞缘预备洞缘斜面的作用包括

A. 防止无支持的牙釉柱折断

B. 防止黏固剂被唾液溶解,减少微渗漏

C. 有助于修复体固位

D. 增大黏结面积

E. 使边缘位置选择性的避开𬌗接触1 mm

【B型题】

44～48题

A. 1.5 mm

B. 1.0 mm

C. 0.7 mm

D. 0.5 mm

E. 0.5～0.7 mm

44. 高嵌体修复牙体制备时,非功能尖应磨除的量是

45. 高嵌体修复牙体制备时,功能尖应磨除的量是

46. 高嵌体修复牙体制备时,洞缘斜面的宽度是

47. 前牙3/4冠修复牙体预备时,切缘舌侧部分应磨除的量是

48. 前牙3/4冠修复牙体预备时,切沟的深度是

49～53题

A. 桩核冠

B. 高嵌体

C. 7/8冠

D. 近中半冠

E. 铸造金属冠

49. 活动义齿基牙的缺损需要保护,改形者

50. 近中倾斜的下磨牙,修复近中缺失牙时可以作为固位体

51. 经过完善后的残根修复

52. 后牙的远中部分牙体组织需要被包被住时

53. 𬌗面有较大范围缺损,有牙尖需要恢复,

但有完整的颊舌壁可保留时

54～58题

A. 合金嵌体

B. 瓷嵌体

C. 树脂嵌体

D. 双面嵌体

E. 单面嵌体

54. 美观性能最好的嵌体是

55. 机械强度最高的嵌体是

56. 制作最方便的嵌体是

57. 只涉及一个牙面的嵌体是

58. 涉及两个牙面的嵌体是

【X型题】

59. 对嵌体与充填体特点的描述中,正确的有

A. 预备充填体的洞形可保留倒凹,而为嵌体预备牙体洞形时,则不能有任何倒凹

B. 充填体可利用倒凹固位而嵌体靠黏固和摩擦力固位

C. 充填体是直接在口内充填而成;而嵌体是用不同材料在口外的模型上制作完成

D. 充填体的殆面形态靠在口内修整形成,嵌体的殆面形态是在模型上精细雕刻形成

E. 充填体邻轴面不易高度抛光,而嵌体除组织面外均可高度抛光

60. 嵌体洞形预备时,预备洞缘斜面的目的有

A. 增加嵌体的固位力

B. 去尽无足够支持的牙釉质边缘,防止折裂

C. 便于嵌体完成后的戴入

D. 使修复体的边缘选择性地避开殆接触1mm

E. 使嵌体的边缘位于自洁区

61. 高嵌体的主要优点有

A. 高嵌体可改变牙体洞壁的受力性质,避免了牙体组织不耐折的弱点

B. 牙体洞型预备时有一定的难度

C. 在一定程度上减少牙折的可能性

D. 固位力较差

E. 修复体边缘线较长

62. 属于部分冠修复的适应证的有

A. 有牙体缺损需要修复但又非嵌体或不宜做全冠修复的适应证时

B. 患牙颊舌面是完整的,且保留该面不用并不会使修复体的固位与抗力不足

C. 牙冠较大,尤其唇舌径大者

D. 龋患率较低者

E. 可以作为固定桥的固位体,但要求其牙位正常并且间隙较小

63. 嵌体的蜡型应达到的要求有

A. 尽量选择自凝塑料制作

B. 因铸件还需打磨,所以表面不必很光滑

C. 与洞型密合无缺陷

D. 咬合及邻接关系良好

E. 正确恢复患牙的解剖外形

64. 嵌体黏固后,使用一段时间后出现继发性疼痛,原因可能有

A. 牙体预备时,龋未去净

B. 嵌体边缘不密合,黏固剂溶解

C. 咬合不平衡

D. 金属微电流刺激

E. 黏固剂未去净,遗留于牙龈乳头处

65. 嵌体修复时,以下操作有利于殆改善的有

A. 选择使用生物相容性好的材料

B. 磨改对殆牙及邻牙过锐的牙尖和边缘嵴

C. 降低邻牙邻接面过大的突度,建立正

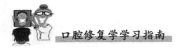
常的邻接关系

D. 使用鸠尾等辅助固位形

E. 全口调𬌗,使咬合达到平衡𬌗

66. 属于后牙 3/4 冠变异形式的是

A. 邻面半冠

B. 7/8 冠

C. 嵌体冠

D. 开面冠

E. 近中半冠

67. 下列关于嵌体和充填体的说法中,正确的是

A. 嵌体的强度和密合性好于充填体

B. 嵌体靠黏固和摩擦力固位

C. 充填体可利用倒凹固位

D. 嵌体牙体预备可作倒凹加强固位

E. 充填体直接在口内充填完成

68. 为了进行嵌体牙体预备而观察 X 片时应注意

A. 缺损部位的大小

B. 缺损部位的位置

C. 牙髓情况

D. 髓角位置

E. 牙槽骨情况

69. 嵌体黏固前应做的有

A. 嵌体试戴就位

B. 调𬌗,抛光

C. 清洁牙面

D. 消毒

E. 隔湿

【系列选择题】

某男,因右上后牙充填物反复脱落而就诊。检查发现,右上颌第一磨牙𬌗面有较大范围缺损,部分牙尖形态已丧失,但颊舌壁完整。X 线片示患牙髓腔完整,牙髓活力测试显示阳性。

70. 该牙最佳的修复方案是

A. 金属全冠修复

B. 3/4 冠修复

C. 充填体修复

D. 高嵌体修复

E. 7/8 冠修复

F. 开面冠修复

G. 烤瓷冠修复

H. 桩冠修复

71. 若选择高嵌体修复,它与充填体修复相比较,优势在于

A. 邻接关系恢复良好

B. 洞型预备简单

C. 机械强度好

D. 便于建𬌗,以利于咀嚼功能的恢复

E. 若选择瓷嵌体则美观性能好

F. 固位力佳

G. 邻面可以高度抛光,不易附着菌斑

H. 便于形成𬌗面形态并与对𬌗协调

72. 若行高嵌体修复,则牙体预备应达到的要求有

A. 去净腐质

B. 洞底处的点线角尽量预备成直角

C. 𬌗面磨除适当的间隙

D. 形成𬌗面峡部轴壁与洞底

E. 邻面预备达自洁区

F. 做出洞缘斜面

G. 预备出功能尖外斜面,及斜面下轴壁与肩台

73. 若行高嵌体修复,可以选择使用的辅助固位形有

A. 鸠尾

B. 倒凹固位形

C. 邻面片切形

D. 洞固位形

E. 钉洞固位形

F. 沟固位形

74. 修复体完成后,在试戴的过程中出现就位困难的现象,原因可能有

A. 咬合不平衡,侧向𬌗力过大

B. 包埋过程中蜡型变形

C. 模型处理不当,石膏模型有损坏

D. 修复体组织面存在"粘砂"现象

E. 邻面过紧

F. 未选择使用生物相容性高的材料如纯钛、金合金等作为嵌体制作的材料

G. 备牙时倒凹未完全消除

75. 该患者使用高嵌体修复一段时间后,反复出现食物嵌塞现象,原因有

A. 邻面抛光不够

B. 对船牙有充填式牙尖

C. 船平面与邻牙不一致

D. 修复体与邻牙无接触

E. 修复体边缘不密合,黏固剂溶解

F. 咬合时船力集中

G. 修复体牙尖高度和斜度偏大

H. 修复体船外展隙过大,过于敞开

（二）名词解释

1. 嵌体

2. 部分冠

3. 后牙 7/8 冠

4. 后牙近中半冠

5. 高嵌体

（三）填空题

1. 根据嵌体覆盖牙面不同,可分为_____、_____、_____;根据制作材料分,可分为_____、_____、_____。

2. 嵌体洞形制备时,轴壁最好外展的度数为_____,嵌体洞缘斜面的度数是_____。

3. 嵌体洞形预备时,洞底处的点线角一般采用_____。

4. 嵌体修复时为了达到固位的需要,一般要求洞形的深度至少_____。

5. 高嵌体是嵌体的一种类型,由_____衍变而来。

6. 高嵌体最适宜选择的制作材料是_____。

7. 后牙 3/4 冠修复时,船面沟一般制备于_____与_____处。

8. 前牙 3/4 冠牙体预备时,邻轴沟的深度至少_____。

9. 单面嵌体的蜡型安插铸道时其位置应该是在_____。

10. 高嵌体修复时,功能尖磨除量为_____,非功能尖的磨除量为_____。

11. 近中船远中嵌体又称_____。

12. 前牙 3/4 冠覆盖了前牙四个牙面中的_____、_____、_____三个面。

13. 后牙 7/8 冠比后牙 3/4 冠多覆盖了牙体的_____。

14. 后牙近中半冠又叫_____,适用于_____。

15. 前牙 3/4 冠修复时,若切缘过薄,可以忽略掉_____。

16. 制作嵌体蜡型的方法有三种_____、_____、_____;_____适用于单面洞形;_____适用于复杂的复面洞形。

17. 前牙 3/4 冠牙体预备时,颈袖应与_____平行,以利于固位。

18. 嵌体,它只能_____缺损部位的牙体而不能_____剩余部分的牙体,剩余部分的牙体应为嵌体提供足够的_____、_____、_____。

19. 在不影响固位形与抗力形时,部分冠比全冠更符合_____原则。

20. 3/4 冠的邻轴沟主要抵抗修复体的_____脱位。

21. 技工室制作嵌体蜡型前要在代型龈缘上方_____以上部分均匀涂一层_____,厚_____,易于黏固时就位良好又不影响边缘密合。

（四）问答题和论述题

1. 简述充填体和嵌体的区别。

2. 简述嵌体的分类及适应证。

3. 简述高嵌体的适应证及优缺点。

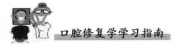

4. 试述部分冠的适应证。

5. 简述嵌体洞型预备的步骤与要求。

6. 简述高嵌体的牙体预备步骤。

7. 简述前牙 3/4 冠牙体预备的步骤。

四、参考答案

(一)选择题

【A 型题】

1. A　2. B　3. B　4. C　5. A　6. D

7. D　8. E　9. E　10. C　11. A　12. E

13. B　14. D　15. B　16. E　17. D　18. C

19. A　20. C　21. B　22. D　23. E　24. D

25. C　26. B　27. A　28. D　29. D　30. E

31. B　32. A　33. E　34. E　35. D　36. B

37. C　38. D　39. A　40. B　41. D

42. D　43. C

【B 型题】

44. B　45. A　46. E　47. C　48. D

49. E　50. D　51. A　52. C　53. B　54. B

55. A　56. C　57. E　58. D

【X 型题】

59. ABCDE　60. BD　61. AC

62. ABCDE　63. CDE　64. ABD　65. BC

66. ABE　67. ABCE　68. ABCD

69. ABCDE

【系列选择题】

70. D　71. ADEGH　72. ACDEFG

73. ADEF　74. BCDEG　75. BCDH

(二)名词解释

1. 嵌体:是一种嵌入牙体内部,用以恢复牙体缺损的形态和功能的修复体。

2. 部分冠:又叫邻面半冠,是后牙 3/4 冠的又一种变异形式,多用于近中倾斜的下磨牙,当远中无龋坏,无条件进行正畸治疗时,又需要修复近中缺失牙时。

3. 后牙 7/8 冠:是后牙 3/4 冠的变异,常用于后牙(尤其上磨牙)的远中(或远中颊尖)需要以修复体包被住时。

4. 后牙近中半冠:覆盖部分牙冠表面的

固定修复体。可分为前牙的开面冠、3/4 冠;后牙的 3/4 冠、7/8 冠等。

5. 高嵌体:有些嵌体覆盖并高于𬌗面,用于恢复患牙咬合关系,称为高嵌体。

(三)填空题

1. 单面嵌体　双面嵌体　多面嵌体
合金嵌体　树脂嵌体　瓷嵌体

2. 6°　45°

3. 倒弧角设计

4. 2 mm

5. MOD

6. 金合金

7. 颊尖舌斜面　舌尖颊斜面

8. 1.0 mm

9. 蜡型中央处

10. 1.5 mm　1.0 mm

11. MOD 嵌体

12. 舌面　近中邻面　远中邻面

13. 颊面远中部分

14. 邻面半冠　近中倾斜的下磨牙

15. 切沟的预备

16. 直接法　间接法　间接直接法　直接法　间接法

17. 唇面切 2/3

18. 修复　保护　支持　固位　抗力

19. 保存修复

20. 舌面

21. 1.5 mm　间隙剂　25～30 μm

(四)问答题和论述题

1. 答:(1)预备充填体的洞形可保留倒凹或需做出倒凹,而为嵌体预备牙体洞型时,则不能有任何倒凹。

(2)充填体可利用倒凹固位而嵌体靠黏固和摩擦力固位。

(3)充填体是直接在口内充填而成;而嵌体是用不同材料在口外的模型上制作完成。

(4)充填体的𬌗面形态靠在口内修整形

成,成沟窝较易,成尖嵴难;嵌体的𬌗面形态是在模型上精细雕刻形成,𬌗面任何形态均可做出并与对𬌗协调。

(5)充填体邻、轴面不易高度抛光,易附着菌斑;嵌体,除组织面外均可高度抛光,不易附着菌斑,容易清洁。

2. 答:(1)嵌体的分类方法有两种:

①根据嵌体覆盖牙面不同,可分为单面嵌体、双面嵌体和多面嵌体。按部位可分为𬌗面嵌体、颊面嵌体、邻𬌗嵌体等。

②根据制作材料分,可分为合金嵌体、树脂嵌体、瓷嵌体。

(2)嵌体修复的适应证:嵌体只能修复缺损部位的牙体而不能保护剩余部分的牙体。剩余部分的牙体应为嵌体提供足够的支持、固位与抗力。所以嵌体在牙体有较大面积的健康牙体组织条件下应用。如牙体预备后,剩余部分的牙体可以耐受功能状态下的各向𬌗力而不折裂,并能为嵌体提供足够的固位形,则为嵌体修复的适应证。否则应为禁忌证。

3. 答:(1)高嵌体的适应证

①后牙的多面嵌体。

②𬌗面洞型较大时。

③𬌗面有较大范围缺损,有牙尖需要恢复但有完整的颊舌壁可保留时。

(2)高嵌体的优缺点

①优点:高嵌体可使牙体洞壁的受力性质由嵌体时的拉应力改为压应力,避免了牙体组织不耐抗的弱点,从而减少牙折的可能性。

②缺点:牙体洞型预预备有一定难度,固位力较差,修复体边缘线较长。

4. 答:(1)有牙体缺损需要修复但又非嵌体或不宜做全冠修复的适应证时。

(2)患牙颊舌面是完整的,且保留该面不用并不会使修复体的固位与抗力不足。

(3)牙冠较大,尤其唇舌径大者。

(4)龋患率较低者。

(5)部分冠作为固定桥的固位体时,其牙位应正常并只用于间隙较小的固定桥。

5. 答:(1)去尽腐质

(2)预备具有固位形和抗力形的洞型。对嵌体洞型的要求:

①无倒凹:所有轴壁只有一个就位道,轴壁以外展6°最好。

②预备洞缘斜面:呈 45° 洞缘短斜面。一是去尽无足够支持的牙釉质边缘,防止折裂;二是使修复体的边缘选择性地避开𬌗接触 1 mm。

③做出辅助固位形:如鸠尾、针形、沟形等辅助固位形。

6. 答:(1)去净腐质,拆除原有修复体、充填体。

(2)𬌗面磨除间隙,功能尖约 1.5 mm,非功能尖 1.0 mm。

(3)预备出功能尖外斜面,斜面下轴壁有肩台。

(4)形成𬌗面峡部轴壁与洞底。

(5)预备邻面和颊舌面箱形,龈阶宽度不得小于 1 mm。

(6)修整洞形,在洞缘处做出 0.5～0.7 mm 的洞斜面。

7. 答:(1)舌面预备:均匀磨除 0.7 mm,尖牙应做出近远中两个面。

(2)切缘预备:切缘舌侧部分均匀磨除 0.7 mm,并形成一斜面,尖牙作成近远中两个斜面。

(3)颈袖预备:要求与唇面的切 2/3 平行,利于 3/4 冠的固位。

(4)邻面预备:舌隆突下轴壁的邻舌线角处向唇面切割,去除倒凹,两邻面彼此平行或内聚6°,不破坏与邻牙接触点的唇侧部分,靠近切缘处与切缘预备的斜面相连。

(5)邻轴沟的预备:在预备好的邻面内预备出深度≥1 mm 的两个相互平行的轴

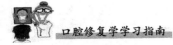
沟,抵抗修复体舌向脱位。

(6)切沟预备:在切缘斜面内备出 0.5 mm 深,1 mm 宽的切嵴沟,并与邻面轴沟相连。若切缘过薄,此步骤可以忽略。

(7)修整:将各轴壁修整为光滑移行相连。

(吴峻岭　段金生)

第九章　桩冠、桩核冠

一、学习重点

1. 掌握桩核冠治疗的适应证;掌握桩核冠固位形与抗力形的要求,包括桩的长度、直径、形态、冠与根面的关系;掌握桩核冠修复牙体预备的基本步骤及要求,包括根面的预备及根管的预备。

2. 熟悉常见的制作桩核蜡型的方法。

3. 了解金属桩核制作的工艺流程;临床上桩核的试戴与黏固;了解其他类型的桩核。

二、学习提纲

（一）概述

1. 桩冠

桩冠是利用固位桩插入根管内以获得固位的一种全冠修复体。

2. 桩冠治疗的时机

经过完善根管治疗的患牙,观察 1~2 周后无临床症状后;有瘘管的患牙,在治愈后;根尖病变广泛者,待根周形成硬骨板后;根尖外吸收但牙根长度足够,均可行桩冠修复。

3. 桩核冠的优势

桩核冠可以根据临床实际情况更换牙冠而不换桩,减少牙根损伤的可能性;若牙长轴方向与其他基牙不一致,可以调整核的方向以利于修复;可以修复大面积的牙体缺损。

（二）桩冠修复的适应证

1. 牙冠大部分缺损,无法充填治疗或直接应用人造冠修复者

2. 残根根面达龈下,牙周健康,牙根有足够长度,经龈切除术后能暴露出根面者

3. 前牙颈部横形冠折或后牙残根至龈缘或牙槽嵴顶以下,行牙龈切除术或牙槽嵴切除术后残根有足够长度和牙槽骨支持者

4. 牙槽骨内残根的根长和根径能满足支持与固位,经冠延长或牵引术后可暴露出断面者

5. 错位、扭转牙而没有条件做正畸治疗或非正畸适应证者

6. 畸形牙直接预备固位形不良者

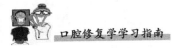

（三）桩核冠固位形与抗力形的要求

1. 桩的长度

冠桩的长度是影响桩冠固位的主要因素。在其他条件相同的情况下，桩越长，其固位越好。但桩的长度受到根管解剖条件的限制。为确保牙髓治疗效果和预防根折，一般要求根尖部至少保留 4 mm 的充填材料；同时保证桩的长度大于等于临床牙冠的长度；保证桩处于牙槽骨内的长度要大于根在牙槽骨内总长度的 1/2，确保桩能获得足够的支持力和残根的抗折力。

2. 桩的直径

冠桩的直径与桩冠的固位和牙根的抗力形有关。冠桩的直径大者，可增加黏结固位力和自身强度。但冠桩的直径大小受根径的限制，直径过大的冠桩必然要磨除过多的根管壁，造成根管壁强度下降，根管壁侧向受力后容易发生根折；相反，若冠桩过细也会影响其固位力和自身抗折能力。从力学角度考虑，理想的冠桩直径应为根径的 1/3。

3. 桩的形态

一般来说，桩的形态取决于牙根的形态。

（1）根的横切面形态：不同牙根有不同的横切面形态，根管预备时，应结合解剖学知识和实际观察认真判断。

（2）桩的表面外形

①平行桩：聚合度小，固位力大，适用于根长且粗大者。

②锥形桩：密合度好，适用于细根、短根、继发性牙本质少的患牙。

③梯形桩：应力较小，但根管预备较困难。

4. 桩与根面的关系

（1）要求全冠的边缘尽量止于自身牙体组织上，以便发挥"箍"效应。

（2）牙本质肩领（ferrule）：冠边缘以上，桩根面以下大于 1.5 mm 的牙本质。

（四）桩核的牙体预备

1. 根面预备

按照全冠的要求进行牙体预备，去净残冠上的充填物、腐质及薄弱无支持的牙体组织，如有可能使牙本质肩领不小于 1.5 mm。

2. 根管预备

根据 X 线片确定桩的长度，用专用扩孔钻按要求进行根管预备，使其长度、外形、直径达到要求。

（五）桩核的印模与蜡型

1. 直接法

在口内直接制作桩核蜡型。

2. 间接法

在模型上制作桩核蜡型。

（六）金属桩核制作的工艺流程

（七）桩核的试戴与黏固

（八）桩核的其他类型

1. 预成桩

预成桩包括预成金属桩和非金属桩。

2. 非金属桩

非金属桩包括碳纤维桩、玻璃纤维桩、瓷桩等。

特点:透光性能好,美观性能佳;不影响磁共振成像;耐腐蚀性能强等。

(九)桩核冠的制作

三、题例

(一)选择题

【A型题】

1. 在桩冠修复进行根管预备时,根尖部一般应该至少保留充填材料的长度为
   A. 1 mm
   B. 2 mm
   C. 3 mm
   D. 4 mm
   E. 5 mm

2. 冠桩的长度一般是根长的
   A. 1/3～2/3
   B. 1/3～1/2
   C. 2/3～3/4
   D. 1/2～3/4
   E. 1/2～2/3

3. 一般情况下,桩处于牙槽骨内的长度要大于根在牙槽骨内总长度的
   A. 1/2
   B. 1/3
   C. 2/3
   D. 3/4
   E. 4/5

4. 理想的冠桩直径应为根径的
   A. 1/2
   B. 2/5
   C. 2/3
   D. 3/4
   E. 1/3

5. 急慢性牙髓炎尚未累及根尖者,根管治疗术后可行桩冠修复的时间是
   A. 3 天
   B. 4 天
   C. 5 天
   D. 1 周
   E. 2 周

6. 一般条件下,固位力最好的桩是
   A. 光滑桩
   B. 陶瓷桩
   C. 螺纹桩
   D. 不锈钢丝桩
   E. 锯齿桩

7. 牙本质肩领的高度至少大于
   A. 2.0 mm
   B. 1.5 mm
   C. 2.5 mm
   D. 1.0 mm
   E. 0.5 mm

8. 以下选项不是桩冠修复的绝对禁忌证的是
   A. 根尖周感染明显,未得到有效控制
   B. 根管壁有侧穿,无法修补
   C. 牙根过短,无法取得足够的抗力形
   D. 根内吸收者
   E. 年轻恒牙

9. 年轻恒牙若行桩冠修复者,以下处理正确的是
   A. 暂不修复
   B. 待根尖发育完全后再修复
   C. 可行过渡性修复,定期复查
   D. 可直接行永久性修复
   E. 以上都不对

10. 桩核在黏固以前,根管内常用的消毒剂是
    A. 75%酒精
    B. 无水酒精
    C. 95%酒精

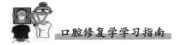

D. 碘酊

E. 丁香酚

11. 以下增强桩冠固位的措施中,错误的是
   A. 保证根尖牙胶封闭的前提下,尽可能利用牙根的长度
   B. 增加根管预备时的锥度
   C. 选用高强度的黏结剂
   D. 尽量选用铸造冠桩,以增加密合度
   E. 选用螺纹桩

12. 在进行根管预备时,以下操作错误的是
   A. 事先观察 X 线片做到心中有数
   B. 用专用扩孔钻,慢速旋转,徐进徐退
   C. 逐级、循序扩大根管
   D. 当钻进遇到阻力时,可用快速手机以解除阻力
   E. 不断观察切出粉末的性质以确定进钻方向

13. 根管预备容易发生的错误有
   A. 侧穿
   B. 根管口预备成喇叭状
   C. 根管壁有倒凹
   D. 牙胶尖被全部带出
   E. 以上都是

14. 桩核冠与桩冠相比,优点为
   A. 操作简便
   B. 固位力大
   C. 强度高
   D. 可以根据需要随时更换牙冠部分
   E. 美观性好

15. 上磨牙在进行桩冠修复时,经常选作的主根管是
   A. 腭根管
   B. 近颊根管
   C. 远颊根管
   D. 第二近颊根管
   E. 以上均不是

16. 患牙 X 线片示根充完好,根尖有阴影;同时患牙有瘘管,那么进行桩冠修复的时机一般是
   A. 根充后 3~5 天
   B. 根充后 1 周
   C. 根充后 2 周
   D. 瘘管愈合,无临床症状后
   E. 根尖阴影消失后

17. 弯制螺旋不锈钢丝桩时,一般选用不锈钢丝的直径为
   A. 0.7~0.8 mm
   B. 1.0 mm
   C. 1.2 mm
   D. 0.6 mm
   E. 0.5 mm

18. 桩冠修复时,对牙体根面预备的要求中,错误的是
   A. 去净残冠上所有的旧有充填体
   B. 去净龋坏组织及薄壁弱尖
   C. 按照全冠的要求进行牙体预备
   D. 尽量做出龈沟内边缘
   E. 尽量做出牙本质肩领,并使其不小于1.5 mm

19. 间接法取桩核蜡型与直接法相比,优点有
   A. 操作简便
   B. 便于修正蜡型的形态
   C. 准确
   D. 占用椅位时间少
   E. 以上都不是

20. 预成桩的特点中,错误的是
   A. 节省时间
   B. 不需做蜡型
   C. 外形多样化
   D. 操作简便
   E. 抗旋转力强

21. 根管预备后根管内暂封一般用
   A. 牙胶
   B. 75%的酒精棉捻
   C. 氧化锌

D. 碘酊

E. 磷酸锌水门汀

22. 透光性最好的桩是

A. 碳纤维桩

B. 玻璃纤维桩

C. 瓷桩

D. 纯钛金属桩

E. 镍铬合金桩

23. 桩的外形设计说法,错误的是

A. 根长且粗大者可选平行桩

B. 细根患者可用锥形桩

C. 桩核一体者可用主动螺纹增强固位

D. 梯形桩兼有平行桩和锥形桩的优点

E. 平行桩固位力最大

【B 型题】

24~28 题

A. 圆三角形

B. 椭圆形

C. 细小的椭圆形

D. 肾形

E. 矩形

24. 上切牙根的横切面形态

25. 上磨牙根的横切面形态

26. 上尖牙根的横切面形态

27. 下双尖牙根的横切面形态

28. 下切牙根的横切面形态

29~33 题

A. 平行桩

B. 锥形桩

C. 螺纹桩

D. 不锈钢弯制桩

E. 纤维桩

29. 根长且粗大者适宜选用

30. 不影响磁共振成像的桩是

31. 细根、短根、继发性牙本质少者的根宜选用

32. 固位力最好的桩

33. 操作简便,一次成型的桩是

【X 型题】

34. 桩冠修复的适应证有

A. 牙冠大部分缺损,无法充填治疗者

B. 错位牙无法正畸治疗者

C. 畸形牙直接预备固位不良者

D. 牙周状况较差,牙根长度不够者

E. 做固定义齿固位体的残根残冠

35. 桩核冠固位力的获得,大部分依靠桩与根管壁之间的

A. 摩擦力

B. 约束力

C. 黏固力

D. 环抱力

E. 约束反力

36. 一般情况下,保证桩处于牙槽骨内的长度大于根在牙槽骨内总长度的 1/2 的目的是

A. 保证残根根尖周组织的健康

B. 保证桩获得足够的支持力

C. 保证残根有足够的抗折力

D. 保证桩有足够的固位力

E. 保证桩有足够的抗折力

37. 桩核的试戴与黏固的内容包括

A. 去净根管内的暂封物

B. 尽量选择高弹性模量的桩

C. 找出影响桩就位的阻力点并磨除之

D. 黏固前根管内及桩用 75% 的酒精消毒

E. 要求桩核就位无阻力,取下时有固位力

38. 下列属于非金属桩的是

A. 金钯桩

B. 碳纤维桩

C. 玻璃纤维桩

D. 陶瓷桩

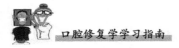

E. 纯钛桩

39. 非金属桩的特点有
    A. 强度高
    B. 抗腐蚀性能好
    C. 美观性能好
    D. 不影响磁共振成像
    E. 弹性模量低

40. 桩冠修复的禁忌证包括
    A. 牙根松动 2 度以上
    B. 深覆𬌗,咬合紧,抗力形、固位形差
    C. 根管口呈喇叭状,根管壁过薄
    D. 牙周病严重,牙槽骨吸收超过根长的 1/3
    E. 瘘管未闭合,仍有分泌物

41. 以下说法正确的是
    A. 桩冠修复前要对患牙进行完善的根管治疗
    B. 有瘘管的患牙要治愈瘘管后再修复
    C. 根尖病变广泛者应观察至骨硬板形成后再修复
    D. 牙根有外吸收的患牙不可作桩冠
    E. 桩核冠是比桩冠更合理的设计

42. 关于牙本质肩领的说法,正确的是
    A. 建立在健康牙本质上
    B. 不小于 1.5 mm
    C. 可防止牙根劈裂
    D. 包绕所有缺损及所有修复体
    E. 可作短斜面

【系列选择题】
　　某男,右上中切牙数年前因外伤而牙折至平龈缘,一直未做治疗。现因唇侧牙龈出现瘘管反复溢脓而就诊。X 线检查示牙根长度尚可,但根尖有阴影。遂对患牙进行根管治疗,现要求美容修复。

43. 患牙的治疗计划最佳的是
    A. 种植牙修复
    B. 桩冠修复

C. 桩核冠修复
D. 活动义齿修复
E. 覆盖义齿修复
F. 即刻义齿修复

44. 患牙若进行桩核冠修复,修复时机一般是
    A. 瘘管愈合,无临床症状后
    B. 根充后一周
    C. 根充后半个月
    D. 根尖阴影消失后
    E. 根充后 3～5 天
    F. 根充后 2 周
    G. 以上都不是

45. 根管预备结束后,用直接法取得的理想的冠桩蜡型应该是
    A. 与牙根外形一致
    B. 近似圆锥体
    C. 从根管口到根尖逐渐缩小呈锥形
    D. 各部横径为根径的 1/3
    E. 直径越大越好
    F. 与根管壁密合
    G. 在保证根尖封闭的前提下越长越好
    H. 锥度越大越好

(二)名词解释
1. 桩冠
2. 牙本质肩领

(三)填空题
1. 桩的表面外形可以分为:_____、_____、_____。
2. 按照牙体缺损由小到大的程度,逻辑上应是如下这样一个修复方法的选择程序:_____、_____、_____、_____、_____。
3. 临床上桩核蜡型的制作方法通常有_____、_____两种。
4. 在桩冠修复进行根管预备时,根尖部一般应该至少保留长度为_____的充填材料。
5. 理想的冠桩直径应为根径的_____。
6. 冠桩的长度一般是根长的_____。

7. 牙本质肩领的高度至少大于_____。

8. 临床上常用的非金属桩主要有：_____、_____、_____三种。

9. 桩冠的冠与根面设计成_____是最不影响桩就位的一种形式。

10. 一般情况下,桩处于牙槽骨内的长度要大于根在牙槽骨内总长度的_____。

11. 非金属桩主要_____、_____、_____。

(四)问答题和论述题

1. 桩核冠与桩冠相比有哪些好处?

2. 简述桩冠修复的适应证。

3. 简述桩冠修复的时机。

4. 论述影响桩冠固位的因素。

四、参考答案

(一)选择题

【A型题】

1. D 2. C 3. A 4. E 5. A 6. C

7. B 8. E 9. C 10. A 11. B 12. D

13. E 14. D 15. A 16. D 17. A 18. D

19. C 20. E 21. B 22. C 23. C

【B型题】

24. A 25. B 26. B 27. B 28. C

29. A 30. E 31. B 32. C 33. D

【X型题】

34. ABCE 35. AC 36. BC

37. ACDE 38. BCD 39. BCDE

40. ABCED 41. ABCE 42. ABCDE

【系列选择题】

43. C 44. A 45. ABCDFG

(二)名词解释

1. 桩冠:是利用固位桩插入根管内以获得固位的一种全冠修复体

2. 牙本质肩领:冠边缘以上,核根面以下大于1.5 mm的牙本质

(三)填空题

1. 平行桩 梯形桩 锥形桩

2. 嵌体 高嵌体 部分冠 全冠 桩冠

3. 直接法 间接法

4. 4 mm

5. 1/3

6. 2/3～3/4

7. 1.5 mm

8. 纤维桩 玻璃纤维桩 瓷桩

9. 端面相接

10. 1/2

11. 纤维桩 玻璃纤维桩 瓷桩

(四)问答题和论述题

1. 答:(1)如人造冠有变色、磨耗、缺损等情况需要重做,可以换冠而不用换桩核,减少了损伤牙根的可能性。

(2)如果作为基牙,即使牙长轴方向与其他基牙不一致,可将核的方向进行调整。单个牙的轻度错位的也可用改变核的方向的办法使冠恢复到正常位置。

(3)桩核与冠是分别完成的,可将不能做全冠的大面积牙体缺损以全冠形式修复。

2. 答:(1)牙冠大部分缺损,无法充填治疗或直接应用人造冠修复者。

(2)残根根面达龈下,牙周健康,牙根有足够的长度,经龈切除术后能暴露出牙根者。

(3)前牙颈部横行冠折或后牙残根至龈缘下或牙槽嵴顶以下,行牙龈切除术或牙槽嵴切除术后残根有足够的长度和牙槽骨支持者。

(4)牙槽骨内残根,根长和根径能满足支持和固定,经冠延长术或牵引术后可暴露出断面者。

(5)错位、扭转牙而没有条件作正畸治疗或非正畸适应证者。

(6)畸形牙直接预备固位形不良者。

3. 答:用桩核修复残冠、残根,其牙髓多已坏死,必须经过完善的根管治疗后,观察

1～2周,无临床症状后,才可开始桩冠修复。有瘘管的患牙,应在治疗完成后再开始桩冠修复。根尖病变较广泛者,则需在根管治疗后作较长时间观察,待根周形成硬骨板后才能修复。根有外吸收的患牙牙根,如根长能满足固位要求者,也可做桩冠。

4. 答:桩冠的固位力主要取决于冠桩与根管壁之间的摩擦力和黏固剂产生的黏结力。固位力受下面一些因素影响:

(1)桩的长度:冠桩的长度是影响桩冠固位的主要因素。在其他条件相同的情况下,桩越长,其固位越好。但桩的长度受到根管解剖条件的限制。为确保牙髓治疗效果和预防根折,一般要求根尖部至少保留4 mm的充填材料;保证桩的长度大于等于临床冠的长度;同时保证桩处于牙槽骨内的长度要大于根在牙槽骨内总长度的1/2,确保桩能获得足够的支持力和残根的抗折力。

(2)桩的直径:冠桩的直径与桩冠的固位和牙根的抗力形有关。冠桩的直径大者,可增加黏结固位力和自身强度。但冠桩的直径大小受根径的限制,直径过大的冠桩必然要磨除过多的根管壁,造成根管壁强度下降,根管壁侧向受力后容易发生根折。相反,若冠桩过细也会影响其固位力和自身抗折能力。从力学角度考虑,理想的冠桩直径应为根径的1/3。

(3)桩的形态:桩的形态取决于根的形态。冠桩的剖面形态与桩冠的稳定性有关,也涉及与根管壁的密合度。理想的冠桩外形应是与牙根外形一致的一个近似圆锥体,从根管口到根尖逐渐缩小呈锥形,各部分横径都保持为根径的1/3,与根部外形一致,而且与根管壁密合,但根管预备时应减小根管壁的锥度以利于根管内应力分布。

(吴峻岭)

第十章　铸造金属全冠

一、学习重点

1. 掌握铸造金属全冠的适应证、禁忌证;掌握铸造金属全冠修复前设计时要考虑的因素;掌握在进行铸造冠修复过程中应注意的事项。

2. 熟悉后牙铸造全冠牙体预备的步骤及达到的要求及其印模技术。

3. 了解铸造全冠的制作要点及试戴黏固时应注意的事项。

二、学习提纲

全冠是用牙科修复材料制作的覆盖全牙冠的修复体。全冠最基本的固位形式是环抱固位形,该固位形提供的固位面积和黏固面积均大,固位力量强,牙体切割表浅,对牙髓的影响小,迄今为止仍是牙体缺损修复的主要修复形式,也是固定桥最重要的固位体设计形式。全冠按其制作材料可以分为金属全冠、非金属全冠和金属非金属联合全冠。

铸造金属全冠是金属全冠修复体的一种,是由铸造工艺完成的覆盖整个牙冠表面的金属修复体。

（一）适应证与禁忌证

1. 适应证

(1)后牙牙体严重缺损,固位形、抗力形较差者。

(2)后牙存在低殆、邻接不良、牙冠短小、错位牙改形、牙冠折断或半切术后需要以修复体恢复正常解剖外形、咬合、邻接及排列者。

(3)固定义齿的固位体。

(4)活动义齿基牙的缺损需要保护、改形者。

(5)龋变率高或牙本质过敏严重伴牙体缺损,或银汞合金充填后与对殆牙、邻牙存在异种微电流刺激作用引起症状者。

2. 禁忌证

(1)龋变牙的致龋因素未得到有效控制者。

(2)对金属过敏的患者。

(3)要求不暴露金属的患者。

(4)牙体无足够固位形、抗力形者。

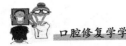

（5）牙体尚无足够修复空间者。

（二）设计

设计金属全冠时应考虑的因素：

1. 修复材料

尽量选择生物性能好的材料。

2. 固位力

对于𬌗龈距离短、牙体小、缺损多的患牙,应采取措施,加大固位力。

3. 𬌗力

减小全冠的𬌗面面积,加深排溢沟,减小𬌗力。

4. 老年患者

若牙冠过长,可将冠边缘设计成龈上形式,并适当增加轴面突度。

5. 抗旋转脱位

增加辅助固位形,减小全冠的旋转半径。

6. 牙冠严重缺损

考虑以桩、钉加固,形成核后再修复。

7. 预防食物嵌塞

在全冠外形设计上考虑食物流向的控制。

8. 就位道

根据患牙位置、方向及邻牙情况设计就位道。

（三）牙体预备

铸造金属全冠的牙体预备可分5个步骤进行。牙体预备前,对余留牙进行相应的处理,调𬌗及调磨伸长牙。

1. 𬌗面预备

提供𬌗面间隙,高熔合金冠的磨除量为0.5～0.8 mm,中熔合金冠的磨除量为1 mm。

2. 颊舌面预备

消除倒凹,将轴面最大周径线降到全冠的边缘处,并预备出金属全冠需要的厚度。

3. 邻面预备

消除患牙邻面的倒凹,与邻牙完全分离,形成协调的戴入道,预备出全冠修复材料所要求的邻面空隙。

4. 轴面角预备

轴面角不但与全冠的外展隙的形态有关,也与食物的排溢和全冠的自洁有关。在𬌗面、邻面、颊舌面分别预备后会留下明显的线角,轴线角的预备要消除所有的倒凹,将各个面形成一个整体。

5. 颈部预备

根据要求预备出不同形状和宽度的颈部肩台。

6. 精修完成

用粒度不同的金刚砂石针从粗至细抛光预备体。

（四）印模技术

一次印模技术，联合印模技术。

（五）铸造全冠的制作要点

（六）铸造全冠的黏固完成

全冠口内试戴首先检查就位情况，其次检查全冠的边缘状况。全冠试戴应检查其稳定性。全冠完全就位后，咬合应该基本合适，只需稍作咬合调整即可。必须强调的是全冠完全就位后才能做咬合的调磨，否则调𬌗后再调改就位可能会造成咬合过低。检查全冠的邻接关系。全冠试戴时还可以对外形做适当的调整，但是，此时只能够做较小的调改，基本要求是全冠外形符合解剖特点和生理要求。

试戴结束后，再度打磨和抛光，消除磨光面的任何粗糙面和纹理，黏结面喷砂，清洗、消毒、干燥，然后黏固完成。

（七）注意事项

1. 保护牙髓

2. 保护牙龈

3. 保护牙体组织

正确掌握应磨除牙体组织的量。

4. 正确使用切割工具及辅助工具

5. 暂时冠的应用

暂时冠有利于保持牙体预备后的邻接关系、𬌗关系以及龈缘形态，保护患牙，预防牙髓损伤，减少修复后的疼痛。

6. 冠修复与𬌗重建

患牙牙体预备时，应考虑邻牙、对𬌗牙及整个牙列的情况。

(1)磨改邻牙、对颌牙过尖过锐的牙尖和边缘嵴，改善因磨损所致的牙体不良解剖形态。

(2)降低邻牙邻接面过大的突度，以建立正常的邻接关系，防止过大的邻间隙。

(3)修改邻牙、对颌牙𬌗面形态，加深颊舌沟，增加食物排溢和机械便利。

(4)减低邻牙过高的𬌗边缘嵴。

(5)磨切的牙面抛光，防止菌斑附着，预防继发龋。

7. 适应证的选择

8. 增强固位力的措施

增加辅助固位形；延长冠边缘的长度；加宽肩台的宽度；增加邻面接触面积以增加稳定性；严格黏固的操作步骤及选用高强度的黏结剂；𬌗面减径，降低牙尖斜度，加深𬌗面排溢沟的深度；适当减少咬合接触点以减少𬌗力等。

9. 咬合接触点的检查

要求每个后牙牙冠𬌗面均有接触点，并且均匀分布，位于牙体长轴的两侧。

三、题例

（一）选择题

【A型题】

1. 铸造金属冠修复牙体预备时，𬌗面一般磨除的间隙为

A. 0.5 mm

B. 0.8 mm

C. 1.0 mm

D. 1.5 mm

E. 2.0 mm

2. 铸造金属冠修复时,牙体预备后轴面的聚合度一般是

A. 3°～5°

B. 2°～6°

C. 4°～6°

D. 6°～8°

E. 2°～5°

3. 铸造金属冠修复时,颈部肩台的宽度通常为

A. 1.0～1.2 mm

B. 1.5 mm

C. 0.35～0.8 mm

D. 2.0 mm

E. 0.5～0.8 mm

4. 对排龈目的的描述中,错误的是

A. 便于操作,保证肩台预备的质量

B. 主要是为了止血

C. 使龈沟敞开,使颈缘印模清晰

D. 更好地复制肩台的形态

E. 避免损伤牙龈,使视野更清楚

5. 为补偿铸造合金的凝固收缩,在代型上涂布间隙涂料的厚度一般为

A. 20 μm

B. 40 μm

C. 30 μm

D. 50 μm

E. 10 μm

6. 铸造金属冠修复时,以下情况不适宜龈下边缘形式的是

A. 𬌗龈距离短

B. 轴壁缺损大

C. 牙周支持组织差

D. 老年患者牙冠长,冠根比例大

E. 牙体小

7. 牙冠严重缺损的患牙若进行铸造金属冠修复时,应该

A. 选择生物性能好的材料

B. 设计成龈下边缘形式

C. 设计辅助固位形

D. 采用桩核冠修复的形式

E. 适当减少修复后金属冠的𬌗面面积

8. 不属于铸造金属全冠修复禁忌证的是

A. 牙周病患者经过系统的牙周治疗

B. 对金属过敏的患者

C. 美观要求高,要求不暴露金属的患者

D. 牙体无足够固位形、抗力形者

E. 牙体尚无足够修复空间

9. 患牙抗力形较差,设计铸造金属全冠修复时,为减少𬌗力所采取的措施,不恰当的是

A. 减小牙冠𬌗面面积

B. 加深牙冠𬌗面食物排溢沟

C. 降低牙冠牙尖高度

D. 降低牙冠牙尖斜度

E. 增加预备体肩台的宽度

10. 以下增加金属冠抗旋转脱位措施中,正确的是

A. 增加轴沟箱状洞形等辅助固位形

B. 调𬌗

C. 牙体预备成高尖陡坡状

D. 设计成龈下肩台形式

E. 加深牙冠𬌗面食物排溢沟

11. 下列有关全冠牙体制备要求的描述中,错误的是

A. 轴壁无倒凹

B. 𬌗面在三个不同𬌗位上的间隙足够

C. 轴面角、边缘嵴处呈直角

D. 颈部肩台均匀、连续、光滑

E. 两邻面应近于平行

12. 下列情况中,不宜使用金属全冠进行修复的是

A. 后牙需恢复咬合者

B. 前牙根管治疗后需保护者

C. 固定义齿的固位体

D. 活动义齿基牙需修改外形者

E. 牙本质过敏伴牙体缺损者

13. 下面哪项不是金属冠就位后翘动的原因

A. 金属冠组织面有支点

B. 一侧邻接过紧

C. 牙体预备不充分,牙体组织有倒凹

D. 牙体预备不充分,边缘嵴牙体组织过锐

E. 石膏代型有磨损

14. 金属冠就位后,其边缘与牙体组织应无明显缝隙,允许的微小间隙不超过

A. 0.20 mm

B. 0.05 mm

C. 0.15 mm

D. 0.10 mm

E. 0.25 mm

15. 金属冠黏固前,临床上常用的消毒剂是

A. 75%酒精

B. 戊二醛

C. 樟脑酚

D. 碘酊

E. 95%酒精

16. 不属于金属冠特点的是

A. 强度大

B. 固位力强

C. 与牙体组织密合

D. 对牙的保护作用好

E. 价格便宜

17. 金属冠就位困难的原因有

A. 印模不准

B. 模型处理不当

C. 蜡型变形

D. 包埋料选用不当

E. 以上都是

18. 金属冠黏固后短期内出现自发性疼痛,最有可能的原因是

A. 冠边缘不密合,黏固剂溶解

B. 咬合过高

C. 操作过程中护髓措施不当造成牙髓损伤

D. 金属冠破裂

E. 基牙产生激发龋

19. 铸造金属冠修复时,邻面预备的目的不包括

A. 消除邻面倒凹

B. 与邻牙分离

C. 便于外展隙形态的恢复

D. 开辟全冠邻面修复的空间

E. 形成协调的戴入道

20. 金属全冠修复时,临床上最常用的制取印模的材料和方法是

A. 硅橡胶一次取模

B. 藻酸盐印模材料一次取模

C. 红膏+硅橡胶二次取模

D. 藻酸盐印模材料+琼脂二次取模

E. 油泥+藻酸盐印模材料二次取模

21. 关于铸造金属全冠的说法,错误的是

A. 与牙体的接触面积大

B. 固位力较其他冠修复体强

C. 自身强度大,对牙的保护作用好

D. 可用作固定桥的固位体

E. 𬌗龈距离短者设计龈上边缘

22. 金属全冠预备的目的不包括

A. 消除患牙邻面的倒凹

B. 与邻牙完全分离

C. 形成协调的戴入道

D. 形成𬌗向8°聚合度

E. 保证全冠所需邻面间隙

23. 金属全冠牙体预备时,颈缘肩台的形式应为

A. 135°肩台

B. 90°直角肩台

C. 凹形肩台

D. 羽状肩台

E. 刃状肩台

24. 工作模型应在石膏结固后多久使用
    A. 5～8 小时
    B. 8～12 小时
    C. 12～24 小时
    D. 24～36 小时
    E. 36～48 小时

【B 型题】

25～29 题
    A. 圆头圆锥金刚砂车针
    B. 末端刀口钨钢车针
    C. 短针状钨钢车针
    D. 圆头圆柱金刚砂车针
    E. 火焰状金刚砂车针

25. 用于𬌗面预备、功能尖预备的车针是
26. 用于邻面外展隙预备的车针是
27. 用于轴壁预备的车针是
28. 用于后牙邻面预备的车针是
29. 用于常规肩台磨光的车针是

30～34 题
    A. 1.0 mm
    B. 0.35～0.5 mm
    C. 0.8 mm
    D. 0.5～1.0 mm
    E. 1.5 mm

30. 铸造金属冠修复时,𬌗面功能区应磨除牙体组织的厚度为
31. 铸造金属冠修复时,𬌗面非功能区应磨除牙体组织的厚度为
32. 若行贵金属铸造全冠修复,颈部肩台的宽度为
33. 若行非贵金属铸造全冠修复,颈部肩台的宽度为
34. 若行龈下肩台设计,则全冠的颈缘线位于龈缘线下

【X 型题】

35. 可以用来制作铸造金属全冠的材料有
    A. 金合金
    B. 钴铬合金
    C. 镍铬合金
    D. 钛合金
    E. 纯钛

36. 金属全冠修复过程中,暂时冠应用的目的有
    A. 有利于制备后牙龈出血的控制
    B. 暂时保护制备后的患牙
    C. 保持患牙与邻牙的邻接关系
    D. 保护牙髓
    E. 维持龈缘形态

37. 增强金属全冠固位力的措施有
    A. 使用高质量的黏结剂
    B. 设计成龈上肩台形式
    C. 增加使用辅助固位形
    D. 使用金合金做修复材料
    E. 减小金属冠牙尖斜度,减少侧向力

38. 冠修复与𬌗重建、𬌗改善的内容包括
    A. 恢复美观性
    B. 矫正𬌗紊乱
    C. 降低患牙龋变率
    D. 预防咬合创伤
    E. 改善咬合,提高磨切效率

39. 金属冠戴入后,咬合接触点的分布应为
    A. 位于牙体长轴的一侧
    B. 位于牙体长轴的两侧
    C. 均匀分布
    D. 多点接触
    E. 单点接触

40. 金属全冠修复过程中,护髓的措施包括
    A. 涂布脱敏剂
    B. 高速切割
    C. 使用高质量的麻醉药
    D. 低速切割
    E. 牙体预备前,通过 X 线片判断髓腔的

位置

41. 牙体制备过程中,防止牙龈损伤的办法有
    A. 使用排龈技术
    B. 车针磨切在牙体内循序切割
    C. 选用较细的车针
    D. 勤观察,控制车针进入龈沟及邻面的深度
    E. 加强目测训练

42. 下面关于金属全冠的设计,正确的是
    A. 注意考虑微电流效应
    B. 牙体小的患牙设计龈上边缘
    C. 牙龈萎缩患者设计龈上边缘
    D. 牙冠大面积缺损建议先作桩核
    E. 牙冠短小可增加轴沟

【系列选择题】

某男,50岁,左上颌第一磨牙牙体组织大面积缺损,要求金属全冠修复。检查发现,左上颌第一磨牙𬌗龈距离短,X线片示该牙已做根管治疗。

43. 该牙若行金属冠修复,提高其固位力的措施有
    A. 利用髓室加强固位
    B. 减少肩台的宽度
    C. 牙体预备轴壁尽量平行,减小聚合度
    D. 调𬌗后,使修复体尽量不与对𬌗牙接触
    E. 使用黏结效果好的黏结剂
    F. 增加邻接面积以增加全冠的稳定性
    G. 黏固前,修复体组织面喷砂粗化处理
    H. 设计成龈下肩台形式,尽量增加𬌗龈距离

44. 左下颌第一磨牙若是钴铬合金金属冠修复,那么应该选择何种材料修复左上颌第一磨牙
    A. 镍铬合金
    B. 钛合金
    C. 钴铬合金
    D. 铜合金
    E. 金钯合金
    F. 钯银合金

(二)名词解释
    1. 全冠
    2. 铸造金属全冠

(三)填空题
    1. 全冠就其结构和使用材料不同,可以分为_____、_____、_____三种。
    2. 铸造金属冠修复时,牙体预备后轴面的聚合度一般是_____。
    3. 铸造金属冠修复牙体预备时,𬌗面一般磨除的间隙为_____,颈部肩台的宽度通常为_____。
    4. 金属全冠颈缘线的位置有三种形式_____、_____、_____。
    5. 全冠最基本的固位形式是_____。
    6. 为补偿铸造合金的凝固收缩,代型上涂布间隙涂料的厚度一般为_____。
    7. 金属全冠主要有_____、_____、_____;非金属全冠主要有_____、_____;金属非金属混合全冠主要有_____、_____。
    8. 金属全冠颊舌面预备应保证_____,保持_____、_____。

(四)问答题和论述题
    1. 试述铸造金属全冠的适应证与禁忌证。
    2. 试述铸造金属全冠修复设计时应考虑的因素。
    3. 简述增强金属全冠固位力的措施。
    4. 简述铸造金属全冠冠修复与𬌗重建、𬌗改善的具体操作方法。

四、参考答案

(一)选择题

【A型题】

1. C 2. E 3. C 4. B 5. A 6. D

7. D　8. A　9. E　10. A　11. C　12. B

13. C　14. D　15. A　16. E　17. E　18. C

19. C　20. D　21. E　22. D　23. A　24. C

【B型题】

25. A　26. E　27. D　28. C　29. B

30. E　31. A　32. C　33. B　34. D

【X型题】

35. ABCDE　36. BCDE　37. ACE

38. BDE　39. BCD　40. ADE　41. ABD

42. ACDE

【系列选择题】

43. ACEFGH　44. C

(二)名词解释

1. 全冠:是用牙科修复材料制作的覆盖全牙冠的修复体。

2. 铸造金属全冠:金属全冠修复体的一种,是由铸造工艺完成的覆盖整个牙冠表面的金属修复体。

(三)填空题

1. 金属全冠　非金属全冠　金属非金属混合全冠

2. 2°～5°

3. 1 mm　0.35～0.8 mm

4. 平龈　龈上　龈下

5. 环抱固位形

6. 20 μm

7. 铸造全冠　锤造全冠　CAD/CAM金属全冠　树脂全冠　瓷全冠　瓷熔附金属全冠　金属-树脂混合全冠

8. 全冠有足够的空隙　牙冠颊舌沟外形　完全消除倒凹

(四)问答题和论述题

1. 答:(1)适应证

①后牙牙体严重缺损,固位形、抗力形较差者。

②后牙存在低殆、邻接不良、牙冠短小、错位牙改形、牙冠折断或半切术后需要以修复体恢复正常解剖外形、咬合、邻接及排列者。

③固定义齿的固位体。

④活动义齿基牙的缺损需要保护,改形者。

⑤龋变率高或牙本质过敏严重伴牙体缺损,或汞合金充填后与对殆牙、邻牙存在异种微电流刺激作用引起症状者。

(2)禁忌证

①龋变牙的致龋因素未得到有效控制者。

②对金属过敏的患者。

③要求不暴露金属的患者。

④牙体无足够固位形、抗力形者。

⑤牙体尚无足够修复空间者。

2. 答:(1)修复材料:尽量选择生物性能好的材料。还应考虑到邻牙、对殆牙、活动义齿所使用的金属材料种类与全冠修复材料的接触关系,预防修复后的异种金属产生的微电流对牙髓的刺激及腐蚀的问题。

(2)固位力:对于殆龈距离短、牙体小、缺损多,对殆牙为自然牙、患者殆力大、牙周支持组织情况差,应将全冠边缘设计到龈下以获得足够的固位力。

(3)殆力:对固位形、抗力形不足的患牙,适当减小全冠的殆面面积,加深食物排溢沟,注意殆力的平衡,防止侧向力。

(4)老年患者:若牙冠过长,可将冠边缘设计成龈上形式,并适当增加轴面凸度,并增加与邻牙的接触面积。

(5)抗旋转脱位:对有旋转脱位倾向者,应增加辅助固位形,减小全冠旋转半径。另外,应修平过大牙尖斜面或预备出平面,以减小侧向力。

(6)牙冠严重缺损:考虑以桩、钉加固,形成核后再修复。

(7)预防食物嵌塞:患牙原有水平性、垂直性食物嵌塞者,在全冠外形设计上考虑食物流向的控制。

（8）就位道：根据患牙位置、方向及邻牙情况设计就位道。

3.答：（1）增加钉洞、箱形、沟等辅助固位形。

（2）适当加宽肩台的宽度，增加冠的抗旋转脱位作用。

（3）修复体黏固前采用喷砂、电解蚀刻、粗化处理及应用活化剂等处理。

（4）采用高强度的树脂类黏结剂。

（5）适当延长冠边缘长度。

（6）增加𬌗面沟窝深度，增加黏固面积。

（7）适当增加邻接面积，以增加全冠的稳定性。

（8）适当减少全冠𬌗面面积，如𬌗面内收，减小其颊舌径，加深𬌗面沟窝和外展隙，增加机械便利，减轻𬌗力。

（9）适当减轻咬合接触点和减轻承受的𬌗力。

（10）减小牙尖斜度，从而减小侧向力，增加稳定性。

4.答：（1）磨改邻牙、对颌牙过尖过锐的牙尖和边缘嵴，改善因磨损所致的牙体不良解剖形态。

（2）降低邻牙邻接面过大的凸度，以建立正常的临接关系，防止过大的邻间隙。

（3）修改邻牙、对𬌗牙𬌗面形态，加深颊舌沟，增加食物排溢和机械便利。

（4）减低邻牙过高的𬌗边缘嵴。

（5）磨牙的牙面抛光，防止菌斑附着，预防继发龋。

（吴峻岭）

第十一章　烤瓷熔附金属全冠

一、学习重点

1. 掌握烤瓷熔附金属全冠的适应证与禁忌证;掌握金-瓷结合理论;掌握烤瓷修复常见问题的预防及处理。

2. 熟悉烤瓷修复的设计,牙体预备的步骤及达到的要求。

3. 了解临床比色的步骤。

二、学习纲要

烤瓷熔附金属全冠也称为金属烤瓷全冠,是一种由低熔烤瓷真空条件下熔附到铸造金属基底冠上的金-瓷复合结构的修复体。它兼顾金属的强度和瓷的美观,外观质感逼真,色泽稳定,表面光滑,耐磨性强,不变形,抗折力强,具有一定的耐腐蚀性,是临床上首选的修复体之一。

（一）适应证与禁忌证

1. 适应证

(1)因氟斑牙、变色牙、四环素染色牙、锥形牙、釉质发育不全牙等,不宜用其他方法修复或患者要求美观而又永久修复的患牙。

(2)因龋坏或外伤等造成牙体缺损过大而无法充填治疗的前牙、后牙。

(3)不宜或不能做正畸治疗的错位、扭转的患牙。

(4)烤瓷固定桥的固位体。

2. 禁忌证

(1)恒牙尚未发育完全的青少年,未经治疗的牙髓腔宽大的或严重错位的成年人患牙。

(2)无法取得足够的固位形和抗力形的患牙。

(3)深覆𬌗、咬合紧,在没有矫正而又无法预备出足够空间的患牙。

(4)患者身心无法承受修复或不能配合治疗者。

（二）金-瓷结合的机制及材料要求

1. 金-瓷界面残余应力与界面破坏

金-瓷界面的残余应力是烤瓷合金与瓷在电炉内冷却到室温时永久保留在材料内部及界面上的应力。这种应力大到一定程度会引起破坏。因此要求金属-瓷材料的热膨胀系数要匹配。一般说来,烤瓷合金的热膨胀系数与瓷的热膨胀系数之差在$(0.9 \sim 1.5) \times 10^{-6} / ℃$。

2. 金-瓷结合的机制

(1)化学结合力:烤瓷合金或金属表面在预氧化的过程中形成了一层氧化膜,氧化膜的厚度适当,且紧密附着在合金或金属表面上。氧化膜中的氧化物与烤瓷成分中的氧化物和非晶型玻璃发生化学反应,瓷与氧化膜结合为一体。化学结合力是金-瓷结合力的最主要组成部分,约占一半以上。

(2)机械结合力:机械结合是指合金表面经过打磨和喷砂后形成的凹凸不平的表面,陶瓷熔融后进入表面的倒凹内形成机械嵌合,这种机械锁结产生的固位力是较为重要的金-瓷结合力。

(3)范德华力:范德华力是指两种物质紧密接触时,极化的分子间形成的静电吸引力。范德华力是金-瓷结合力中最弱的一种力量,对金-瓷结合力的影响稍小。

(4)压缩结合力:压缩力是由合金和陶瓷的热膨胀差值所致的。通常合金和陶瓷的热膨胀系数比较接近,陶瓷的热膨胀系数比合金的热膨胀系数略低,冷却时合金比陶瓷的收缩大而快,金-瓷界面的瓷体受到合金收缩的影响产生压缩力。压缩力是金瓷结合力中比较重要的一种力量,适当的压缩力有助于金瓷结合。

3. 金-瓷结合的重要影响因素

(1)界面润湿性的影响因素:金-瓷结合的润湿性,是瓷有效而牢固熔附到金属表面的重要前提。

影响这一性质的可能因素有:①金属表面的污染,包括未除净的包埋料;金属表面因不适当地使用碳化硅(SiC)磨头打磨而残留在金属表面的 SiC;待涂附瓷的金-瓷结合面受到不洁净物的污染,如手指、灰尘等。②合金质量差,基质内含有气泡。③铸造时因熔融温度过高铸件内混有气泡。④金-瓷结合面预氧化排气不正确等。

(2)金-瓷热膨胀系数的影响因素:金属和瓷粉的热力学匹配性即热膨胀系数($α$),涉及界面残余应力的大小,是瓷裂和瓷层剥脱的重要原因。

影响热膨胀系数的主要因素有:①合金和瓷材料本身的 $α$ 值匹配不合理,或使用不匹配的产品。②材料自身质量不稳定。③瓷粉调和或筑瓷时污染。④烧结温度、升温速率、烧结温度和烧结次数变化,如增加烘烤次数,可提高瓷的热膨胀次数。⑤环境温度的影响,如修复体移出炉膛的时间、炉、室温差大小、冷却速度等。如果适当增加冷却时间,可提高热膨胀系数等。

(3)对烤瓷合金及瓷粉的要求

①烤瓷合金与烤瓷粉应具有良好的生物相容性,符合口腔生物医学材料的基本要求。

②应具备适当的机械强度和硬度,在功能状态下不至磨损和变形。

③两者的化学成分应各含有一种以上的元素,在高温下实现两者的化学结合。

④两者热膨胀系数要匹配。

⑤烤瓷合金的熔点应大于瓷粉的熔点。

⑥各类瓷粉的颜色应具有可调配性,色泽应长期稳定不变。

(三)金属烤瓷修复要求的条件

1. 牙髓

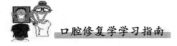

2. 功能与解剖形态的恢复

3. 牙周组织

4. 牙体预备的均匀性

牙体预备的均匀性涉及烤瓷修复体固位、瓷层美观和强度以及牙髓健康。待预备的牙体常常会存在龋洞、牙周炎患牙的牙周盲袋或老年牙龈退缩等，而且后牙牙体预备时存在车针的通路和视觉问题等。所以，传统的牙体预备会因此有许多变化。可采用如下方法：如牙体预备前先完成龋洞充填治疗；牙周病患牙的预备需要事先预备出定深沟；老年患者临床牙冠过长设计成龈上冠边缘；预备时不断改变口镜位置，以便从不同角度观察牙体各个面的形态和角度；及时利用辅助诊断手段如放射照片和诊断模型等措施，都会有助于确保牙体切割的均匀性、准确性。总之，各类临床情况下的牙体预备都应该注意牙体切割的均匀性，以保证金属基底冠和瓷层的均匀性、强度和美观，防止瓷裂。

（四）器材

（五）设计

1. 覆盖面的设计

全部瓷面覆盖、部分瓷面覆盖。

2. 金属基底冠的设计

金属基底冠的强度、形态、预留瓷层空间和颈缘是设计的主要内容。金属基底冠的厚度和均匀度是影响强度的关键因素，非贵金属基底冠的厚度应为 0.2～0.3 mm，而贵金属基底冠的厚度为 0.3～0.5 mm，以保证强度。金属基底冠的表面形态应该圆滑呈弧面，避免形成锐角和倒凹，各轴面呈流线型，以避免应力集中而破坏金-瓷结合。基底冠表面应留有足够厚度且均匀的瓷层空间，为烤瓷冠的外形、大小、排列提供条件。颈缘是全冠适合性的重要影响因素，要求连续光滑无菲边，出于美观的要求，唇缘可设计为金-瓷颈环。金属颈环较薄，要控制高温下发生的变形。

3. 金瓷结合部的设计

（1）金瓷结合部设计的内容：①金-瓷衔接线的位置；②金-瓷结合线的外形；③金-瓷衔接处的瓷层厚度及外形。

（2）设计举例

①前牙金-瓷衔接线的位置：按瓷层不覆盖的部分，前牙分为：舌侧颈 1/3 不覆盖瓷，咬合接触在瓷面上；舌侧颈、中 1/3 都不覆盖瓷，咬合接触在金属上；舌侧颈、中、近切 1/3 都不覆盖瓷，适于深覆𬌗、紧咬合的病例。

②后牙金-瓷衔接线的位置：后牙分为：舌侧近颈 1/3 不覆盖瓷，比单纯部分金属颈环设计者稍多暴露一些金属，同样适用于咬合正常者；颊面瓷设计，金-瓷衔接线止于中央沟处或𬌗面距颊侧𬌗边缘嵴 1 mm 处，多用于咬合紧，不能获得足够瓷层间隙的患者。

4. 颈缘的设计

根据金-瓷结合在颈缘处的形式，可以分为金属颈环、瓷颈环及金-瓷混合颈环设计三类。

5. 邻接的设计

前牙的邻接区应为瓷层覆盖，以保证美观效果。金-瓷结合部应该位于邻接区的舌侧，舌-邻轴面角近邻面处，不直接暴露金属。后牙的邻接区最好为瓷层覆盖，保证美观效果；在𬌗面为部分瓷覆盖设计的病例,邻面可设计为金属接触区。

（六）牙体预备的要求

1. 前牙的牙体预备

（1）切缘的预备:切缘磨除量为 1.5～2.0 mm,形成切斜面。上前牙的切斜面为与牙长轴呈 45°角的舌侧小斜面,而下前牙的切斜面为与牙长轴呈 45°角的唇侧小斜面。切斜面在近远中方向上与预留牙切缘连线平行。为了控制磨除量,最好先制备切缘指示沟。

（2）唇面的预备:唇面均匀磨除 1.2～1.5 mm 的牙体组织,为了控制磨除量,可以根据需要的磨除量先形成相应深度的指示沟,指示沟可分别用引导沟钻、裂钻、金刚砂石针完成。

（3）邻面的预备:邻面均匀磨除约 1.5 mm,视牙体的大小有所变化,下前牙较小时可适当少磨除牙体组织。从切龈方向消除倒凹,并形成向切方 2°～5°的聚合度。邻面颈缘处形成凹槽形或者肩台;在邻面间隙很小、不能制备肩台时,可以设计无瓷覆盖的金属小肩台或是金属刃状边缘。

（4）舌面的预备:舌面解剖形态正常时,牙体预备原则上分成两步进行,舌隆突以上顺舌斜面外形均匀磨除 1.2～1.5 mm 的牙体组织,而舌隆突以下磨除倒凹。

（5）颈缘的预备:根据颈缘的设计作相应的牙体预备,预备出不同形状的肩台。

（6）精修完成:各个面分别预备后,使各面相连续,用磨光钻从粗到细逐级抛光牙面。基本要求为:消除倒凹,将牙体最大周径线降至颈缘;预备体的表面光滑,线角圆钝,不存在薄壁和锐尖;肩台连续,宽度达到设计要求;基底冠和瓷层的空间预留达到设计要求,能够满足咬合要求。

2. 后牙的牙体预备

后牙金属烤瓷冠的牙体预备和后牙铸造金属全冠基本相近,应按照设计满足固位、金-瓷修复材料空隙和美观方面的要求。

（七）牙体预备的步骤

1. 前牙预备的步骤

2. 后牙预备的步骤

（八）试　冠

试冠指金属基底的试戴或烤瓷全冠上釉前的口内试合,是完成修复前的重要环节。

1. 试戴金属基底冠

2. 烤瓷冠的试戴和修形

3. 上釉后的烤瓷冠试戴

（九）比　色

牙科比色是指用比色板上不同颜色的色片与口内余留天然牙比较,选出最接近的颜色,记录结果并传递给技师的过程。比色是否准确是修复体能否成功再现天然牙色泽的先决条件。为做到准确比色,牙科医师应具有一定的色彩学基础知识并能将其运用于临床实践。

1. 比色的彩学基础

①色彩的本质;②观察者;③物体的颜色;④光源;⑤色彩学的重要术语;⑥比色的相关影响因素。

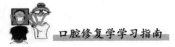

2. 比色

3. 颜色的调整

(十)黏固完成

正确的黏固操作规程对全冠的固位力有较大的影响。

(十一)常见问题的预防及处理

1. 比色及色彩问题

(1)比色出现的问题有色相、色度和明度的不匹配。

(2)质感和透明度异常。

2. 瓷裂问题

(1)内冠或冠桥支架设计、制作不合理。

(2)金属处理及烤瓷不当。

(3)咬合问题。

(4)临床因素。

3. 牙髓问题

(1)牙髓损伤的原因。

(2)预防牙髓损伤的措施。

4. 形态问题

(1)修复体牙冠形态不对称。

(2)修复体牙冠形态不自然。

5. 龈缘问题

(1)龈缘不对称。

(2)牙龈损伤。

6. 龈染色问题

龈染色是容易出现的修复后并发症,表现为龈缘或龈和黏膜组织青灰色或暗褐色。

预防办法:

(1)牙体预备保证龈缘肩台有合理厚度和外形。

(2)保证金属基底外形和金属本体的制作质量。

(3)黏固前清除冠内面的氧化物。

(4)选用高质量的黏结剂,确保黏结质量。

(5)彻底清除多余的黏固剂。

(6)及时使用控制龈缘炎的药物,保证口腔清洁。

(7)有条件时,鼓励使用贵金属烤瓷合金。

(8)采用全瓷颈缘,或用瓷层有效遮盖金属基底色。

7. 金属基底材料与外形

(1)金属基底材料常出现的问题:

①金属基底过薄。

②金属基底过厚。

③金属基底厚薄严重不均。

④金属铸件质量问题。

⑤金属层陷入气泡，缩孔、缩松等。

预防的办法：选用优质烤瓷合金，严格按照金属基底制作的各项要求制作。

（2）金属基底外形常见的问题：金属基底表面出现粗糙面或棱角，引起应力集中；金-瓷结合部位置错误或界限不清，形态不良；金属表面的异种元素污物污染。上述问题可能引起金瓷结合失败，色泽问题等。有效的预防措施是严格遵守基底冠的设计和制作要求。

8. 牙体预备问题

（1）牙体预备过程中有两种常见的错误倾向：牙体切割量不足和切割过度。其原因是：对各部切割量掌握不准，目测有误或观念误差。

（2）牙体预备不足的危害是影响瓷层的美观，容易形成过大的修复体外形。牙体预备过度包括：①𬌗向聚合角过大，超过 6°，影响烤瓷冠的固位；②牙体组织过多的磨切，容易造成牙髓损伤，牙体抗力下降。

（3）预防办法是熟记牙体各部预备的要求和切割的量，对角度、厚度的目测做到训练有素，审慎操作，仔细观察，及时校正。

三、题例

（一）选择题

【A 型题】

1. 不属于烤瓷冠适应证的是
   A. 氟斑牙
   B. 四环素牙
   C. 烤瓷固定桥的固位体
   D. 年轻恒牙
   E. 不宜正畸的扭转牙

2. 不属于烤瓷冠禁忌证的是
   A. 畸形牙
   B. 深覆𬌗患者
   C. 抗力形差者
   D. 固位形差者
   E. 咬合紧的患者

3. 金-瓷结合力中最主要的结合力是
   A. 机械结合力
   B. 化学结合力
   C. 物理结合力
   D. 范德华力
   E. 压缩结合力

4. 理论上金-瓷界面的残余应力为何种应力时最有利于金-瓷的结合
   A. 拉应力
   B. 剪切力
   C. 压应力
   D. 弯曲应力
   E. 扭应力

5. 影响金-瓷界面润湿性的因素中，不包括
   A. 合金质量差
   B. 金属表面不清洁
   C. 金属没有排气处理
   D. 金属表面粗糙
   E. 金属表面涂布黏结剂

6. 通常烤瓷合金与瓷热膨胀系数之差应控制在
   A. $(0.8\sim0.9)\times10^{-6}/℃$
   B. $(0.9\sim1.0)\times10^{-6}/℃$
   C. $(0.8\sim1.5)\times10^{-6}/℃$
   D. $(0.9\sim1.4)\times10^{-6}/℃$
   E. $(0.9\sim1.5)\times10^{-6}/℃$

7. 前牙烤瓷冠应至少预备的间隙为
   A. 1.5～2.0 mm
   B. 1.0～1.5 mm
   C. 1.2～1.5 mm
   D. 0.5～1.0 mm
   E. 0.9～1.2 mm

8. 后牙烤瓷冠设计颊面瓷时,金-瓷衔接线位于𬌗面距颊侧𬌗边缘嵴

A. 0.5 mm

B. 0.8 mm

C. 1.0 mm

D. 1.2 mm

E. 1.5 mm

9. 前牙烤瓷冠金属舌面适用于

A. 咬合正常者

B. 上下前牙正中𬌗在切1/3处

C. 深覆𬌗患者

D. 反𬌗患者

E. 深覆盖患者

10. 前牙烤瓷冠牙体预备时,颈袖指

A. 舌隆突以上,与唇面切1/3平行的轴壁

B. 舌隆突以下,与唇面切1/3平行的轴壁

C. 舌隆突以下,邻面平行的轴壁

D. 舌隆突以下,与唇面中1/3平行的轴壁

E. 舌隆突以下,与唇面颈1/3平行的轴壁

11. 前牙烤瓷冠唇面肩台的形式一般选择

A. 无角肩台

B. 有角肩台

C. 加斜面肩台

D. 刃状肩台

E. 90°肩台

12. 贵金属烤瓷合金中加入少量贱金属元素的目的是

A. 降低生产成本

B. 改变合金的颜色

C. 降低合金的熔点

D. 增加金-瓷结合力

E. 改善合金的耐腐蚀性能

13. 烤瓷牙牙体预备后戴用临时冠的目的不包括

A. 开辟修复体所占空间

B. 保护牙髓

C. 保护牙龈

D. 恢复一定的美观及发音功能

E. 维持牙龈张力

14. 若为贵金属修复,烤瓷冠金属基底内冠的厚度要求至少为

A. 0.8～1.0 mm

B. 0.2～0.3 mm

C. 1.0 mm

D. 0.5～0.8 mm

E. 0.3～0.5 mm

15. 前牙烤瓷冠牙体预备的步骤为

A. 唇面预备、切端预备、邻面预备、舌面预备、颈袖预备、龈缘预备、精修完成

B. 切端预备、唇面预备、邻面预备、舌面预备、颈袖预备、龈缘预备、精修完成

C. 邻面预备、切端预备、唇面预备、舌面预备、颈袖预备、龈缘预备、精修完成

D. 舌面预备、切端预备、唇面预备、邻面预备、龈缘预备、颈袖预备、精修完成

E. 切端预备、唇面预备、邻面预备、颈袖预备、舌面预备、龈缘预备、精修完成

16. 后牙的预备步骤为

A. 唇颊面、𬌗面、邻面、轴面角、颈缘肩台、精修完成

B. 邻面、𬌗面、唇颊面、轴面角、颈缘肩台、精修完成

C. 𬌗面、唇颊面、邻面、轴面角、颈缘肩台、精修完成

D. 𬌗面、唇颊面、轴面角、邻面、颈缘肩台、精修完成

E. 邻面、唇颊面、𬌗面、轴面角、颈缘肩台、精修完成

17. 色彩学中,红黄蓝的差别属于

A. 强度

B. 亮度

C. 明度

D. 色相

E. 彩度

18. 色彩学中,红和品红的差别属于

A. 色度

B. 色相

C. 色调

D. 明度

E. 色别

19. 色彩学中,反应颜色明暗的程度的是

A. 彩度

B. 明度

C. 色相

D. 色调

E. 饱和度

20. 活髓牙牙体预备后,作为常用的永久黏结剂是

A. 树脂类黏结剂

B. 氧化锌水门汀

C. 磷酸锌水门汀

D. 聚羧酸锌水门汀

E. 氢氧化钙水门汀

21. 老年患者,牙龈萎缩,牙根暴露,烤瓷修复体的边缘一般设计在

A. 龈缘下

B. 平齐龈缘

C. 龈缘上

D. 牙冠外形高点处

E. 牙冠中 1/2 处

22. 纯钛烤瓷冠的优点主要是

A. 价格低廉

B. 生物相容性好

C. 金瓷结合力高

D. 可以完全避免颈缘黑线问题

E. 制作方便

23. 龈上肩台的优点不包括

A. 易设计

B. 易制备

C. 可放于釉质上,强度高,抗力性强

D. 美观性好

E. 肩台宽度大,有足够的间隙,修复体外形好

24. 设计龈沟内肩台的适应证不包括

A. 美观要求高者

B. 隐裂牙出于防折保护原因

C. 牙冠伸长,牙体组织倒凹大者

D. 临床牙冠短,需增加固位力形者

E. 颈部或根部牙本质过敏而脱敏无效,需冠类保护者

25. 烤瓷冠制备结束后排龈的目的主要是

A. 推开牙龈,充分暴露预备体边缘

B. 清洁肩台上的杂物

C. 停止龈沟液的分泌

D. 便于颈部牙体制备

E. 充分止血

26. 不属于临床上排龈方法的是

A. 铜圈法

B. 排龈线法

C. 电刀法

D. 排龈膏法

E. 指压法

27. 烤瓷冠修复导致牙龈损伤的原因不包括

A. 冠边缘不密合

B. 牙体预备时损伤

C. 排龈时破坏结合上皮

D. 烤瓷冠形态欠佳

E. 未去净龈沟内的黏结剂

28. 烤瓷冠口内试戴时,应该注意的问题不包括

A. 邻接关系

B. 咬合关系

C. 外形

D. 颈缘的密合性

E. 烤瓷冠的种类

29. 烤瓷冠黏固前常用的消毒剂是

A. 75% 乙醇

B. 无水酒精

C. 戊二醛

D. 碘酊

E. 碘伏

30. 烤瓷冠比色的正确步骤为

A. 依次确定彩度、色调、明度及特性色

B. 依次确定色调、彩度、明度及特性色

C. 依次确定明度、彩度、色调及特性色

D. 依次确定明度、色调、彩度及特性色

E. 依次确定彩度、明度、色调及特性色

31. 临床上常用比色板的色调有几种

A. 3

B. 5

C. 4

D. 6

E. 2

32. 前牙烤瓷冠牙体预备时,颈袖的位置是

A. 唇面颈 1/3 处

B. 唇面中 1/3 处

C. 邻面颈 1/3 处

D. 舌面中 1/3 处

E. 舌面颈 1/3 处

33. 比色板上 A1 色与 A2 色的差别主要是

A. 彩度

B. 明度

C. 亮度

D. 色调

E. 色相

34. 比色板上 A1 色与 B1 色的差别主要是

A. 彩度

B. 明度

C. 亮度

D. 色调

E. 饱和度

35. 烤瓷冠若瓷层过厚,在临床上最容易发生的问题是

A. 瓷层出现气泡

B. 容易崩瓷

C. 影响美观

D. 不易上釉

E. 调𬌗困难

36. 若为非贵金属修复,烤瓷冠金属基底内冠的厚度要求至少为

A. 0.8~1.0 mm

B. 0.2~0.3 mm

C. 1.0 mm

D. 0.5~0.8 mm

E. 0.3~0.5 mm

37. 以下金-瓷衔接线的设计,错误的是

A. 咬合正常的前牙设计为只有舌侧颈缘的全部瓷覆盖

B. 咬合紧的前牙瓷层只覆盖到舌侧切缘

C. 上下前牙正中𬌗在切 1/3 时,可设计在舌 1/2 处

D. 正常咬合的磨牙设计在舌侧距𬌗边缘嵴 2 mm 处

E. 避开邻接区

38. 以下 PFM 全冠颈缘的设计,错误的是

A. 有金属颈环、瓷颈环、金-瓷混合颈环

B. 金属颈环设计 0.5 mm 宽的肩台

C. 瓷颈环要求 0.8 mm 以上的肩台

D. 金-瓷混合颈环无龈感染并发症

E. 瓷颈环最美观

【B 型题】

39~42 题

A. 刃状肩台

B. 90°肩台

C. 加斜面肩台

D. 无角肩台

E. 135°肩台

39. 易于制备,减少患者痛苦的时间,同时可以较多的保存牙体组织,从而减少露髓牙折的可能性的是

40. 在临床上应用最多的是

41. 在模型上易于辨认的是

42. 不宜制备的是

43～47 题
    A. 初磨车针
    B. 肩台车针
    C. 细磨车针
    D. 短柄车针
    E. 长柄车针

43. 预备完牙体表面的细微调磨、抛光应使用

44. 牙体颈缘肩台的预备、修整应使用

45. 张口度小的患者的牙体预备应使用

46. 临床牙冠较长的龈 1/3 区牙体预备应使用

47. 大量牙体切割时

48～51 题
    A. 钴铬合金烤瓷冠
    B. 镍铬合金烤瓷冠
    C. 纯钛烤瓷冠
    D. 金铂烤瓷冠
    E. 全瓷冠

48. 目前我国临床上开展最早,应用最多的烤瓷冠是

49. 可以最大限度地避免颈缘黑线的烤瓷冠是

50. 属于贵金属烤瓷冠的烤瓷冠是

51. 密度最低,质量最小的烤瓷冠是

52～55 题
    A. 绿色
    B. 红色
    C. 黄色
    D. 蓝色
    E. 橙色

52. 粗粒度金刚砂车针柄上的颜色是

53. 细粒度金刚砂车针柄上的颜色是

54. 标准粒度金刚砂车针柄上的颜色是

55. 极细粒度金刚砂车针柄上的颜色是

56～60 题
    A. 不易制备,不宜取模
    B. 美观性好,不易出现龈染色或透金属色
    C. 密合性及强度均好,不易发生瓷裂
    D. 美观性较好,同时瓷层有足够的金属支撑
    E. 易于设计

56. 金属颈环

57. 瓷颈环

58. 金-瓷混合颈环

59. 龈上肩台

60. 龈下肩台

61～64 题
    A. 龈瓷
    B. 体瓷
    C. 遮色瓷
    D. 透明瓷
    E. 釉料

61. 主要用于遮盖金属底色的是

62. 构筑烤瓷冠形态主体的是

63. 模仿切端透明效果的是

64. 使烤瓷冠更加光亮的是

【X 型题】

65. 烤瓷修复前考虑患牙应具备的条件有
    A. 牙髓
    B. 功能与解剖形态的恢复
    C. 牙周组织
    D. 牙体预备的均匀性
    E. 患牙的位置

66. 金-瓷结合部设计的内容包括
    A. 金-瓷衔接线的位置
    B. 金-瓷结合线的外形
    C. 金-瓷衔接处瓷层的厚度

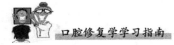

D. 金-瓷衔接处金属的形态

E. 金-瓷衔接处瓷层的形态

67. 金属颈环的优点包括

    A. 美观性好

    B. 颈缘密合性高

    C. 强度高

    D. 不易发生颈缘龈染色

    E. 收缩变形大

68. 控制烤瓷冠龈染色的办法有

    A. 选用高质量的黏结剂

    B. 黏固前清除金属冠内面的氧化物

    C. 鼓励选用贵金属烤瓷合金

    D. 采用全瓷颈缘

    E. 牙体预备保证颈缘肩台有合理的厚度和外形

69. 金-瓷匹配性包括

    A. 两者的化学成分应各含有一种以上的元素在烧结过程中实现化学结合

    B. 合金的熔点应大于瓷的熔点

    C. 两者应具有良好的润湿性

    D. 二者应具备较高的硬度和适当的机械强度

    E. 两者热膨胀系数的匹配

70. 影响烤瓷冠选色的因素有

    A. 比色的环境

    B. 比色者的视觉误差

    C. 比色的时间及光源的位置

    D. 瓷粉的种类

    E. 患者的职业与年龄

71. 基牙预备过程中,以下保护牙髓的措施中正确的有

    A. 牙体预备应多次完成

    B. 尽量选用粒度大的车针切割

    C. 选用刺激性小的材料制作暂时冠

    D. 涂布牙髓保护剂再取模

    E. 低温、间歇切割

72. 属于烤瓷冠优点的有

    A. 色泽稳定

B. 兼顾瓷的美观与金属的强度

C. 脆性大

D. 具有一定的耐腐蚀性

E. 耐磨性强

73. 属于烤瓷冠修复适应证的有

    A. 对金属过敏者

    B. 因龋坏或外伤等造成牙体缺损过大而无法充填治疗的前、后牙

    C. 不宜或不能做正畸治疗的前后错位、扭转的患牙

    D. 烤瓷固定桥的固位体

    E. 因氟斑牙、变色牙、四环素染色牙、锥形牙、釉质发育不全牙等,不宜用其他方法修复或患者要求美观而又永久修复的患牙

74. 烤瓷冠修复的禁忌证有

    A. 恒牙尚未发育完全的青少年,未经治疗的牙髓腔宽大的或严重错位的成年人患牙

    B. 乳牙患者

    C. 深复𬌗,咬合紧,没有矫正而又无法预备出足够空间的患牙

    D. 患者身心无法承受修复或不能配合治疗者

    E. 无法取得足够的固位形和抗力形的患牙

75. 当前金属烤瓷修复存在的困难有

    A. 制作工艺复杂,技术难度高

    B. 牙体切割量大

    C. 需要高质量的专门设备与材料

    D. 修复体颈部调配成自然色泽的难度高

    E. 瓷层的脆性大,容易发生瓷裂

76. 影响金-瓷界面润湿性的因素有

    A. 金属表面的污染

    B. 合金质量差,基质内含有气泡

    C. 合金的种类有差别

    D. 金瓷结合界面预氧化排气不正确

E. 铸造时因熔融温度过高铸件内混入气体

77. 金-瓷热膨胀系数的主要影响因素有
   A. 材料自身质量不稳定
   B. 瓷粉调和或堆瓷时有污染
   C. 烧结温度或烧结次数发生变化
   D. 金-瓷本身的热膨胀数值不匹配
   E. 环境温度的影响

78. 后牙烤瓷冠修复时,增加固位力的措施主要有
   A. 使用高强度的黏结剂
   B. 增加辅助固位形
   C. 设计龈沟内边缘
   D. 减小修复体牙尖高度
   E. 适当减轻咬合接触点

79. 金属烤瓷全冠与金合金全冠相比较,其特点有
   A. 牙体组织切割量大
   B. 临床牙冠短时,无法取得足够的固位力形
   C. 有崩瓷的可能性
   D. 可造成对颌牙的𬌗面磨耗
   E. 价格比较昂贵

80. 影响 PFM 修复体成功的因素主要有
   A. 生物学匹配
   B. 力学匹配
   C. 金-瓷匹配
   D. 美学匹配
   E. 色彩学匹配

81. 对烤瓷合金及瓷粉的要求有
   A. 具有良好的生物相容性
   B. 两者的热膨胀系数严格匹配
   C. 烤瓷合金熔点范围 1150～1350 ℃
   D. 瓷粉熔点范围 871～1065 ℃
   E. 瓷粉的熔点大于合金的

82. PFM 颈缘设计应考虑的问题是
   A. 患者的美观要求
   B. 龈沟深度
   C. 牙位
   D. 牙体唇舌径近远中径
   E. 牙龈健康状况

83. 前牙 PFM 唇面预备的标准有
   A. 除颈缘外,牙体表面均匀磨除 1.5 mm
   B. 切 1/4 向舌向倾斜 10°～15°
   C. 颈 2/3 去除倒凹,内聚 2°～5°
   D. 切 1/3 磨除少许以保证瓷层厚度
   E. 颈 1/3 形成颈圈

【系列选择题】

某女,因前牙为四环素牙影响美观而要求烤瓷冠修复。征得患者同意,对上下颌前牙及前磨牙行贵金属烤瓷冠修复。

84. 患者复诊时,试戴金属基底冠的内容包括
   A. 检查就位情况
   B. 检查咬合间隙是否达到要求
   C. 检查金-瓷结合部位的位置是否正确
   D. 金属基底冠有无过厚处
   E. 使用贵金属的重量
   F. 金-瓷肩台形态是否清晰
   G. 各个𬌗位下的各部分瓷层间隙是否满足瓷层的要求
   H. 邻接关系如何
   I. 金瓷结合面的外形有无尖锐的棱角
   J. 检查铸件是否完整

85. 患者试戴烤瓷冠的内容包括
   A. 检查烤瓷冠边缘是否与肩台密合
   B. 检查烤瓷冠是否完全就位
   C. 检查烤瓷冠与邻牙的邻接关系如何,恢复的是否恰当
   D. 检查咬合关系,是否有早接触或干扰𬌗
   E. 检查烤瓷冠的形态
   F. 检查烤瓷冠的颜色是否达到预期效果
   G. 告知患者修复体的使用方法及注意事项

某男,因左上后牙牙龈不适而来就诊。检查发现,左上第一磨牙为烤瓷全冠修复,牙尖发生崩瓷现象,该牙牙龈红肿,探出血。

86. 患牙牙龈红肿,探出血的原因可能是
    A. 修复体邻接关系恢复不佳,造成食物嵌塞
    B. 修复体龈边缘有悬突,密合性差
    C. 修复体外形及轴面突度恢复不佳,自洁作用差
    D. 有创伤殆
    E. 未使用贵金属修复体
    F. 修复体龈边缘位置不正确
    G. 龈沟内有过多的黏结剂没去净

87. 烤瓷冠崩瓷的原因可能有
    A. 没使用性能好的黏结剂
    B. 咬合有早接触点
    C. 患者有咬硬物习惯
    D. 内冠设计不良
    E. 修复体与基牙不密合
    F. 患者有夜磨牙习惯
    G. 修复体形态不佳

88. 崩瓷后,临床上的补救措施有
    A. 拆除重作
    B. 将碎裂的瓷片重新黏结固定
    C. 使用复合树脂修复
    D. 使用自凝树脂修复
    E. 做一片瓷饰片,并将其黏结到崩裂的瓷质上
    F. 使用热凝树脂修复

(二)名词解释
1. 烤瓷熔附金属全冠
2. 牙科比色
3. 烤瓷全冠的试戴
4. 牙体预备

(三)填空题
1. 前牙烤瓷冠牙体预备的步骤为:_____、_____、_____、_____、_____、_____;后牙的预备步骤为:_____、_____、_____、_____、_____、_____。

2. 烤瓷冠颈缘设计,按冠边缘与龈缘的关系可以分为:_____、_____、_____;按照金-瓷结构分为三种形式,即:_____、_____、_____。

3. 金-瓷结合部的设计内容包括:_____、_____、_____。

4. 金-瓷之间的结合力主要有三种结合力组成_____、_____、_____。

5. 通常烤瓷合金的热膨胀系数与瓷热膨胀系数之差控制在_____为宜。

6. 金-瓷结合主要影响因素有_____、_____。

7. PFM全冠的瓷面覆盖形式有_____、_____。

(四)问答题和论述题
1. 简述烤瓷冠龈染色问题的预防办法。
2. 简述金属熔附烤瓷全冠的适应证与禁忌证。
3. 简述金-瓷界面润湿性的影响因素。
4. 简述金-瓷热膨胀系数的影响因素。
5. 简述烤瓷冠修复过程中防止牙龈损伤的方法。
6. 简述烤瓷冠金-瓷衔接线的位置。
7. 简述金-瓷结合的机制。
8. 简述金属烤瓷修复体对烤瓷合金及瓷粉的要求。
9. 简述前牙烤瓷全冠修复时牙体预备的要求。
10. 简述金属基底冠的设计要求。

四、参考答案

(一)选择题
【A型题】
1. D 2. A 3. B 4. C 5. D 6. E
7. A 8. C 9. C 10. E 11. A 12. D
13. A 14. E 15. B 16. C 17. D 18. A

19. B　20. D　21. C　22. B　23. D　24. C

25. A　26. E　27. D　28. E　29. A　30. B

31. C　32. E　33. A　34. D　35. B　36. B

37. B　38. D

【B型题】

39. A　40. D　41. B　42. C　43. C

44. B　45. D　46. E　47. A　48. B　59. E

50. D　51. C　52. A　53. B　54. D　55. C

56. C　57. B　58. D　59. E　60. A

61. C　62. B　63. D　64. E

【X型题】

65. ABCD　　66. ABCE　　67. BC

68. ABCDE　69. BCE　70. ABC　71. DE

72. ABDE　73. BCDE　74. ABCDE

75. ABCDE　76. ABDE　77. ABCDE

78. ABCDE　79. ACD　80. ACE

81. ABCD　82. ABCDE　83. ABDE

【系列选择题】

84. ABCDFGHIJ　　85. ABCDEF

86. ABCDFG　87. BCDF　88. BCE

(二)名词解释

1. 烤瓷熔附金属全冠:是一种由低熔烤瓷真空条件下熔附到铸造金属基底冠上的金-瓷复合结构的修复体。

2. 牙科比色:指为恢复、改善或重建缺损、缺失牙的解剖外形及生理功能,通过牙科器械对患牙或缺失牙相邻牙牙体组织进行去腐及外形修整,以满足修复体的固位、支持、外形、美观及功能需要的技术操作。

3. 烤瓷全冠的试戴:指金属基底的试戴或烤瓷全冠上釉前的口内试合,是完成修复前的重要环节。

4. 牙体预备:是指用比色板上不同颜色的色片与口内余留天然牙比较,选出最接近的颜色,记录结果并传递给技师的过程。

(三)填空题

1. 切端预备　唇面预备　邻面预备　舌面预备　颈袖预备　龈缘预备　精修完成　殆面预备　唇颊面预备　邻面预备　轴面角预备　颈缘肩台预备　精修完成

2. 龈上冠边缘　龈沟内冠边缘　平牙龈冠边缘　化学结合力　机械结合力　范德华力

3. 金-瓷衔接线的位置　金-瓷结合线的外形　金-瓷衔接处的瓷层厚度及外形

4. 金属颈环　瓷颈环　金-瓷混合颈环

5. $(0.9 \sim 1.5) \times 10^{-6}/℃$

6. 界面润湿性　金-瓷热膨胀系数

7. 全瓷覆盖　部分瓷覆盖

(四)问答题和论述题

1. 答:(1)牙体预备保证龈缘肩台有合理厚度和外形。

(2)保证金属基底外形和金属本体的制作质量。

(3)黏固前清除冠内面的氧化物。

(4)选用高质量的黏结剂和确保黏结质量。

(5)彻底清楚多余的黏固料。

(6)及时上控制龈缘炎的药物,保证口腔清洁。

(7)有条件时,鼓励使用贵金属烤瓷合金。

(8)采用全瓷颈缘,或用瓷层有效遮盖金属基底色。

2. 答:(1)金属熔附烤瓷全冠的适应证

①因氟斑牙、变色牙、四环素染色牙、锥形牙、釉质发育不全牙等,不宜用其他方法修复或患者要求美观而又永久修复的患牙。

②因龋坏或外伤等造成牙体缺损过大而无法充填治疗的前、后牙。

③不宜或不能做正畸治疗的前后错位、扭转的患牙。

④烤瓷固定桥的固位体。

(2)金属熔附烤瓷全冠的禁忌证

①恒牙尚未发育完全的青少年,未经治疗的牙髓腔宽大的或严重错位的成年人

患牙。

②无法取得足够的固位形和抗力形的患牙。

③深覆𬌗、咬合紧，没有矫正而又无法预备出足够空间的患牙。

④患者身心无法承受修复或不能配合治疗者。

3. 答:(1)金属表面的污染,包括未除净的包埋料;金属表面因不适当地使用碳化硅磨头打磨残留在金属表面地 SiC;待涂附瓷的金瓷结合面受到不洁净物的污染,如手指、灰尘等。

(2)合金质量差,基质内含有气泡。

(3)铸造时因熔融温度过高铸件内混有气泡。

(4)金-瓷结合面预氧化排气不正确等。

4. 答:(1)合金和瓷材料本身的 α 值匹配不合理,或使用不匹配的产品。

(2)材料自身质量不稳定。

(3)瓷粉调和或筑瓷时污染。

(4)烧结温度、升温速率、烧结温度和烧结次数变化,如增加烤焙次数,可提高瓷的热膨胀次数。

(5)环境温度的影响,如修复体移出炉膛的时间,炉、室温差大小、冷却速度等。如果适当增加冷却时间,可提高热膨胀系数等。

5. 答:(1)在牙体预备时避免意外损伤。

(2)颈部肩台预备时先用龈线排龈,选择合适的肩台车针和手法。

(3)合理设计、制作修复体牙冠形态;修复体黏固后,将龈沟内的黏结料清除干净,必要时龈缘抛光处理。

(4)及时在龈沟内用消炎药预防龈炎,防止龈退缩。

6. 答:(1)前牙金-瓷衔接线的位置:按瓷层不覆盖的部分,前牙分为:舌侧颈 1/3 不覆盖瓷,咬合接触在瓷面上;舌侧颈、中 1/3 都不覆盖瓷,咬合接触在金属上;舌侧颈、中切 1/3、近切 1/3 都不覆盖瓷,适于深覆𬌗、紧咬合的病例。

(2)后牙金-瓷衔接线的位置:后牙分为:舌侧近颈 1/3 不覆盖瓷,比单纯部分金属颈环设计者稍多暴露一些金属,同样适用于咬合正常者;颊面瓷设计,金-瓷衔接线止于中央沟处或𬌗面距颊侧𬌗边缘嵴 1 mm 处,多用于咬合紧,不能获得足够瓷层间隙时。

7. 答:金-瓷之间的结合力主要有以下三种结合力组成:

(1)化学结合力:烤瓷合金或金属表面在预氧化的过程中形成了一层氧化膜,氧化膜的厚度适当,且紧密附着在合金或金属表面上。氧化膜中的氧化物与烤瓷成分中的氧化物和非晶型玻璃发生化学反应,瓷与氧化膜结合为一体。化学结合力是金-瓷结合力的最主要组成部分,约占一半以上。

(2)机械结合力:机械结合是指合金表面经过打磨和喷砂后形成的凹凸不平的表面,陶瓷熔融后进入表面的倒凹内形成机械嵌合,这种机械锁结产生的固位力是较为重要的金-瓷结合力。

(3)范德华力:范德华力是指两种物质紧密接触时,极化的分子间形成的静电吸引力。范德华力是金-瓷结合力中最弱的一种力量,对金-瓷结合力的影响稍小。

(4)压缩结合力:压缩力是由合金和陶瓷的热膨胀差值所致的。通常合金和陶瓷的热膨胀系数比较接近,陶瓷的热膨胀系数比合金的热膨胀系数略低,冷却时合金比陶瓷的收缩大而快,金-瓷界面的瓷体受到合金收缩的影响产生压缩力,压缩力是金瓷结合力中比较重要的一种力量,适当的压缩力有助于金瓷结合。

8. 答:(1)烤瓷合金与烤瓷粉应具有良好的生物相容性,符合口腔生物医学材料的基本要求。

（2）应具备适当的机械强度和硬度，在功能状态下不至磨损和变形。

（3）两者的化学成分应各含有一种以上的元素，在高温下实现两者的化学结合。

（4）两者热膨胀系数要匹配。

（5）烤瓷合金的熔点应大于瓷粉的熔点。

（6）各类瓷粉的颜色应具有可调配性，色泽应长期稳定不变。

9. 答：（1）切缘的预备：切缘磨除量为 1.5～2.0 mm，形成切斜面。上前牙的切斜面为与牙长轴呈 45°角的舌侧小斜面，而下前牙的切斜面为与牙长轴呈 45°角的唇侧小斜面。切斜面在近远中方向上与预留牙切缘连线平行。为了控制磨除量，最好先制备切缘引导沟。

（2）唇面的预备：唇面均匀磨除 1.2～1.5 mm 的牙体组织，为了控制磨除量，可以根据需要的磨除量先形成相应深度的引导沟，引导沟可分别用引导沟钻、裂钻、金刚砂石针完成。

（3）邻面的预备：邻面均匀磨除约 1.5 mm，视牙体的大小有所变化，下前牙较小时可适当少磨除牙体组织。从切龈方向消除倒凹，并形成向切方 2°～5°的聚合度。邻面颈缘处形成凹槽形或者肩台；在邻面间隙很小、不能制备肩台时，可以设计无瓷覆盖的金属小肩台或是金属刃状边缘。

（4）舌面的预备：舌面解剖形态正常时，牙体预备原则上分成两步进行，舌隆突以上顺舌斜面外形均匀磨除 1.2～1.5 mm 的牙体组织，而舌隆突以下磨除倒凹。

（5）颈缘的预备：根据颈缘的设计作相应的牙体预备，预备出不同形状的肩台。

（6）精修完成：各个面分别预备后，使各面相连续，用磨光钻从粗到细逐级抛光牙面。基本要求为：消除倒凹，将牙体最大周径线降至颈缘；预备体的表面光滑，线角圆钝，不存在薄壁和锐尖；肩台连续，宽度达到设计要求；基底冠和瓷层的空间预留达到设计要求，能够满足咬合要求。

10. 答：（1）以全冠形式覆盖患牙牙冠表面，提供足够固位。

（2）金属基底部分有一定厚度和强度，金属基底冠的厚度和均匀度是影响强度的关键因素，非贵金属基底冠的厚度应为 0.2～0.3 mm，而贵金属基底冠的厚度为 0.3～0.5 mm，以保证强度。

（3）金属基底冠的表面形态应该圆滑呈弧面，避免形成锐角和倒凹，各轴面呈流线型，以避免应力集中而破坏金瓷结合。

（4）尽可能保证瓷层厚度均匀，避免厚度突变。基底冠表面应留有足够厚度且均匀的瓷层空间，为烤瓷冠的外形、大小、排列提供的条件。

（5）颈缘是全冠适合性的重要影响因素，要求连续光滑无菲边，出于美观的要求，唇缘可设计为金-瓷颈环。金属颈环较薄，要控制高温下发生的变形。

（吴峻岭）

第十二章　瓷全冠

一、学习重点

1. 掌握瓷全冠的概念、种类、适应证及禁忌证。掌握瓷全冠的牙体预备要求。
2. 熟悉瓷全冠修复的注意事项。
3. 了解瓷全冠的概况与修复制作。

二、学习提纲

瓷全冠是以陶瓷材料制成的覆盖整个牙冠表面的修复体。它具有色泽稳定自然、导热低、不导电、耐磨损且生物相容性好等优点。而且，对于金属烤瓷冠而言无需金属结构，不透金属色，加工工艺相对简单，是前牙较为理想的修复体。

种类：铝瓷全冠、铸造瓷全冠、渗瓷全冠、热压铸造陶瓷全冠和切削陶瓷全冠等。

（一）适应证与禁忌证

1. 适应证

（1）前牙切角、切缘缺损，不宜用充填治疗或不宜选用金属冠、金属烤瓷全冠修复者。

（2）牙冠大面积缺损充填治疗后需要美观修复者。

（3）前牙牙髓失活或无髓牙的变色、氟斑牙、四环素染色牙等影响美观者。

（4）错位、扭转牙不宜进行正畸治疗者。

（5）因发育畸形或发育不良而影响美观的前牙及承受咬合力不大的前磨牙、磨牙。

（6）对美观要求高且能保证口腔卫生及注意保护瓷全冠者。

2. 禁忌证

（1）乳牙和发育未完成的青少年活髓牙。

（2）牙冠过短、过小，或缺损严重，无法取得足够的固位或抗力者。

（3）对刃𬌗未矫正，或夜磨牙患者。

（4）牙周疾患不宜进行固位修复者。

（5）心理、生理、神经精神疾病不能承受或不能配合治疗患者。

（二）牙体预备

应遵循全冠牙体预备的一般要求，如去除龋坏组织，轴壁0°～5°的聚合角，冠的最大周径降至龈缘，各轴面平滑无倒凹，在各个𬌗位有足够的修复间隙。此外，还应有如下要求：

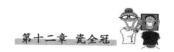

1. 𬌗面端预备

切端/𬌗面预备应开辟出 1.5～2.0 mm 的间隙以保证切断端/𬌗面的强度和美观。

2. 唇面(颊面)舌面预备

唇面分切 2/3 和颈 1/3 两段预备,后牙颊、舌面分颈 2/3 和𬌗 1/3 两段预备,预备出 1.2～1.5 mm 的间隙。

3. 邻面预备

邻面预备要求颈部有 1.0 mm 的肩台,并在肩台以上消除倒凹。理论上计算,上前牙邻面磨切 1.9～2.3 mm,下切牙应磨切 1.7～1.9 mm。

4. 前牙舌面预备

磨除舌隆突至龈缘肩台以上的倒凹,在舌切 2/3 处以上开辟出 1.2～1.5 mm 的间隙。

5. 颈袖预备

颈袖的预备涉及瓷全冠的固位与稳定,凡有可能者应争取在牙冠颈 1/3 处预备处颈袖。

6. 龈缘预备

颈部预备出 1.0 mm 的肩台。根据全瓷冠固位及龈缘情况设计出不同颈缘位置。

7. 精修完成

精修完成方法同金属烤瓷冠。

8. 牙体预备的注意事项

(1)瓷全冠牙体预备的磨切量大,适合牙体大、牙髓腔小的患者,应严格选择适应证,否则会损伤牙髓或降低牙体抗力形。

(2)牙体预备深达牙本质,应在术前进行局部麻醉,而且注意磨切中的牙髓保护措施。

(3)取印模后牙体表面涂布牙髓保护剂,并及时戴暂时冠保护。

(三)瓷全冠的概况与修复、制作

1. 铂金箔烤瓷全冠

此类全冠历史最悠久,因工艺繁琐,现已基本不用。

2. 铝瓷烤瓷全冠

1965 年,Mclean 采用高强度铝瓷材料制作内冠代替金属基底冠,然后在铝瓷冠表面以常规瓷粉筑瓷,真空炉内烧结完成全瓷冠。

3. 可铸玻璃陶瓷冠

可铸玻璃陶瓷冠是以可铸造的玻璃陶瓷材料特定工艺制作的全冠修复体,Dicor 是其代表。

4. 压铸陶瓷冠

压铸陶瓷冠是用石蜡-熔瓷铸造-烤瓷技术完成的全瓷冠修复体。该技术是 1986 年由 Wohlwend 提出,几年前才开始在西方国家推广应用的。其以 IPS-Empress 陶瓷材料为代表。

压铸陶瓷冠的修复、制作过程:

(1)牙体预备。

(2)取印模,预备工作模:同金属烤瓷全冠。

(3)预备蜡型、熔模腔。

(4)铸造。

（5）筑饰瓷。

（6）上釉。

（7）黏固：一般采用专用全瓷冠黏结树脂材料。

5. 渗透陶瓷冠

渗透陶瓷冠是用渗透陶瓷作基底瓷冠，在其上烧结饰瓷饰面而成的全瓷修复体。其抗弯强度高，是其他全瓷材料的3～4倍，烧结收缩率低，透明度好，与饰瓷结合强度大。In-Ceram Alumina 和 In-Ceram Spinel 是其代表。

（四）全瓷冠修复的注意事项

1. 从严控制适应证，确保不损伤活髓，确保瓷层厚度、固位、强度和正常咬合

2. 严格进行牙体预备，防止出现任何尖锐棱角，预防因应力集中造成的瓷裂

3. 使用专门车针进行肩台预备，保证肩台外形和1.0 mm的宽度，预防颈部瓷裂

4. 对瓷全冠修复时，选用合适的磨切工具（外形、粒度、同心度），尽量减少磨切时的振动和损伤

5. 必要时在𬌗架上调咬合，使各个咬合状态下无早接触和𬌗干扰

6. 采用专门的黏结剂黏固瓷全冠，确保色彩质量

7. 术前务必让患者明了瓷全冠修复的维护与使用知识，术后注意复查和卫生指导，获得患者充分合作

三、题例

（一）选择题

【A型题】

1. 不属于瓷全冠优点的是
   A. 色泽稳定
   B. 生物相容性好
   C. 耐磨损
   D. 脆性大
   E. 导电

2. 瓷全冠牙体预备时，切端或𬌗端应开辟的间隙为
   A. 1.0～1.5 mm
   B. 1.5～2.0 mm
   C. 1.0～2.0 mm
   D. 0.5～1.5 mm
   E. 2.0～2.5 mm

3. 瓷全冠牙体预备时，唇面预备的间隙为
   A. 1.0～1.5 mm
   B. 1.5～2.0 mm
   C. 1.2～1.5 mm
   D. 0.5～1.0 mm
   E. 2.0～2.5 mm

4. 瓷全冠牙体预备时，颈缘肩台的宽度应为
   A. 0.5 mm
   B. 0.8 mm
   C. 1.5 mm
   D. 1.2 mm
   E. 1.0 mm

5. 瓷全冠牙体预备时，颈缘肩台的形态应为
   A. 135°肩台
   B. 90°直角肩台
   C. 凹形肩台
   D. 羽状肩台
   E. 135°＋斜面肩台

6. IPS-Empress Ⅱ热压铸瓷全冠采用的材料主要是
   A. 氧化铝
   B. 增强的白石榴石陶瓷
   C. 氧化锆
   D. 氧化硅
   E. 镧系的玻璃料

7. 抗弯强度最高的全瓷冠是
   A. 铝瓷全冠
   B. 铸造瓷全冠
   C. 渗瓷全冠
   D. 热压铸造陶瓷全冠
   E. 玻璃陶瓷全冠

8. 可切削陶瓷的主要成分是
   A. 氧化钇
   B. 氧化锆
   C. 氧化钾
   D. 氧化钠
   E. 氧化钛

9. 瓷全冠的黏结材料一般为
   A. 树脂类材料
   B. 玻璃离子水门汀
   C. 磷酸锌水门汀
   D. 聚羧酸锌水门汀
   E. 氧化锌水门汀

10. 制作过程中须经再结晶化处理的瓷全冠是
    A. 铸造玻璃陶瓷全冠
    B. 热压铸造陶瓷全冠
    C. CAD/CAM 切削陶瓷全冠
    D. 渗透陶瓷全冠
    E. 铝瓷烤瓷全冠

11. 透光性能最好的全冠是
    A. 铸造金属全冠
    B. 金沉积烤瓷冠
    C. 金铂烤瓷全冠
    D. 瓷全冠
    E. 纯钛烤瓷冠

12. 适用于少数牙缺失的全瓷固定桥主要采用了特殊的
    A. 增韧技术
    B. 烤瓷技术
    C. 烧结技术
    D. 铸造技术
    E. 透光技术

13. 全瓷冠基底内冠饰面瓷之间的结合力主要是
    A. 机械结合力
    B. 化学结合力
    C. 压缩结合力
    D. 范德华力
    E. 分子间作用力

14. 全瓷冠修复前牙牙体预备时,舌面切2/3处以上开辟的间隙为
    A. 1.0～1.5 mm
    B. 1.5～2.0 mm
    C. 1.2～1.5 mm
    D. 0.5～0.8 mm
    E. 0.8～1.2 mm

15. 全瓷冠修复前牙牙体预备时,轴面切向聚合度为
    A. 0°～6°
    B. 0°～8°
    C. 0°～5°
    D. 3°～5°
    E. 2°～5°

16. 全瓷冠折裂后,临床上的补救措施为
    A. 一般应拆除重做
    B. 做一片瓷饰片,并将其黏结到崩裂的瓷质上
    C. 使用复合树脂修复
    D. 使用自凝树脂修复
    E. 将碎裂的瓷片重新黏结固定

17. 下列不能用全瓷冠修复的是
    A. 扭转牙患者不想进行正畸治疗
    B. 患者对美观要求很高
    C. 夜磨牙患者
    D. 发育畸形影响美观的前牙
    E. 死髓前牙

【B型题】

18～22 题

    A. 铂金箔烤瓷全冠

B. 渗透陶瓷全冠

C. 压铸陶瓷全冠

D. 铝瓷烤瓷全冠

E. 可铸玻璃陶瓷全冠

18. 采用失蜡铸造法完成的瓷全冠是

19. 历史最悠久的瓷全冠是

20. 采用增强的白石榴石陶瓷制成的是

21. 采用高强度的铝瓷材料代替金属内冠的是

22. 基底内冠采用双层渗透技术制成的是

23～26 题

A. 强度大

B. 容易发生颈缘黑线

C. 色泽稳定自然

D. 不耐磨

E. 形态差

23. 铸造金属全冠的特点是

24. 瓷全冠的特点是

25. 镍铬烤瓷全冠的特点是

26. 树脂全冠的特点是

27～30 题

A. In-Ceram Alumina

B. Dicor

C. IPS-Empress Ⅱ

D. Zercon

E. Ti-Bond

27. 渗透陶瓷全冠的代表是

28. CAD/CAM 切削陶瓷全冠的代表是

29. 铸造玻璃陶瓷全冠的代表是

30. 热压铸造陶瓷全冠的代表是

【X 型题】

31. 属于瓷全冠修复适应证的有

A. 错位、扭转牙不宜进行正畸治疗者

B. 牙冠大面积缺损充填治疗后需要美观修复者

C. 前牙牙髓失活或无髓牙的变色、氟斑

牙、四环素染色牙等影响美观者

D. 前牙切角、切缘缺损,不宜用充填治疗或不宜选用金属冠、金属烤瓷修复者

E. 因发育畸形或发育不良而影响美观的前牙,承受咬合力不大的前磨牙、磨牙

32. 属于瓷全冠修复禁忌证的有

A. 乳牙和发育未完成的青少年活髓牙

B. 牙冠过短、过小,或缺损严重,无法取得足够的固位或抗力者

C. 对刃𬌗未矫正或夜磨牙患者

D. 牙周疾患不宜进行固位修复者

E. 心理、生理、神经精神疾病不能承受、或不能配合治疗患者

33. 渗透陶瓷全冠主晶相的成分有

A. 氧化铝

B. 氧化锆

C. 氧化硅

D. 镁铝尖晶石

E. 氧化钇

34. 全瓷冠修复的优点有

A. 色泽稳定自然

B. 导热低

C. 强度高

D. 耐磨损

E. 生物相容性好

35. 属于全瓷冠缺点的是

A. 透光性能好

B. 强度低

C. 脆性大

D. 不导电

E. 导热低

36. 以下陶瓷属于铸造玻璃陶瓷的是

A. In-Ceram Alumina

B. Zrcon

C. Dicor

D. Cereperal

E. Procera

37. 与其他全瓷冠相比,渗透陶瓷冠的优点包括
   A. 其抗弯强度高,是其他全瓷材料的3~4倍
   B. 烧结收缩率低
   C. 透明度好
   D. 饰瓷结合强度大
   E. 操作简便

【系列多选题】
某男,40岁。因外伤导致左上颌中切牙切角缺损折断,为满足患者的美观要求,左上颌中切牙拟行全冠修复。

38. 能尽量避免颈缘黑线的修复体是
   A. 镍铬合金烤瓷冠
   B. 钛合金烤瓷冠
   C. 钴铬合金烤瓷冠
   D. 金沉积烤瓷冠
   E. 金箔烤瓷冠
   F. 瓷全冠
   G. 纯钛烤瓷冠

39. 该患者若选用瓷全冠作为最终修复体,那么与金瓷冠相比,它的特点有
   A. 全瓷冠的边缘密合性远期效果不如金瓷冠
   B. 全瓷冠预备体舌侧与邻面磨除量大于金瓷冠
   C. 有崩瓷的可能
   D. 全瓷冠牙体缺损的量不能过大,而金瓷冠可用基底冠弥补牙体的缺损
   E. 可以进行 MRI 检查而不造成伪影
   F. 可以造成对颌牙的磨耗
   G. 可以避免金属过敏
   H. 全瓷冠的唇面预备量比金瓷冠少

(二)名词解释
1. 瓷全冠
2. 渗透陶瓷冠

(三)填空题
1. 瓷全冠的种类主要有_____、_____、_____、_____、_____。
2. 可铸玻璃陶瓷冠的瓷粉常有_____、_____结晶类陶瓷材料组。
3. 瓷全冠的优点有_____、_____、_____、_____、_____等。
4. 全瓷冠牙体预备的顺序为_____、_____、_____、_____、_____、_____、_____七步。
5. 瓷全冠的制作方法有_____、_____两类。
6. CAD/CAM 技术是_____和_____的简称。
7. 全瓷冠牙体预备时,唇面分_____和_____两段预备,颊舌面分_____和_____两段预备,预备出_____的间隙。

(四)问答题和论述题
1. 简述瓷全冠修复的适应证和禁忌证。
2. 简述瓷全冠牙体预备的要求。
3. 简述全瓷冠修复的注意事项。

四、参考答案

(一)选择题

【A 型题】
1. D 2. B 3. C 4. E 5. B 6. B
7. C 8. B 9. A 10. A 11. D 12. A
13. B 14. C 15. E 16. A 17. C

【B 型题】
18. E 19. A 20. C 21. D 22. B
23. A 24. C 25. B 26. D 27. A 28. D
29. B 30. C

【X 型题】
31. ABCDE 32. ABCDE 33. AD
34. ABDE 35. BC 36. CD 37. ABCD

【系列多选题】
38. DEF 39. ABDEGH

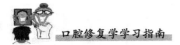

（二）名词解释

1. 瓷全冠：是以陶瓷材料制成的覆盖整个牙冠表面的修复体。它具有色泽稳定自然、导热低、不导电、耐磨损且生物相容性好等优点。

2. 渗透陶瓷冠：是用渗透陶瓷制作基底瓷冠，在其上烧结饰瓷饰面而成的全瓷修复体。

（三）填空题

1. 铝瓷全冠　铸造瓷全冠　渗瓷全冠　热压铸造陶瓷全冠　切削陶瓷全冠。

2. 云母系或磷酸系

3. 色泽稳定自然　导热低　不导电　耐磨损　生物相容性好

4. 𬌗面端预备　唇面（颊面）舌面预备　邻面预备　前牙舌面预备　颈袖预备　龈缘预备　精修完成

5. 烧结法　切削法

6. 计算机辅助设计　计算机辅助制作

7. 切 2/3　颈 1/3　颈 2/3　𬌗 1/3　1.2～1.5 mm

（四）问答题和论述题

1. 答：（1）适应证

①前牙切角：切缘缺损，不宜用充填治疗或不宜选用金属冠、金属烤瓷修复者。

②牙冠大面积缺损充填治疗后需要美观修复者。

③前牙牙髓失活或无髓牙的变色、氟斑牙、四环素染色牙等影响美观者。

④错位、扭转牙不宜进行正畸治疗者。

⑤因发育畸形或发育不良而影响美观的前牙，承受咬合力不大的前磨牙、磨牙。

⑥对美观要求高且能保证口腔卫生及注意保护瓷全冠者。

（2）禁忌证

①乳牙和发育未完成的青少年活髓牙。

②牙冠过短、过小，或缺损严重，无法取得足够的固位或抗力者。

③对刃𬌗未矫正，或夜间磨牙症患者。

④牙周疾患不宜进行固位修复者。

⑤心理、生理、神经精神疾病不能承受．或不能配合治疗的患者。

2. 答：应遵循全冠牙体预备的一般要求，如去除龋坏组织，轴壁 0°～5° 的聚合角，冠的最大周径降至龈缘，各轴面平滑无倒凹，在各个𬌗位有足够的修复间隙。此外，还应有如下要求：

（1）𬌗面端预备：切端/𬌗面预备应开辟出 1.5～2.0 mm 的间隙以保证切断端/𬌗面的强度和美观。

（2）唇面（颊面）舌面预备：唇面分切 2/3 和颈 1/3 两段预备，后牙颊、舌面分颈 2/3 和𬌗 1/3 两段预备，预备出 1.2～1.5 mm 的间隙。

（3）邻面预备：邻面预备要求颈部有 1.0 mm 的肩台，并在肩台以上消除倒凹。理论上计算，上前牙邻面磨切 1.9～2.3 mm，下切牙应磨切 1.7～1.9 mm。

（4）前牙舌面预备：磨除舌隆突至龈缘肩台以上的倒凹，在舌切 2/3 处以上开辟出 1.2～1.5 mm 的间隙。

（5）颈袖预备：颈袖的预备涉及瓷全冠的固位与稳定，凡有可能者应争取在牙冠颈 1/3 处预备处颈袖。

（6）龈缘预备：颈部预备出 1.0 mm 的肩台。根据全瓷冠固位及龈缘情况设计出不同颈缘位置。

（7）精修完成：精修完成同金属烤瓷冠。

3. 答：（1）从严控制适应证，确保不损伤牙髓，确保瓷层厚度、固位、强度和正常咬合。

（2）严格进行牙体预备，防止出现任何尖锐棱角，预防因应力集中造成的瓷裂。

（3）使用专门车针进行肩台预备，保证肩台外形和 1.0 mm 的宽度，预防颈部瓷裂。

（4）对瓷冠修复时，选用合适的磨切工

具(外形、粒度、同心度),尽量减少磨切时的振动和损伤。

(5)必要时在𬌗架上调咬合,使各个咬合状态下无早接触和𬌗干扰。

(6)采用专门的黏结剂黏固瓷全冠,确保色彩质量。

(7)术前务必让患者明了瓷全冠修复的维护与使用知识,术后注意复查和卫生指导,获得患者充分合作。

(吴峻岭)

第十三章　固定桥

一、学习要点

1. 掌握牙列缺损的定义及修复方法，牙列缺损修复的原则，固定义齿的组成和作用，固定义齿的分类及特点，固定桥的适应证和禁忌证，基牙的选择，固位体的设计，桥体的设计，连接体的设计，牙列缺损固定义齿修复的印模，固定义齿修复后可能出现的问题和处理。

2. 熟悉牙列缺损给患者带来的影响。

3. 了解固定义齿受力的机械力学原理分析。

二、学习提纲

（一）概述

1. 牙列缺损的定义

不论何种因素，造成上颌或下颌牙列中不同部位和数目的牙缺失，使牙列的完整性遭到不同程度的破坏者，称为牙列缺损。

2. 牙列缺损给患者带来的不利影响

（1）咀嚼功能减退：视缺失牙部位和数目不同，对咀嚼功能的影响程度也不同。

（2）牙周组织病变：邻牙移位、倾斜、对颌牙伸长；余留牙的负担加重、牙周组织因创伤而产生病变等。

（3）发音功能障碍：前牙缺失或多数后牙缺失，均可对发音造成不同程度的影响。

（4）影响美观：前牙缺失比后牙缺失对美观的影响大；若上下后牙都缺失，唇、颊部软组织凹陷，面貌类似全牙列缺失，面下垂直距离缩短，鼻唇沟加深，面部皱纹增加，容貌呈衰老状态，对美观的影响更大。

（5）对颞下颌关节的影响：余留牙移位、倾斜、伸长而致咬合关系紊乱，下颌前伸及侧向运动受阻；若一侧牙缺失，则会形成偏侧咀嚼习惯，使咀嚼肌群的张力不平衡；多数牙缺失，使面下 1/3 垂直距离缩短，髁状突向后上移位，压迫颌关节后的组织，出现咀嚼时关节疼痛、张口受限、关节弹响等颞下颌关节病的症状。

3. 牙列缺损的修复方法

（1）固定义齿（fixed partial denture，FPD）：又称固定桥，是当少数牙缺失时，以固定的形式做成修复体，黏固在缺失区两侧或一侧的真牙或种植体上，病人不能自行摘戴。

（2）可摘局部义齿（removable partial denture，RPD）：是利用天然牙和黏膜作为支持，通过固位体（各种卡环）和基托将义齿固定在牙列内，患者可以自行摘戴。

4. 牙列缺损修复的原则

（1）既要符合机械学上的固位原理，又要符合牙列的形态和生理学的要求。

（2）修复体应能恢复功能，保护口腔软硬组织的健康，保持咬合平衡。

（3）修复体与组织应有良好的接触，在不影响功能的情况下注意美观，对口腔组织增加的负荷不能超过其生理范围。

（二）固定义齿的组成和类型

1. 固定义齿的组成

（1）固位体（retainer）：是指黏固于基牙上的嵌体、部分冠、全冠等。

①冠内固位体：如嵌体（包括𬌗面嵌体、复面嵌体、高嵌体）和针型固位体。

②冠外固位体：如全冠、部分冠（主要是 3/4 冠）等。

③根内固位体：主要指桩冠和根管内种植体等。

（2）桥体（pontic）：即人工牙，是固定桥修复缺失牙的形态和功能的部分。桥体有以下三种形式：

①金属桥体如卫生桥等。

②非金属桥体如桩冠桥、罩冠桥、烤瓷桥等。

③金属和非金属联合的桥体，是最常用的、效果最好的一种，如金属烤瓷桥体、金—胶联合桥体等。

（3）连接体（connector）：是固定桥桥体与固位体之间的连接部分，可分为：

①不动连接：最常用，效果最好，与固位体之间采用整体铸造或焊接的方法。

②可动连接：一端是不动连接，另一端为可动连接，即活动关节—栓道和栓体。

2. 固定义齿的类型

（1）双端固定桥：又称完全固定桥。固定桥两端固位体与桥体之间的连接形式为固定连接，当固位体黏固于基牙后，基牙、固位体、桥体连接成一个不动的整体，组成新的咀嚼单位。

（2）半固定桥：又称应力中断式固定桥，桥体一端的固位体为固定连接，另一端的固位体为活动连接。活动连接体在桥体的部分制成栓体，嵌合于基牙固位体上的栓道内。

（3）单端固定桥：又称悬臂固定桥，这种固定桥仅一端有固位体，且与桥体间为不动连接体。另一端完全游离，无任何支持。适用于基牙健康、牙位及𬌗关系正常、缺牙间隙小或缺牙区对颌牙𬌗力小的病例。设计此种固定桥应严格掌握其适应证。

（4）复合固定桥：由上述两种或三种基本类型的固定桥组合而成，因此这种桥一般包括 4 个或 4 个以上的牙单位，有前牙和后牙，基牙的数目多而分散，获得共同的就位道困难，但由于易形成不同程度的弧度，基牙受力反应不一致，可以相互支持、相互制约，有利于固定桥的固位和支持，同时也可能影响其固位和支持。

（5）特殊类型固定桥

①种植体固定桥：利用人工材料制成各种形状的骨内种植体，植入颌骨内或牙槽窝内作为基牙，在其上制作的固定桥。

②固定—可摘联合桥：或称桥体可摘式固定桥，是由固定部分（固位体）和可摘部分（桥

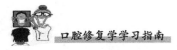

体)组成,通过其间的附着体的机械嵌合作用相互连接,借助摩擦力和约束力使桥体得以固位和支持。其附着体有两种形式:一是杆式附着体,二是套筒冠附着体。

（三）固定义齿的适应证及其界限

1. 固定义齿的适应证

(1)基牙:是固定义齿的主要组成部分,担负着整个义齿对外力的抵抗作用

①基牙的稳固性:牙根周围的牙槽骨不应有吸收,且越致密越好,临床牙冠的长度为全牙长度的1/3,殆面宽度越窄,殆力越接近牙体中心,其预后越好;根长而粗者抵抗力大,多根牙比单根牙稳固。

②基牙数目:取决于缺失牙的数目和部位,一般前牙缺失的数目,应根据牙弓形态而定。缺隙越短,对基牙越有利,基牙越多,预后越好,所以单端桥没有双端桥好,当基牙松动度大于正常者,就不能单独作为基牙,应增加基牙的数目。

③基牙的生理状况:尽量选择健康牙和活髓牙。

(2)缺失牙:缺失牙的数目不宜过多,若前牙和后牙都有缺失,且远中为游离端者,则前牙应以固定义齿修复,后牙应以可摘局部义齿修复;若间断缺失者,应设计成复合桥。

(3)牙槽嵴状况:缺牙区牙槽嵴应丰满或比较丰满,其形态应适合人工牙的排列。

(4)殆关系:缺失区对颌牙伸长不能过多,基牙殆面不能有明显的磨损,咬合不能过紧。

(5)年龄:35～45岁者成功率最高,20岁以下,55岁以上者失败率较高。不足17岁者不考虑安装固定义齿。

(6)其他

①全身因素:患者应健康,能耐受治疗操作。对癫痫病人应优先考虑;对高血压、心脏病者应慎重。

②口腔卫生应良好,患者本人要求固定义齿修复。

2. 适应证的界限

(1)基牙松动度的界限:牙松动度的界限为Ⅱ°松动,牙槽骨的吸收为根长的1/2;Ⅲ°松动牙不能单独作基牙,应增加基牙的数目并联结在一起,并结合咬合调整、牙髓处理等;Ⅳ°松动牙应拔除。

(2)基牙的倾斜度的界限:牙倾斜度超过24°时,若作基牙应增加基牙的数目。

(3)缺失牙数目的界限:一般说来磨牙连续缺失的数目不超过两个前牙,缺失的数目视牙弓的形状而不同,尖圆形缺牙数目为2～3个,卵圆形者为4个。

(4)牙槽嵴状态:牙槽窝凹陷部的深度不超过2 mm时可作固定义齿,也就是从牙槽窝的凹陷部到基牙颈缘线之距离不能超过2 mm。

（四）固定义齿受力的分析

1. 固定义齿受力的机械力学原理分析

(1)简单支持梁的受力反应:简支梁上受压力时,梁内部产生应力反应。当简支梁受力 P 作用时,则在梁的平面内构成了一个假设中性面 α,该处分子处于相对静止位。中性面以上的内部分子成为压缩区,以下的内部分子成为伸张区,在梁的内部形成的两种方向完全相反的内压力和外张力,总称为屈应力,其大小与梁的截面积的大小、长度、形式及材料的性质有关。

简支梁受压时,其屈应力在所用的材料的应力极限值以内者成正比,而互相平衡,此时梁

无弯曲变形。若压力加大,超过材料的应力极限时,则破坏了这种平衡,梁从受力点 P 向下弯曲,两端向上翘,梁的这种变形称为挠曲。

（2）简单固定梁的受力反应

①双端固定桥:桥基既有负重反应,又有屈矩反应,而简支梁只有负重反应,无屈矩反应。所以,固定桥的固位作用与基牙的健康、形态及固位体的固位形有关。因为固定梁中点受力时,两端桥基的负重与屈矩是相等的,所以双端固定桥,两端基牙的负重与矩屈也相等。因此,基牙的储备力也应相等,否则小的一端基牙易损伤。

②半固定桥:当梁上受压力时,两端桥基的反应不一样,设计半固定桥时,固定端的基牙应强大而有支持力。

③单端固定桥:仅一端有负重和屈矩反应,是以桥体为力臂,基牙为中心的旋转运动。所以,单端固定桥只能用于基牙强壮、健康、有支持作用、𬌗力小、缺牙间隙小或对颌牙为活动义齿的病例。

2. 固定义齿受力的生物力学原理分析

（1）对固定桥表面的应力分析

①作用力作用于桥的位置、大小、方向极大地影响着桥表面的应力分布。

②桥的长、宽、厚、跨度及材料性能等,是影响表面应变的重要因素。

③基牙支持力的大小,对表面应力分布有一定影响,支持组织良好则应变小,反之大。

④桥体表面着力点和连接体处是应力集中区。

⑤双端固定桥比单端桥应力分布更均匀、合理。

（2）对双端固定桥基牙及其支持组织的应力分析

①相同条件下,修复后基牙及支持组织应力显著减小,且分布均匀,所以牙齿缺失后应及时修复。

②在同等加载条件下,单根牙比多根牙根端应力值大。

③桥体受力时,各基牙承受的压力不等。近力点者压力大,多根牙较单根牙分担的力值大。

④桥受到垂直向载荷时,牙槽骨以压应力为主,根尖处的应力值最高;斜向加载时,牙槽骨中的压应力和拉应力同时出现,嵴顶及根尖区应力值较大。

⑤有邻牙存在的基牙,当受到近中或远中向水平外力时,应力通过邻接点传递到邻牙一部分应力,可减轻基牙的受力情况。

⑥将单根牙弱的基牙连接固定后,可增加对侧向力的抵抗,有利于基牙及其支持组织。因此,在固定桥的设计中,有时需要增加基牙的数目,有利于分散𬌗力,保护弱的基牙。

（五）固定义齿的固位

固定义齿的固位力主要是约束力、摩擦力和黏着力的协同作用。影响固定义齿固位的因素很多,如基牙牙冠的大小、形态、固位体的设计、桥体的设计、制作技术等,其中固位体是主要的。

1. 影响固定义齿固位的因素

（1）上下颌牙排列的关系:上颌牙弓处于外环,受到唇颊向的非轴向外力,有将上颌牙列推向唇颊侧的作用,使近远中的邻接关系丧失,对固定桥的固位有不良影响;下颌牙列处于内

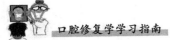

环,排列的长轴较垂直,受到舌向的外力。由于各牙间邻面接触的对抗作用,使𬌗力的传导方向更接近于轴向力,对固定桥的固位影响小。

(2)基牙受力的运动方式(以双端固定桥为例)

1)颊舌向运动

①当一后牙双端固定桥受到均衡的颊向或舌向的咬合力时,若两端基牙稳固,固位体的固位力良好,则两端基牙沿同轴以第一杠杆作用形式向颊或舌侧旋转移动,其支点线位于两基牙根尖 1/3 与中 1/3 交界的连线上。

②当一端基牙受到从舌侧向颊侧外力时(这种力是不均衡的),冠向颊侧,根尖略向舌侧移动,支点位于根中及根尖 1/3 交界处,会产生整体性旋转移动,迫使另一端基牙向舌侧移动,其结果:若两端基牙稳固、固位体的固位力良好,则对桥的固位影响小;若另一端固位力差,则固位体易松动,基牙则会受损、松动。所以在固定桥的设计中,要求两端基牙的支持力和固位体的固位力应基本相等。

2)近远中向运动:当固定桥受到向近中方向的𬌗力时,则两端基牙均以下 1/3 为支点向运中旋转、移动,所受的力将全部支持在基牙牙冠𬌗面远中边缘嵴上。若固位体的固位力差,则固位体会松动、脱落。

3)垂直向运动:若固定桥受到均衡的垂直向𬌗力时,则对固位体及基牙的健康是有利的,因为此力的方向与基牙长轴基本一致,绝大多数的牙周膜纤维受到牵引力。

2. 固定义齿的稳定性

稳定性是指在咀嚼运动中,义齿受到来自各个方向外力时,仍然保持平衡而无翘动现象。固定义齿的稳定性与其固位有很大的关系。其稳定性与义齿的形式和承受𬌗力时产生杠杆作用力的大小有关。

(1)双端固定桥的支点线通过其桥体者,稳定性好,因为桥体承受垂直向𬌗力时,不至于或很少产生杠杆作用。若双端固定桥的桥体不在支点线上,受力时易产生杠杆作用,所以稳定性差,对义齿的固位不利。

(2)单端固定桥最易产生杠杆作用,故稳定性最差。

(3)多基牙固定桥之支点线,形成三角形或四边形,最不易产生杠杆作用,稳定性最好,有利于固定桥的固位。

(六)固定义齿修复的设计

1. 基牙的选择

基牙是固定义齿修复的基础,承担全部的𬌗力,所以要求基牙有足够的支持力,各固位体在基牙上有共同的就位道。选择基牙的基本原则是:基牙能使固定桥获得足够的固位力;基牙能够承担额外的工作负荷;基牙能长期维持在生理限度之内,而不会引起创伤性损害。

(1)牙冠:要求高、大、直,形态与结构应正常。若𬌗面严重磨耗,牙冠变短,牙本质过敏,髓腔易暴露,应慎重考虑;龋坏,应经过完善的治疗;钙化不全、牙冠过小者不宜作基牙。

(2)牙根:要求多、粗、长,牙周膜面积大,承受𬌗力大。根过短,冠根比例不协调者不宜作基牙,一般要求临床牙冠与牙根比例为 1∶2 或 2∶3,起码为 1∶1。在正常情况下,各牙支持𬌗力的大小,按顺序排列为第一磨牙、尖牙、第二磨牙、前磨牙、切牙。

(3)牙髓应健康:基牙最好选活髓牙。对死髓牙应经过完善的根管治疗,消除感染,观察一段时间无不适反应后才考虑选作基牙。

(4)牙周组织应健康

①龈组织应健康:不能有炎症、溢脓现象,不能有病理性的牙周袋。

②基牙应稳固:若有松动,应找出原因进行治疗,恢复稳固后才考虑。

③牙周膜:是固定桥得以支持的基础。牙周膜面积大的牙齿可选作基牙。

④牙槽骨:主要作用是支持牙齿,对殆力的反应敏感,所以牙槽骨的健康与否,直接影响固定义齿的支持作用。

(5)基牙的数目:在正常情况下选择基牙的数目是比较容易的,一般是基牙和缺失牙的比例为2∶1,在临床上有时为2∶2、2∶3,甚至2∶4,要视具体情况而定。

(6)增加基牙的原则:为了分散殆力,减轻某个较弱基牙的负担,就应在弱的基牙端增加基牙,以使两端基牙受的殆力保持平衡。

2. 固位体的设计

固位体是连接基牙和桥体的部分,并能抵抗来自各个方向的外力,将此外力传导到基牙上,自身牢固地黏着在基牙上,从而良好地发挥固定义齿的功能,它是固定义齿成功的关键部分。

(1)固位体应具备的条件

①应有良好的固位形和抗力形,不会因外力而变形、松动或脱落、损坏。

②应能保护牙体、牙髓、牙周组织的健康,预防病变的发生。

③应能恢复基牙的解剖外形与生理功能,边缘与基牙密合,表面光滑,有良好的自洁作用。

④应以少磨除牙本质而又能达到固位目的为原则。

⑤应能取得固定义齿所需的共同就位道。

⑥所用的材料应有良好的加工性能、机械强度、化学性能及生物相容性,经久耐用、无毒、不腐蚀、不变色、不刺激口腔组织。

(2)固位体的类型及其选择

①冠外固位体:包括部分冠和全冠,是最理想的一种固位体,固位力强且美观,磨除的牙体组织也较少。部分冠固位体包括铸造3/4冠及开面冠,切割的牙体组织少,其固位力比嵌体强。铸造3/4冠不覆盖基牙的唇面、颊面,所以比锤造的开面冠美观,常用作前牙及双尖牙固位体。全冠固位体是固位力最大的一种,适用于缺失牙较多、桥体跨度较长的固定义齿。金属与塑料、金属与烤瓷联合的固位体,美观且固位力大,既可用于前牙,又可用于后牙,更适于基牙变色、釉质发育不全、畸形和牙体缺损者。

②冠内固位体:即嵌体,其固位作用比其他两种都差;外形线较长,容易产生继发龋;牙体组织切磨较深,易使牙髓遭受物理或化学刺激。年轻患者因髓腔大、髓角高,易损伤牙髓,临床上较少用。缺牙间隙小于正常,殆力小或对固位体的固位力要求不高者,可选用冠内固位体。

③根内固位体:主要是桩冠,其固位作用良好,能良好的恢复牙冠外形,且美观。但一定要选死髓牙、冠缺损过多、已经做过完善的根管治疗者。

(3)固位体设计中应注意的问题

①两端固位体的固位力应大致相等:应提高固位力差的一端的固位力,往往采用增加基

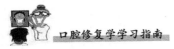

牙的措施。

②所有的固位体之间应有共同的就位道:若选用桩冠作固位体时,因受根管方向的限制,不易求得共同就位道,可利用桩钉或铸造金属核,黏固于根管内,再在核形上制作全冠,这样容易求得共同就位道。

③倾斜基牙固位体的设计:若基牙倾斜不明显,可制作改良式 3/4 冠,即在颊面、舌面预备邻轴沟。若基牙倾斜明显时,应设计成套筒冠固位体。

(4)提高固位体固位力的方法:固位体固位力的大小,取决于基牙的条件、固位体的类型及基牙预备的质量。

①全冠的固位力最好,但基牙轴面聆向聚合不宜过大,各基牙轴壁聆龈向接近平行,并与就位道方向一致。

②3/4 冠固位体在制备基牙时,除要求各基牙的近远中轴壁的聆龈向尽可能接近平行,与就位道方向一致外,应使其邻轴沟在片切面内尽量伸长,有足够的深度,以防舌向旋转脱位,必要时可在舌隆突上制备一与邻轴沟相平行的针道。

③嵌体的固位效果最差,作为固位体时,应要求洞型有足够的深度,点角、线角应清晰,必要时应增加辅助固位形,或制成所谓"嵌体冠",以满足固位之要求。

3. 桥体的设计

桥体的功能是占据缺失牙的位置,恢复缺失牙的功能与形态,是固定义齿的重要组成部分,其设计合理与否,直接影响修复的效果及牙颌系统的健康。

(1)桥体应具备的条件

①应能恢复缺失牙的形态与功能,对口腔的硬软组织无刺激。

②应舒适美观,自洁作用好,合乎口腔卫生要求。

③应有足够的机械强度,硬度大、耐磨,可承受正常的聆力而不变形、不折断。

④化学、物理性能稳定和有良好的组织相容性。

(2)桥体的类型:取决于所用的材料。

1)根据桥体所用的材料分为:

①金属桥体:其机械强度高,经久耐用,不易磨损,但不美观,仅用于后牙桥,适用于缺牙间隙小、聆龈距离低的患者。其适应范围小,如卫生桥。

②非金属桥体:全部用塑料或全瓷制成,它与固位体一起制成塑料桥或全瓷桥。

a. 塑料桥:硬度低,易磨损,理化性质不稳定,易变形、老化、变色,对黏膜刺激性大,仅用于暂时性固定义齿。

b. 全瓷桥:硬度大,化学性能稳定,组织相容性良好,但脆性较大,成形和加工困难,故目前很少应用。

③金属与非金属联合桥体:是比较理想的一种,兼顾金属桥体和非金属桥体两者的优点,是目前临床上普遍采用的一种。

a. 金属与塑料联合桥体:前牙桥和后牙桥都可用。因塑料易磨损,故在前牙的舌侧面和后牙的聆面用金属恢复,以增强耐磨性。目前多用光固化型树脂和热压固化型复合树脂,其硬度大,耐磨,体积和颜色稳定,操作方便。

b. 金属与烤瓷联合桥体:前牙固定义齿和后牙固定义齿都可用。目前应用最广的是烤瓷熔附金属桥体,先制作桥体的金属基底核并与固位体相连,再在其表面熔附烤瓷而成。

2)根据桥体龈端与牙槽嵴的关系分为:

①接触式桥体:是临床上较常用的一种,一般在拔牙后 3 个月较合适,根据牙槽嵴形状又可分成三种:

a. 盖嵴式:最为常见,适用于光滑圆突的牙槽嵴,仅唇侧或颊侧与牙槽嵴接触,较美观,容易清洁。

b. 圆球式:伤口尚未长平,牙槽窝有一较小的凹陷,桥体龈端呈一球面与其相接触,但锥间隙较大,不美观,目前较少应用。

c. 圆锥式:伤口完全没有长好,牙槽窝有一明显的凹陷,患者急于修复,则将桥体龈端插入牙槽窝内,其插入的深度为冠长的 $1/3 \sim 1/4$,目前已很少用。

②悬空式桥:桥体为金属,龈端呈凸形,不与牙槽嵴接触,和黏膜之间有 $3 \sim 5$ mm 的空隙,有利于食物通过而不积聚,自洁作用较好,故俗称卫生桥,主要用于后牙。

(3)桥体设计中应注意的问题

1)桥体的𬌗面:桥体的𬌗面是其咬合功能面,与咀嚼功能有直接的关系。

①𬌗面的形态应根据对颌牙及邻牙𬌗面磨耗情况,恢复桥体𬌗面的解剖形态。

②咬𬌗面积的大小与咀嚼功能应成正比关系。为减轻基牙的负担,应适当的减小𬌗力,其措施为:减小桥体𬌗面颊舌径的宽度。一般说来桥体𬌗面颊舌径的宽度为缺失牙的 $2/3 \sim 1/2$,缺少一颗牙者,其桥体𬌗面颊舌径的宽度可减小 15%;缺失两颗牙者,应减小 25%;缺失三颗牙者应减小 35%～50%;减小桥体𬌗面舌侧近远中径;减小基牙𬌗面中心点连线(即支点线)与桥体𬌗面边缘之间的距离,使固定桥绕支点线旋转的力矩减小,基牙承受的杠杆作用力减小,有利于基牙的健康。

2)桥体的龈面:在拔牙后 3 个月修复较为合适,不会因牙槽嵴的吸收使其龈端出现间隙。

①桥体龈端与黏膜接触的紧密度应合适,过紧则压迫黏膜发白或有疼感,过松者易积食物,影响口腔卫生。

②龈端应高度光滑,以减少菌斑附着。

③龈端所用的材料以烤瓷最为理想,其次是金属,再次是烤塑或热凝塑料,室温固化型塑料最差,不宜采用。

3)桥体轴面:即桥体的唇颊面和舌(腭)面,应恢复缺失牙的解剖形态,以利美观、龈组织的健康和自洁作用。应从以下几个方面考虑:

①应正确恢复桥体唇、颊和舌、腭侧的外形突度,以利对黏膜产生生理性按摩作用。

②在不影响美观的前提下,应尽量扩大桥体舌侧邻间隙,以利自洁作用。

4)桥体的大小、形态、位置、色泽均应与同名牙齿相对称,与邻牙相协调。

5)桥体的龈缘线应与邻牙的龈缘线相协调。

(4)桥体的强度:主要指桥体的抗弯强度。

1)影响桥体挠曲变形的因素

①𬌗力的大小是主要因素。

②桥体金属𬌗面的厚度、宽度和长度:在相同条件下,桥体挠曲变形的量与桥体厚度和宽度的立方成反比,与桥体长度的立方成正比。

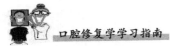

③材料的机械强度:在材料本身具有的应力极限值之内,桥体不会发生挠曲变形。

④桥体的结构形态:对挠曲变形的影响较大,桥体截面形态为平面形者,例如"工"字形、拱形、角铁形者易发生挠曲变形。

2)提高桥体抗挠变形的措施

①桥体的金属部分,应采用具有一定机械强度的金属材料。

②适当增加桥体金属𬌗面的厚度。

③正确设置增力桥架。

④金属烤瓷桥体的金属底层桥架应制作得当:其连接部分应有一定的厚度,连接处形成圆弧形,以增强抗挠能力。

⑤适当减小𬌗力:𬌗力是引起挠曲变形的主要原因之一。对于基牙体积小、𬌗龈距离短、咬𬌗过紧、桥体长而致𬌗力大者,应减小𬌗力。

4. 连接体的设计

连接体是固位体和桥体的连接部分,可分为不动连接和可动连接两种。

(1)不动连接体:是把固位体和桥体连接成一个完全不动的整体。其适用范围最广,除半固定桥的可动端采用可动连接体以外,其余类型的固定桥都用不动连接体。要求连接体应位于相当于天然牙的接触区,即切端或𬌗方1/2部位;接触面积不少于4 mm^2;其周围外形应为椭圆形;𬌗方或舌、颊侧应有正常的外展隙;焊区应高度磨光,有利于自洁作用。

其制作方法有两种:整体铸造法和焊接法。

①整体铸造法在制作固位体和桥体蜡型时,就把两者用蜡连接在一起,进行包埋、铸造完成,如3/4冠桥、金属烤瓷全冠桥等。

②焊接法是分别将固位体和桥体金属部分做好后,用焊合金把两者焊在一起。适用于铸造法和锤造法的固定义齿,对于多单位的长桥更合适。

(2)可动连接体:又称半固定桥,种类较多,一般由栓道和栓体组成。栓道是位于可动连接端的固位体内,呈凹形;栓体则位于该端桥体上,呈凸形。当栓体嵌合于栓道内即形成活动关节,也可称为栓道式附着体。最常用的有两种:

①"T"形栓道:要求基𬌗面有足够宽的颊舌径,对抗水平向和垂直向外力的能力较强,易取得共同的就位道,但不能抵抗𬌗向力。

②中轴支持形栓道:𬌗面的栓道向对侧伸展,经过中轴,这样𬌗面之力更接近于垂直方向,可减少基牙的倾斜运动,固位作用比较好,对基牙也有一定的保护作用。适用于桥体体积较大,基牙比较脆弱的病例,主要用于后牙缺失,一端基牙强大、稳固者。但由于对基牙的损伤较大,制作麻烦,故在临床上很少使用。

(七)固定义齿修复后可能出现的问题及处理

1. 基牙疼痛

(1)戴后短期内出现疼痛者,多因有咬合创伤,调改咬合后便可消失。

(2)与邻牙接触过紧,或黏固剂压迫牙龈者,处理后数日内也会消失。

(3)就位道不大一致,有牙周膜损伤者,数日后也会自愈。

(4)若疼痛持久不愈,或戴后一段时间才出现者,可能是𬌗力过大,基牙支持力不足,或有龋病发生,应拆除修复体,治疗后重做。

2. 龈炎

固位体边缘过长、不贴合,食物嵌塞,桥体龈端不密合或压迫过紧等原因所致者,应拆除重做。

3. 基牙松动

修复体殆力过大,基牙支持力不足、负担过重而使牙槽骨吸收所致,应拆除重做。

4. 继发龋

因固位体边缘不密合,黏固剂溶解,食物嵌塞所致者,应拆除修复体,进行治疗后重做,或改设计。

5. 固定义齿松动

(1)多因固位体固位力不足,或固位体未完全就位而致固定桥翘动,勉强黏固。

(2)殆力不平衡而致创伤殆。

(3)黏固剂失效或粉与液的比例不当致调拌过稀、过稠。

(4)设计不当、牙体制备不合要求。

(5)固位体的制作有缺陷。

6. 固定桥机械性破坏

久用磨损、塑料老化变色或咬硬物时用力过大,致塑料或瓷折裂、脱落,可换牙面。若桥体折断,则应重做。

7. 固定义齿的修理

更换或修理牙面,可直接在口内进行,尤其前牙桥更容易;双端松动者,可取下消毒后重粘,或重新烤瓷,否则应拆除重做。

8. 固定义齿的拆除

(1)完整取出法:如双端松动者,或久用后部分黏固剂溶解,均可采用此法。

(2)切开取出法:一般是将固位体切破后取出,修复体则被破坏,需重做。

三、题例

(一)选择题

【A型题】

1. 牙列缺损给患者带来的影响不包括
   A. 咀嚼功能减退
   B. 吞咽功能减退
   C. 发音功能障碍
   D. 影响美观
   E. 引起牙龈炎、牙周炎或颞下颌关节紊乱病

2. 固定桥的优点不包括
   A. 稳定、固位、支持良好,能充分恢复因缺牙而丧失的部分咀嚼功能
   B. 与原牙列中的同名牙大小和外形相似,无异物感,不影响舌的功能活动
   C. 磨除牙体组织多,适用范围小
   D. 美观性高
   E. 合力由桥基牙分担承受

3. 固定义齿的组成不包括
   A. 固位体
   B. 桥体
   C. 连接体
   D. 基牙
   E. 人工牙

4. 复合固定桥包括牙的单位一般为
   A. 2个或2个以上
   B. 3个或3个以上

C. 4 个或 4 个以上

D. 1 个或 1 个以上

E. 5 个或 5 个以上

5. 目前最少用的固定桥是

A. 双端固定桥

B. 单端固定桥

C. 半固定桥

D. 复合固定桥

E. 以上固定桥均常用

6. 应力中断式固定桥又称

A. 双端固定桥

B. 单端固定桥

C. 半固定桥

D. 复合固定桥

E. 固定-可摘联合桥

7. 悬臂固定桥又称

A. 双端固定桥

B. 单端固定桥

C. 半固定桥

D. 复合固定桥

E. 固定—可摘联合桥

8. 磨除基牙牙体组织最少的固定桥是

A. 双端固定桥

B. 单端固定桥

C. 半固定桥

D. 黏结固定桥

E. 固定—可摘联合桥

9. 选择固定桥基牙的条件不重要的是

A. 基牙的支持能力

B. 基牙的固位能力

C. 基牙的共同就位道

D. 基牙的牙周组织健康

E. 基牙必须是活髓

10. 具有下列哪种情况的牙不能作为固定桥的基牙

A. 高度适宜,形态正常,牙体组织健康

B. 牙根粗长、稳固

C. 经过彻底的牙髓治疗的死髓牙

D. 牙槽骨吸收超过根长 1/2 的牙

E. 轴向位置基本正常的牙

11. 牙周膜面积最小的恒牙是

A. 上颌侧切牙和下颌中切牙

B. 上下颌尖牙

C. 上下颌双尖牙

D. 上下颌第一磨牙

E. 上下颌第二磨牙

12. 牙周膜面积最大的恒牙是

A. 上颌侧切牙和下颌中切牙

B. 上下颌尖牙

C. 上下颌双尖牙

D. 上下颌第一磨牙

E. 上下颌第二磨牙

13. 日常生活中,咀嚼食物所需要的殆力一般为

A. 5～10 kg

B. 10～23 kg

C. 22～68 kg

D. 70 kg

E. 75 kg

14. 在桥基内由屈应力所产生的力矩反应称

A. 挠曲变形

B. 内压力

C. 外张力

D. 曲矩

E. 屈应力反应

15. 表面应力关系的描述,错误的是

A. 单端固定桥的连接体初应力小于双端固定桥

B. 上前牙固定桥产生的应力大于下前牙固定桥产生的应力

C. 基牙牙周支持力强,则应力小,反之则应力大

D. 固定桥的连接体强度越大,则应力越小

E. 固定桥桥体的长、宽、厚及材料性能等影响表面应变

16. 与基牙近远中方向移位有关的因素包括
    A. 固位体固位力
    B. 桥体的长度
    C. 受力是否平衡
    D. 基牙稳固
    E. 以上均是

17. 固定桥若有中间基牙,此基牙的固位体不应选择
    A. 烤瓷熔附金属全冠修复
    B. 3/4 冠
    C. 铸造全冠
    D. 开面冠
    E. 嵌体

18. 关于基牙的支持作用,错误的是
    A. 多根、根长而粗壮的牙比单根、根短小的牙支持骀力的能力大
    B. 单根牙若根横截面呈扁圆或根尖部弯曲者比锥形牙根的支持作用好
    C. 多根牙牙根分离宽比融合根支持作用好
    D. 临床冠根的比例以 1：2 或 2：3 最差
    E. 临床冠根的比例以 1：2 或 2：3 最好

19. 固定桥的设计是否合理的判断条件是
    A. 固位体的设计是否合理
    B. 基牙的条件是否合适
    C. 桥体设计是否合理
    D. 桥体所受力是否在牙周储备量的限度之内
    E. 固定桥美观方面是否合理

20. 固定桥基牙选择,正确的是
    A. 右上 2 缺失,右上 1 3 为基牙
    B. 左上 2 3 缺失,左上 1 4 为基牙
    C. 右上 7 8 缺失,右上 6 为基牙
    D. 左下 2 3 缺失,左下 1 4 为基牙

21. 桥体与龈面关系中,不重要的是
    A. 接触面积小

    B. 桥体龈面高度抛光
    C. 桥体有足够的强度
    D. 与黏膜接触良好
    E. 悬空式桥体龈端与龈面保持一定的间隙,便于清洁

22. 好的固位体应具备
    A. 有良好的固位形和抗力形
    B. 各固位体之间应有共同的就位道
    C. 材料性能好,边缘密合度高,外形美观,符合解剖形态和生理功能
    D. 能保护牙体组织和牙体活力
    E. 以上条件均应具备

23. 临床上较少选用冠内固位体的原因是
    A. 对牙体组织切割较深
    B. 外形线较长,是防龋的薄弱环节
    C. 固位体组织面离牙髓较近,容易使牙髓受物理和化学刺激
    D. 固位力较弱
    E. 以上均是原因

24. 固位桥最理想的固位体是
    A. 单面嵌体
    B. 双面嵌体
    C. 高嵌体
    D. 金属烤瓷全冠
    E. 桩核冠

25. 对固位体固位力的影响因素中,不重要的是
    A. 基牙的条件
    B. 固位体的类型
    C. 黏结剂的类型
    D. 牙体预备的质量
    E. 咬合力量

26. 固位体设计中,错误的是
    A. 嵌体的固位效果最差
    B. 桥体跨度越长,越弯曲,骀力越大者,固位体的固位力越小
    C. 基牙两端的固位体固位力应基本相等

D. 各固位体之间必须有共同的就位道

E. 应防止基牙牙尖折裂

27. 桥体应达到的要求包括

A. 恢复缺失牙的形态和功能,形态和色泽应符合美观和舒适的要求

B. 有良好的自洁作用,符合口腔卫生要求

C. 后牙桥体的宽度和𬌗面解剖形态的恢复,应尽可能考虑减轻基牙的负担

D. 有足够的机械强度,化学性能稳定

E. 以上均是

28. 仅作为暂时性固定桥的桥体是

A. 金属桥体

B. 金属与塑料联合桥体

C. 金属与树脂联合桥体

D. 烤瓷熔附金属桥体

E. 塑料桥体

29. 悬空式桥体与黏膜之间的间隙为

A. 1 mm

B. 2 mm

C. 3~5 mm

D. 6 mm

E. 7 mm

30. 接触式桥体的优点不包括

A. 咀嚼时桥体与基牙的生理动度对牙槽嵴黏膜起到按摩作用

B. 部分𬌗力经桥体龈端传递于牙槽嵴,减缓牙槽嵴吸收

C. 桥体龈端与牙槽嵴黏膜接触,便于恢复缺失牙的颈部边缘外形

D. 有较好的自洁作用

E. 有利于恢复发音功能

31. 桥体𬌗面形态应做到

A. 边缘嵴形态要正确恢复

B. 桥体𬌗面应形成颊沟和舌沟

C. 桥体与固位体之间应形成一定的内、外展隙及邻间隙

D. 𬌗面功能牙尖与对颌牙的接触应均匀

E. 以上各点均应做到

32. 桥体的颊舌径宽度一般为缺失牙宽度的

A. 2/3~1/2

B. 1/3~2/3

C. 1/3~1/4

D. 1/2

E. 1/3~3/4

33. 固定桥修复应在拔牙后

A. 1 个月

B. 2 个月

C. 3 个月

D. 4 个月

E. 5 个月

34. 各类材料制作的桥体最光滑的是

A. 塑料桥体

B. 铸造金属桥体

C. 锤造金属桥体

D. 表面上釉的烤瓷桥体

E. 以上几种均很光滑

35. 在恢复桥体龈端时注意点不包括

A. 桥体修复的时间

B. 桥体龈端的形式

C. 桥体𬌗面的大小

D. 桥体龈端与牙槽嵴黏膜接触的密合度

E. 桥体龈端光滑度

36. 影响桥体的因素包括

A. 制作桥体材料的机械强度

B. 桥体金属层的厚度及长度

C. 桥体的结构形态

D. 𬌗力的大小

E. 以上均包括

37. 抗挠曲能力最差的桥体结构形态是

A. "工"字形

B. 平面形

C. "T"形

D. 三角形

E. 以上均差

38. 固定连接体与基牙在近中或远中面的接触区面积不应小于
   A. 1 mm²
   B. 2 mm²
   C. 3 mm²
   D. 4 mm²
   E. 5 mm²

39. 活动连接体仅适用于
   A. 双端固定桥
   B. 单端固定桥
   C. 半固定桥
   D. 黏结固定桥
   E. 固定—可摘联合桥

40. 固位体和桥体金属基底蜡型保留的瓷层厚度为
   A. 0.5 mm
   B. 0.5~1 mm
   C. 1~1.5 mm
   D. 1.5~2 mm
   E. 2 mm 以上

41. 固定桥黏固后引起牙龈炎的原因不包括
   A. 黏结剂未去尽
   B. 固位体与基牙不密合
   C. 菌斑附着
   D. 牙龈组织受压
   E. 接触点不正确

【B型题】

42~45题
   A. 固定桥黏固于基牙上并与桥体相连接的部分
   B. 固定桥修复缺失牙的形态和功能部分
   C. 基牙
   D. 固定桥桥体与固位体之间的连接部分
   E. 桥体与固位体连接成整体的连接体

42. 桥体是

43. 固位体是

44. 固定连接体是

45. 连接体

46~50题
   A. 双端固定桥
   B. 种植体固定桥
   C. 固定—可摘联合桥
   D. 单端固定桥
   E. 半固定桥

46. 被称为完全固定桥的是

47. 一端的固位体为固定连接体,另一端的固位体为活动连接的固定桥是

48. 仅一端有固位体,桥体与固位体之间为固定连接的固定桥是

49. 以各种骨内种植体作为固定桥的支持和固位端制成的固定桥是

50. 可以自行摘戴的固定桥是

51~53题
   A. 咀嚼力
   B. 咀嚼压力
   C. 内应力
   D. 牙周潜力
   E. 屈应力

51. 当咀嚼肌收缩时所能发挥的最大力量是

52. 除了咀嚼食物所用的压力外,牙周组织中还储备的力量是

53. 在咀嚼运动中个别牙或部分牙发挥的力量是

【系列选择题】

   50岁,男性,1│12 和 876│678 缺失,│2疼痛,松动Ⅱ°,│3近中邻面中龋,其余牙均健康,殆关系正常。

54. 修复前的准备中最不重要的工作是
   A. 拔除│2

B. 余牙调𬌗

C. 治疗⌐3

D. 洁治

E. 口腔卫生宣教

55. 将⌐2拔除后,下颌缺失类型属 Kennedy 分类的

A. 第一分类一亚类

B. 第一分类二亚类

C. 第二分类

D. 第三分类

E. 第四分类

56. 上颌缺失正确的设计是

A. 以 2⌐3 为基牙固定义齿修复

B. 以 3 2⌐3 为基牙固定义齿修复

C. 以 2⌐3 4 为基牙固定义齿修复

D. 以 3 2⌐3 4 为基牙固定义齿修复

E. 以上设计均可以

57. 上颌固定义齿戴入后半年出现牙龈出血,检查发现固位体颈缘有结石可钩住探针。牙龈出血的原因是

A. 基牙受力过大

B. 牙冠过大

C. 固位体合面外形不佳

D. 固位体边缘与基牙不密合

E. 口腔卫生不良

58. 最应做的治疗是

A. 拆除固定桥

B. 服用抗生素

C. 全口洁治

D. 牙周冲洗

E. 可不处理

43 岁男性,上颌前牙固定修复 3 年,现出现松动,咬合疼痛,口腔检查:⌐2缺失,1⌐3烤瓷固定桥修复,1⌐3 为烤瓷全冠固位体,边缘均不密合,⌐1 远中和⌐3 近中邻面可探及深龋,⌐3 叩诊(＋＋),牙龈红肿,无牙周袋,余牙健康,咬合正常。

59. 治疗前最需要的辅助检查是

A. 基牙的 X 线检查

B. 基牙的牙髓活力检测

C. 基牙的松动度检查

D. 基牙的𬌗干扰检查

E. 以上均需要做

60. 若⌐3 X 线片示根尖有阴影,则引起咬合疼的可能原因是

A. ⌐3急性牙髓炎

B. ⌐3急性牙周炎

C. ⌐3急性龈乳头炎

D. ⌐3急性牙龈炎

E. ⌐3急性根尖周炎

61. 原固定修复体松动的原因是

A. 原固定修复体破损

B. 原固定修复体边缘不密合

C. 牙龈炎

D. 牙周炎

E. 基牙预备不良

62. 拆除不良修复体后应先做

A. ⌐3根管治疗

B. 洁治

C. ⌐1拔除

D. ⌐3拔除

E. ⌐1根管治疗

63. 若⌐1 3 经正确的牙体治疗后,最佳的修复方法是

A. 烤瓷全冠固定桥修复

B. 可摘义齿修复

C. 铸造金属固定桥修复

D. 全黏膜支持式可摘义齿修复

E. 以 3/4 冠做固位体固定义齿修复

(二)名词解释

1. 固位体

2. 桥体

3. 连接体

4. 双端固定桥

5. 半固定桥

6. 单端固定桥

7. 复合固定桥

8. 固定—可摘联合桥

(三)填空题

1. 固定义齿由＿＿＿＿、＿＿＿＿、＿＿＿＿三部分组成。

2. 固定义齿的固位力主要是＿＿＿＿、＿＿＿＿和＿＿＿＿的协同作用而产生。

3. 根据结构不同,固定桥的分为＿＿＿＿、＿＿＿＿、＿＿＿＿、＿＿＿＿。

(四)问答题和论述题

1. 固定义齿由几部分组成,类型有哪些?

2. 试述固定义齿固位体的类型有哪些,在设计中应注意的要点。

3. 桥体设计中应注意的问题是什么?

4. 提高桥体抗挠变形的措施有哪些?

5. 如何处理固定义齿修复后出现的问题?

6. 说明固定义齿设计的基牙选择条件。

7. 说明提高固位体固位力的方法。

四、参考答案

(一)选择题

【A型题】

1. B　2. C　3. D　4. C　5. B　6. C
7. B　8. D　9. E　10. D　11. A　12. D
13. B　14. D　15. A　16. E　17. E　18. E
19. D　20. A　21. C　22. E　23. E　24. D
25. E　26. B　27. E　28. E　29. C　30. D
31. E　32. A　33. C　34. D　35. C　36. E
37. B　38. D　39. C　40. C　41. B

【B型题】

42. B　43. A　44. E　45. D　46. A
47. D　48. E　49. B　50. C　51. A　52. D
53. B

【X型题】

54. E　55. A　56. B　57. E　58. C

59. A　60. E　61. B　62. A　63. A

(二)名词解释

1. 固位体:是指黏固于基牙上的嵌体、部分冠、全冠等,包括:冠内固位体、冠外固位体、根内固位体。

2. 桥体:即人工牙,是固定桥修复缺失牙的形态和功能的部分。

3. 连接体(connecter):是固定桥桥体与固位体之间的连接部分,可分为:不动连接和可动连接。

4. 双端固定桥:又称完全固定桥。固定桥两端固位体与桥体之间的连接形式为固定连接,当固位体黏固于基牙后,基牙、固位体、桥体连接成一个不动的整体,组成新的咀嚼单位。

5. 半固定桥:又称应力中断式固定桥,桥体一端的固位体为固定连接,另一端的固位体为活动连接。活动连接体在桥体的部分制成栓体,将嵌合于基牙固位体上的栓道内。

6. 单端固定桥:又称悬臂固定桥,这种固定桥仅一端有固位体,且与桥体间为不动连接体;另一端完全游离,无任何支持。

7. 复合固定桥:由上述两种或三种基本类型的固定桥组合而成。

8. 固定—可摘联合桥:或称桥体可摘式固定桥,是由固定部分(固位体)和可摘部分(桥体)组成,通过其间的附着体的机械嵌合作用相互连接,借助摩擦力和约束力使桥体得以固位和支持。

(三)填空题

1. 固位体　桥体　连接体

2. 约束力　摩擦力　黏着力

3. 双端固定桥　半固定桥　单端固定桥　复合固定桥

(四)问答题和论述题

1. 答:固定义齿由固位体、桥体和连接体组成。根据固定义齿的结构分为:双端固定桥、半固定桥、单端固定桥、复合固定桥及特殊结构的固定桥如种植固定桥、固定-可摘联合桥、黏结固定桥。

2. 答:(1)固位体的类型

①冠外固位体:包括部分冠和全冠,是最理想的一种固位体,固位力强且美观,磨除的牙体组织也较少。

②冠内固位体:即嵌体,其固位作用比其他两种都差;外形线较长,容易产生继发龋;牙体组织切磨较深,易使牙髓遭受物理或化学刺激。

③根内固位体:主要是桩冠,其固位作用良好,能良好的恢复牙冠外形,且美观。

(2)固位体设计中应注意的问题

①两端固位体之固位力应大致相等:应提高固位力差的一端的固位力,往往采用增加基牙的措施;

②所有的固位体之间应有共同的就位道:若选用桩冠作固位体时因受根管方向的限制,不易求得共同就位道,可利用桩钉或铸造金属核,黏固于根管内,再在核形上制作全冠,这样容易求得共同就位道;

③倾斜基牙固位体的设计:若基牙倾斜不明显,可制作改良式 3/4 冠,即将颊、舌面预备邻轴沟。若基牙倾斜明显时,应设计成套筒冠固位体。

3. 答:(1)桥体的𬌗面

①𬌗面的形态应根据对颌牙及邻牙𬌗面磨耗情况,恢复桥体𬌗面的解剖形态。

②咬合面积的大小与咀嚼功能应成正比关系。减小桥体𬌗面颊舌径的宽度。一般说来桥体𬌗面颊舌径的宽度为缺失牙的 1/2~2/3,减小桥体𬌗面舌侧近远中径;减小基牙𬌗面中心点连线(即支点线)与桥体合面边缘之间的距离。

(2)桥体的龈面:在拔牙后 3 个月修复较为合适,不会因牙槽嵴的吸收使其龈端出现间隙。

①桥体龈端与黏膜接触的紧密度应合适。

②龈端应高度光滑,以减少菌斑附着。

③龈端所用的材料以烤瓷最为理想,其次是金属。

(3)桥体轴面

应恢复缺失牙的解剖形态,以利美观、龈组织的健康和自洁作用。

①应正确恢复桥体唇、颊和舌、腭侧的外形凸度。

②在不影响美观的前提下,应尽量扩大桥体舌侧邻间隙,以利自洁作用。

(4)桥体的大小、形态、位置、色泽均应与同名牙齿相对称,与邻牙相协调。

(5)桥体的龈缘线应与邻牙的龈缘线相协调。

4. 答:(1)桥体的金属部分,应采用具有一定机械强度的金属材料。

(2)适当增加桥体金属𬌗面的厚度。

(3)正确设置增力桥架。

(4)金属烤瓷桥体的金属底层桥架应制作得当:其连接部分应有一定的厚度,连接处形成圆弧形,以增强抗挠能力。

(5)适当减小𬌗力:𬌗力是引起挠曲变形的主要原因之一。对于基牙体积小、𬌗龈距离短、咬合过紧、桥体长而致𬌗力大者,应减小𬌗力。

5. 答:(1)基牙疼痛:①戴后短期内出现疼痛者,多因有咬合创伤,调改咬合后便可消失;②与邻牙接触过紧,或黏固剂压迫牙龈者,处理后数日内也会消失;③就位道不大一致,有牙周膜损伤者,数日后也会自愈;④若疼痛持久不愈,或戴后一段时间才出现者,可能是𬌗力过大,基牙支持力不足,或有龋病发生,应拆除修复体,治疗后重做。

(2)龈炎:固位体边缘过长、不贴合,食物嵌塞,桥体龈端不密合或压迫过紧等原因所致者,应拆除重做。

（3）基牙松动：修复体殆力过大，基牙支持力不足、负担过重而使牙槽骨吸收所致，应拆除重做。

（4）继发龋：因固位体边缘不密合，黏固剂溶解，食物嵌塞所致者，应拆除修复体，进行治疗后重做，或改设计。

（5）固定义齿松动：①多因固位体固位力不足，或固位体未完全就位而致固定桥翘动，勉强黏固；②殆力不平衡而致创伤殆；③粘固剂失效或粉与液的比例不当致调拌过稀、过稠；④设计不当、牙体制备不合要求；⑤固位体的制作有缺陷。

6. 答：基牙是固定义齿修复的基础，承担全部的殆力，所以要求基牙有足够的支持力，各固位体在基牙上有共同的就位道。选择基牙的基本原则是：基牙能使固定桥获得足够的固位力；基牙能够承担额外的工作负荷；基牙能长期维持在生理限度之内，而不会引起创伤性损害。

（1）牙冠：要求高、大、直，形态与结构应正常，若殆面严重磨耗，牙冠变短，牙本质过敏，髓腔易暴露，应慎重考虑；龋坏，应经过完善的治疗；钙化不全、牙冠过小者不宜作基牙。

（2）牙根：要求多、粗、长，牙周膜面积大，承受殆力大。根过短，冠根比例不协调者不宜作基牙，一般要求临床牙冠与牙根比例为 1：2 或 2：3，起码为 1：1。在正常情况下，各牙支持殆力的大小，按顺序排列为第一磨牙、尖牙、第二磨牙、前磨牙、切牙。

（3）牙髓应健康：最好是活髓牙，对死髓牙应经过完善的根管治疗，消除感染，观察一段时间无不适反应后才考虑选作基牙。

（4）牙周组织应健康

①龈组织应健康：不能有炎症、溢脓现象，不能有病理性的牙周袋。

②基牙应稳固：若有松动，应找出原因进行治疗，恢复稳固后才考虑。

③牙周膜：是固定桥得以支持的基础。牙周膜面积大的牙齿可选作基牙。

④牙槽骨：主要作用是支持牙齿，对殆力的反应敏感，所以牙槽骨的健康与否，直接影响固定义齿的支持作用。

（5）基牙的数目：在正常情况下选择基牙的数目是比较容易的，一般是基牙和缺失牙的比例为 2：1，在临床上有时 2：2、2：3，甚至 2：4，要视具体情况而定。

（6）增加基牙的原则：为了分散殆力，减轻某个较弱基牙的负担，就应在弱的基牙端增加基牙，以使两端基牙受的殆力保持平衡。

7. 答：固位体固位力的大小，取决于基牙的条件、固位体的类型及基牙预备的质量。

（1）全冠的固位力最好，但基牙轴面殆向聚合不宜过大，各基牙轴壁殆龈向接近平行，并与就位道方向一致。

（2）3/4 冠固位体在制备基牙时，除要求各基牙的近远中轴壁的殆龈向尽可能接近平行，与就位道方向一致外，应使其邻轴沟在片切面内尽量伸长，有足够的深度，以防舌向旋转脱位，必要时可在舌隆突上制备一与邻轴沟相平行的针道。

（3）嵌体的固位效果最差，作为固位体时，应要求洞型有足够的深度，点角、线角应清晰，必要时应增加辅助固位形，或制成所谓"嵌体冠"，以满足固位的要求。

（蓝菁 赵明哲 王强）

第十四章　可摘局部义齿

第一节　概　述

一、学习重点

1. 掌握可摘局部义齿的概念、支持方式。
2. 了解可摘局部义齿的适应证、优缺点。

二、学习提纲

可摘局部义齿是指利用口内余留的天然牙、黏膜、牙槽骨作支持,借助义齿的固位体及基托等部件装置取得固位和稳定,用以修复缺损的牙列及相邻的软、硬组织,患者能够自行摘戴的一种修复体。

（一）适应证、禁忌证与优缺点

1. 适应证

(1)适用于各种牙列缺损,尤其是游离端缺牙者。

(2)缺牙伴有牙槽骨、颌骨或软组织缺损者。

(3)可作为过渡性修复,或拔牙前的即刻义齿修复。

(4)基牙或余留牙松动不超过Ⅱ°,牙槽骨吸收不超过 1/2 者,修复牙列缺损的同时可做松动牙固定形成可摘义齿夹板。

(5)需在修复缺失牙的同时,适当加高垂直距离者。

(6)唇、腭裂不能或不愿外科手术,需要以基托封闭腭部裂隙者。

(7)因基牙过度倾斜、倒凹大等,且不愿或不接受固定义齿牙体预备所必要的磨改牙体组织,或主动要求做可摘局部义齿者。

(8)不能耐受固定义齿修复牙体预备时过敏不适又不同意麻醉的患者。

(9)年老体弱、全身健康条件不允许做固定义齿修复者。

2. 禁忌证

(1)缺牙间隙或颌龈距过小者。

(2)生活不能自理,有误吞义齿危险的患者。

(3)对丙烯酸树脂过敏又无其他材料可取代或个别患者对义齿的异物感明显又无法克服者。

3. 优点

(1)适应范围广,费用较低。

(2)磨除基牙牙体组织较少。

(3)对基牙要求不高。

(4)制作简单,取戴方便,易于清洁。

(5)损坏后便于修补、衬垫和添加。

(6)对伴有软硬组织缺损者,可适当恢复外形,效果较好。

4. 缺点

(1)异物感明显,需一定的适应时间。

(2)影响发音,引起恶心。

(3)稳定性较差,且咀嚼效率明显低于固定义齿。

(4)若设计不合理,制作质量差或口腔卫生差,还可损伤基牙及黏膜组织,出现菌斑牙石堆积、龋病及牙周炎的发生,加速牙槽嵴吸收,颞下颌关节疾患等不良后果。

(二)类型及支持方式

依据支架制作方法不同分为:弯制式与整体铸造支架式。

依据支持方式不同分为:牙支持式、黏膜支持式、混合支持式。

(三)牙列缺损修复的类型及选择

常规修复牙列缺损的方法有可摘局部义齿、固定局部义齿。

固定义齿与可摘局部义齿的区别。

第二节 可摘局部义齿的组成及其作用

一、学习重点

1. 掌握人工牙选择的原则,熟悉人工牙的作用、种类。

2. 掌握基托的要求,熟悉基托的作用、种类。

3. 掌握𬌗支托的作用与要求。

4. 掌握固位体的功能、种类,了解固位体应具备的条件。掌握直接固位体的组成、作用、要求。

5. 掌握大连接体的作用、种类与要求。熟悉小连接体的作用、要求。

二、学习提纲

(一)人工牙

1. 作用

(1)替代缺失的天然牙以恢复牙弓的完整性。

(2)建立正常咬合、排列和邻接关系以恢复咀嚼功能。

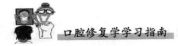

(3)辅助发音。

(4)恢复牙列外形和面形。

(5)防止口内余留牙伸长、倾斜、移位及骀关系紊乱。

2．选择原则

(1)人工前牙的选择原则

①满足切割功能，达到语言和美观方面的要求。

②形态、大小和色泽应与同名牙和相邻牙对称协调。

③排牙应参考余留邻牙、对颌牙和缺牙区牙槽嵴情况。

④颜色应与患者的肤色、年龄相称，与天然牙颜色相匹配。

⑤尽量选用成品牙，特殊情况可个别制作。

(2)人工后牙的选择原则

①尽量选用硬质塑料牙、瓷牙或铸造金属牙。

②形态、颜色应与同名牙和相邻牙协调。

③排牙应当减数、减径，增加食物排溢沟。

④颊面垂直高度应与余留牙相协调。

3．分类

(1)按制作材料分为塑料牙、瓷牙、金属牙[含金属骀(舌)面牙及金属牙]。

(2)按人工牙骀面形态不同分为解剖式牙、非解剖式牙和半解剖式牙。

(二)基托

1．功能

(1)连接作用。

(2)修复缺损。

(3)传递骀力。

(4)固位及稳定作用。

2．类型

据材料不同分金属基托、塑料基托、金属网加强塑料基托。

3．制作要求

(1)伸展范围：原则上在保证义齿固位、支持和稳定的条件下，应适当缩小基托的范围。最大伸展范围：上颌基托的后缘应盖过上颌结节，伸展至翼颌切迹，中部应止于硬软腭交界处稍后的软腭处；下颌基托的后缘应覆盖磨牙后垫的 $1/3 \sim 1/2$；基托的唇、颊侧边缘应伸至黏膜转折处，边缘要圆钝，不宜伸展到组织倒凹区。

(2)厚度：塑料基托 $1.5 \sim 2$ mm，金属基托约 0.5 mm。

(3)与基牙及邻牙的关系：位于天然牙的非倒凹区，边缘与牙密合而无压力，近龈缘区基托应缓冲。

(4)与黏膜的关系：应密合而无压力，上颌结节颊侧、上颌硬区、下颌隆突、内斜嵴、骨尖等部位应缓冲。

(5)形态与美学要求：组织面与其下组织外形一致，密合无压痛；磨光面高度磨光，边缘均匀圆钝；颊面、舌腭面的基本形态为凹斜面。

（三）牙合支托

1. 作用

（1）支持、传递牙合力。

（2）稳定义齿。

（3）防止食物嵌塞和恢复牙合关系。

（4）根据牙合支托的位置，可确定游离缺失局部义齿的旋转轴。

2. 要求

（1）位置：一般位于天然牙的牙合面近远中边缘嵴上，尤其是近缺牙区邻面牙合边缘嵴上。咬合过紧者，放在上颌磨牙的颊沟或下颌磨牙的舌沟处。

（2）大小、形态：铸造金属牙合支托呈圆三角形，近牙合缘处较宽，向中心变窄；底面与支托窝相密合呈球凹接触关系；侧面观近牙合边缘嵴处最厚，向中心渐薄；轴线角圆钝。长度约为 1/4 磨牙或 1/3 前磨牙的近远中径，宽度应为 1/3 磨牙或 1/2 前磨牙的颊舌径，厚度为 1～1.5 mm。

（3）材料：一般用牙用铸造合金制作。

（4）与基牙的关系：牙合支托凹底应与基牙长轴垂线约呈 20°（磨牙）或 10°（前磨牙）左右仰角。

（5）厚度：不应影响就位与咬合，一般为 1～1.5 mm。

（四）固位体

1. 功能

固位体主要具有固位、稳定、支持三种作用。

2. 要求

（1）有一定固位力，保证义齿在正常的咀嚼功能状态时不致脱位。

（2）非功能状态时，对基牙不应产生静压力。

（3）摘戴义齿时，对基牙应无侧方压力，不损伤基牙。

（4）符合美观要求，尽量少显露金属，尤其前牙区。

（5）合理设计，不应损伤口内的软硬组织。

（6）与基牙密合。

（7）固位体的颊、舌臂和各固位体间应尽量有交互对抗作用。

（8）应尽量避免在口内使用不同种类的金属。

（9）制作固位体的材料应具有良好的生物学性能。

3. 种类

（1）直接固位体

①冠外固位体：卡环、套筒冠固位体、冠外附着体。

②冠内固位体：主要为冠内附着体。

（2）间接固位体

①作用

a. 防止游离端义齿牙合向脱位，减少因义齿转动而造成对基牙的损伤。

b. 对抗侧向力，防止义齿旋转和摆动。

c. 分散𬌗力,减轻基牙及基托下组织承受的𬌗力。

②设计:间接固位体作用力大小与其放置的位置有关。间接固位体到支点线的垂直距离最好等于或大于游离端基托远端到支点线的垂直距离。

③种类

a. 支托类:尖牙支托、切支托、附加的𬌗支托。

b. 卡环类:连续卡环、邻间钩。

c. 金属舌板、金属腭板。

d. 延伸基托。

4. 各类直接固位体的组成、作用和要求

(1)卡环:防止义齿𬌗向脱位、下沉、转位和移位,也起一定支撑和稳定作用。

卡环的结构、作用和要求——以三臂卡环为例:

①卡环臂:位于倒凹区,是产生固位作用的主要部分。卡环臂的起始部分放置在非倒凹区,起稳定作用,防止义齿侧向移位。

②卡环体:连接卡环臂、𬌗支托和小连接体的坚硬部分。阻止义齿龈向和侧向移动,起稳定和支持义齿的作用,支持卡环臂起固位作用。位于非倒凹区但不影响咬合。

③小连接体:为卡环包埋于基托内或与大连接体相连的部分,起连接作用,不能进入基托或软组织倒凹区。

④𬌗支托。

(2)卡环与观测线的关系

①模型观测器。

②观测线:又称导线,指按共同就位道描画的,用以区分硬、软组织的倒凹和非倒凹区的分界线。在基牙则为观测方向下基牙轴面最突点的连线,亦可称为基牙导线。导线龈向部分为基牙倒凹区,𬌗向部分为非倒凹区。

③导线类型

Ⅰ型:基牙向缺隙相反方向倾斜时所画出的观测线。

倒凹区:主要位于基牙的远缺隙侧,近缺隙侧倒凹小。

特点:远缺隙侧距𬌗面近,近缺隙侧距𬌗面远。

Ⅱ型:基牙向缺隙方向倾斜所画出的观测线。

倒凹区:主要位于基牙的近缺隙侧,远缺隙侧倒凹小。

特点:近缺隙侧距𬌗面近,远缺隙侧距𬌗面远。

Ⅲ型:基牙向颊侧或舌侧倾斜时所画出的观测线。

倒凹区:基牙的近远缺隙侧均有明显的倒凹,非倒凹区小。

特点:近缺隙侧、远缺隙侧都距𬌗面近。

④卡环与导线的关系

Ⅰ型导线卡环:正形卡环,固位作用和卡抱稳定作用良好。

Ⅱ型导线卡环:分臂卡环、上返卡环,有一定的固位作用,稳定作用较差。

Ⅲ型导线卡环:高臂卡环或下返卡环,有一定的卡抱和稳定固位作用。

（3）卡环的种类

按制作方法分类：

①铸造卡环

a.圆环形卡环：单臂卡、双臂卡、三臂卡环、圈形卡环、回力卡环、对半卡环、联合卡环、延伸卡环、倒钩卡环、尖牙卡环等。

b.杆形卡环（锥形卡环）：I形杆卡、变异杆卡（分臂卡）、T形卡环、U形卡环、L形卡环、C型卡环等。

②锻丝卡环

a.按卡环形态分：圈卡、回力卡、对半卡等。

b.按卡臂数量分：单臂卡、双臂卡、三臂卡。

c.按与观测线的关系分：一型、二型、三型卡环。

（4）常用的各种卡环

①单臂卡环。

②双臂卡环。

③三臂卡环。

④环形卡环：多用于远中孤立的、向近中颊侧倾斜的上颌磨牙和向近中舌侧倾斜的下颌磨牙。

⑤对半卡环：用于基牙前后均有缺隙的孤立的双尖牙或磨牙。

⑥长臂卡环：用于近缺牙区第一个基牙松动或基牙外形差，不能获得足够的固位性倒凹时。

⑦连续卡环：多用于牙周夹板。

⑧联合卡环：用于基牙的牙冠短而稳固，相邻牙之间有间隙或有食物嵌塞等情况者。

⑨回力卡环：用于前磨牙或者尖牙作为末端基牙的游离缺失患者，基牙牙冠较短，或者是锥形牙。有应力中断作用。

⑩倒钩卡环（下返卡环）：用于倒凹区在支托同侧下方的基牙，有较大的组织倒凹而无法设计杆形卡环者。

⑪尖牙卡环。

⑫杆式卡环：用于后牙游离端缺失的邻缺隙区的基牙。

（5）卡环的组合应用

1）混合型卡环。

2）RPI卡环组。

①用于：远中游离端义齿。

②组成

a.近中𬌗支托 { 基牙可保持不动
使用时，鞍基和卡环同时下沉，卡环和基牙不接触，基所受的扭力小
加大了牙槽嵴的负担
其小连接体有对抗义齿向远中脱位的作用

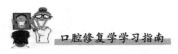

$$\text{b. 邻面板}\begin{cases}\text{与卡环臂有拮抗作用}\\\text{防止义齿的脱位,又不对基牙造成损害}\\\text{在水平方向的稳定作用很强}\\\text{防止食物嵌塞}\\\text{有利于美观}\end{cases}$$

c. 杆:对基牙损伤小,固位好,美观。

③优点

a. 游离端邻缺隙基牙受力小,方向接近牙长轴。

b. I形杆卡与基牙接触面小,美观且患龋率低。

c. 邻面导板防止义齿与基牙间食物嵌塞,同时起舌侧对抗卡环臂的作用。

d. 近中支托小连接体可防止游离端义齿远中移位。

e. 游离端基托下组织受力增加,但作用力垂直于牙槽嵴且较均匀。

3)RPA卡环组

①用于:远中游离端义齿,口腔前庭深度不足,基牙下存在软组织倒凹,或观测线低,接近颈缘,均不宜使用I形杆的患者。

②组成:近中𬌗支托、邻面板和圆环形卡环。

③卡环固位臂的坚硬部分应止于牙颊面的观测线上缘,弹性部分进入倒凹区,将卡环臂的坚硬部分向𬌗方上移是不正确的设计。

4)其他类型的组合卡环。

(6)悬锁卡环。

5. 套筒冠

6. 附着体

(五)连接体

1. 大连接体

(1)作用

①连接义齿各部分形成一个整体。

②传导和分散𬌗力至其他基牙和邻近的支持组织。

③可以缩小义齿的体积并增加义齿的强度。

(2)类型与要求

①腭杆

a. 前腭杆:腭隆突之前部,腭皱襞之后部,厚约 1 mm,宽约 8 mm,离开龈缘至少 4～6 mm。

b. 后腭杆:腭隆突之后,颤动线之前,两端微弯向第一、二磨牙之间,厚 1.5～2.0 mm,宽 3.5 mm。

c. 侧腭杆:位于腭隆突的两侧,离开龈缘 4～6 mm,与牙弓并行,用于连接前后腭杆。

②腭板:由前腭杆向前伸展至前牙舌隆突之上而形成腭板,向左右两侧延伸形成马蹄状腭板,在与后腭杆连接呈"天窗"腭板,覆盖全腭区成全腭板。

③舌杆:位于下颌舌侧龈缘与舌系带、黏膜皱褶之间,距牙龈缘 3～4 mm,厚 2～3 mm,宽 3～4 mm。

与黏膜的关系:牙槽嵴垂直形者,舌杆与黏膜平行接触;倒凹形者,舌杆在倒凹之上或在倒凹区留出间隙;斜坡形者,舌杆与黏膜轻轻接触;义齿易下沉者,舌杆预留 0.5 mm 缓冲间隙。

④舌板:常用于口底浅、舌侧软组织附丽高、舌隆突明显者,尤其前牙松动需夹板固定者;舌系带附丽过高不能容纳舌杆者;舌侧倒凹过大不宜使用舌杆者。

⑤唇颊杆:用于前牙或前磨牙区过于舌向或腭向位,组织倒凹大,影响义齿就位或因舌系带附丽接近龈缘,不宜安放舌基托或舌杆者。

2. 小连接体

(1)作用:把义齿上的各部件与大连接体相连接。

(2)要求:与大连接体垂直相连,不能进入倒凹区。放在邻牙间外展隙内的小连接体,表面光滑,较细,但有足够的强度。与基托相连的小连接体,表面粗糙或做成一定的机械连接形状,应余留空隙以利于基托塑料包绕。

第三节 牙列缺损与可摘局部义齿的分类

一、学习重点

1. 掌握 Kennedy 牙列缺损分类法。
2. 了解王征寿分类法。

二、学习提纲

(一)Kennedy 牙列缺损分类法

以缺牙所在的部位及牙缺隙数目分为四类:

第一类:牙弓两侧后部牙缺失,远中为游离端,无天然牙存在。

第二类:牙弓一侧后部牙缺失,远中为游离端,无天然牙存在。

第三类:牙弓一侧后牙缺失,且缺隙两端均有天然牙存在。

第四类:牙弓前部牙缺失,天然牙在缺隙的远中。

除第四类外,其余三类均有亚类。亚类是指除主要缺隙外,另存的缺隙数目的统称。若前后均有缺牙,以后缺隙为主。若牙弓两侧后牙都有缺失,则以游离端缺牙为基准。

(二)可摘局部义齿的王征寿分类法

根据缺牙部位与基牙的位置关系以及义齿设计形式来划分,并与牙缺隙侧与卡环数一起,以数码命名,共分为六类。

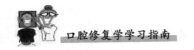

第四节　可摘局部义齿设计的原则

一、学习重点

1. 掌握固位力及其影响因素,调节固位力的具体措施;义齿不稳定的原因、临床表现以及消除义齿转动性不稳定的方法。熟悉可摘局部义齿应达到的基本要求。

2. 掌握固位设计原则,稳定设计原则,咬合设计原则,连接设计原则,殆学的原则。熟悉生物学与生物力学原则,加强设计原则,美学的原则。熟悉固位力的组成。

3. 掌握 Kennedy 第一类牙列缺损的义齿设计,Kennedy 第二类牙列缺损的义齿设计,Kennedy 第三类牙列缺损的义齿设计,Kennedy 第四类牙列缺损的义齿设计。了解固定—可摘修复体的设计要点。

二、学习提纲

(一)可摘局部义齿应达到的基本要求

1. 适当地恢复咀嚼功能

2. 保护口腔组织的健康

3. 义齿应有良好的固位和稳定作用

4. 舒适

5. 美观

6. 坚固耐用

7. 容易摘戴

(二)可摘局部义齿的固位和稳定

1. 固位与固位力

可摘局部义齿的固位是指义齿在口内就位后,不因口腔生理运动的外力向殆向或就位道相反方向脱位。抵抗脱位的力称固位力。

(1)固位力的组成:摩擦力、吸附力、大气压力和重力。

(2)固位力及其影响因素。

1)摩擦力

①弹性卡抱力。

影响因素:

a. 脱位力的大小和方向。

b. 基牙倒凹的深度和坡度。

c. 卡环的形态、长短和粗细。

d. 卡环材料的弹簧刚度和弹性限度。

②义齿制锁状态所产生的摩擦力。

制锁状态是指义齿由于设计的就位道与功能状态中义齿实际的脱位方向不一致而造成的约束状态。义齿受邻牙约束的部分称制锁区。就位道与脱位道的方向之间形成的角度称制锁角。进入制锁角内的义齿部件及阻止其脱位的牙体间产生摩擦力称制锁力。制锁角越大,固位力越大。

③相互制约状态所产生的摩擦力。

基牙越分散,侧向力越大,脱位力越小,固位力越大。同理,缺牙间隙越多,固位力越大。

2)吸附力与大气压力。

(3)调节固位力的具体措施

①增减直接固位体的数目。固位力的大小与固位体的数目成正比。一般 2～4 个固位体。

②选择和修整基牙的固位倒凹。深度应小于 1 mm(铸造的偏小,不宜超过 0.5 mm)坡度应大于 20°。

③调整基牙间的分散程度:基牙越分散,固位力增强。

④调整就位道。改变义齿就位道方向,使基牙的倒凹深度、坡度以及制锁角的大小改变处于最佳状态,即可达到增减固位力的目的。

⑤调节卡环臂进入倒凹区的深度和部位。当基牙倒凹过大而又无法磨改时,卡环臂不一定进入最深部位。

⑥选用刚度和弹性限度较大的固位体材料。

⑦选用不同制作方法的卡环。需纵向固位力强者,用铸造卡环。需横向固位力强者,用锻丝卡环。

⑧合理利用不同类型的连接体。使用有弹性的连接体进入基牙的部分倒凹区,可增强固位作用,减少食物嵌塞。

⑨利用制锁作用来增强固位效果。

⑩充分利用吸附力、大气压力来协同固位。

2. 可摘局部义齿的稳定

稳定即指义齿在行使功能中,始终保持平衡而无局部脱位,不存在义齿明显地围绕某一支点或转动轴发生转动等不稳定现象。

(1)义齿不稳定的原因:义齿不稳定有两种情况:一是义齿无支持而均匀下沉;二是义齿在牙弓上有支点或转动轴而产生的转动。

①支持组织的可让性。

②支持组织之间可让性的差异。

③可摘局部义齿结构上形成转动中心或转动轴。

(2)义齿不稳定的临床表现:下沉、翘起、摆动、旋转。

(3)义齿转动性不稳定的消除方法:平衡法、对抗法、消除支点法。

(4)义齿不稳定现象的临床处理方法

①翘起:支点的另一端增加平衡基或间接固位体,同时利用近缺牙区基牙的远中倒凹固位或远中邻面的制锁作用抗衡。

②摆动:在支点或牙弓的对侧放置直接固位体或间接固位体;减小人工牙牙尖斜度以减小侧向𬌗力,达到咬合平衡;加大基托的面积等。

③旋转:减小人工牙𬌗面的颊舌径,加宽𬌗支托;利用卡环体部环抱稳定作用或义齿一端

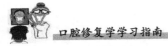

邻面基托的制锁作用;使用分臂卡环对抗旋转。

④下沉:增加平衡基牙,增加平衡距或缩短游离距;尽量伸展义齿游离端区的基托面积;利用前牙区设置间接固位体;减小游离端的𬌗力,可减轻义齿的下沉。

(三)可摘局部义齿的设计原则

1. 生物学与生物力学原则

(1)生物学原则

①修复体的材料对人体无害。

②恰当恢复功能。

③宜设计铸造支架式可摘局部义齿。避免过多磨切牙体组织,义齿部件应与口腔组织密合。

④不应妨碍周围组织、器官的正常功能性活动。

⑤患者容易适应。

(2)生物力学原则

2. 固位设计的原则

(1)基牙选择原则

①选择健康牙做基牙:牙冠长短合适、有一定倒凹、牙体牙周健康、牙周膜面积大、支持力较大的牙为首选基牙。

②患病牙做基牙:牙体、牙髓疾病经彻底治疗后;轻度牙周病、经治疗并得到控制者可做基牙。

③选择固位形好的牙做基牙:倒凹深度不超过 1 mm,坡度大于 20°。

④基牙数目:一般 2~4 个。

⑤基牙位置:首选近缺牙间隙的牙做基牙。选用多个基牙时,彼此愈分散愈好。

(2)就位道选择原则与方法

①选择原则

a. 便于患者摘戴。

b. 根据义齿的固位需要选择就位道。

c. 根据义齿的稳定需要选择就位道。

d. 所选择的就位道不应导致义齿与邻牙间出现过大的空隙,尤其在前牙区应防止出现过大的相邻间隙而影响美观。

e. 在口腔预备时,应根据所设计的就位道,对基牙外形进行必要修整。

②方法:平均倒凹法、调节倒凹法。

③选择就位道的一般规律:个别前牙或后牙缺失,或单间隙连续缺牙时采用调凹式就位道,而缺牙多且间隙多时采用均凹式便于义齿摘戴。

(3)直接固位体(卡环)的设计原则

①不能因设计固位体而损伤基牙。

②固位体的数目、分布与基牙的位置、数目的选择原则相同。

③按导线设计卡环,也可根据义齿固位和稳定的需要,适当调整导线和卡环的类型。

④不损害基牙。

⑤卡环臂进入基牙倒凹的深度要合适。

⑥避免卡环臂对基牙产生侧向力和扭力。

⑦卡环与基牙表面要密合,接触面积尽可能小。

⑧当基牙牙周健康状况差、固位形态差或缺牙多,尤其是游离端缺牙,游离距显著大于平衡距而牙槽嵴支持力较差时,应增加固位体(增加基牙)。

⑨增加基牙原则应靠近弱基牙,由线支承转变为面支承形式。

⑩兼顾美观、舒适及义齿的摘戴方便。

3. 稳定设计的原则

(1)加大平衡距增加平衡力。

(2)补偿义齿支持组织可让性之间的差异。

(3)变混合支持形式为单一支持形式。

4. 咬合设计的原则

(1)人工牙𬌗面形态的恢复应符合固位、稳定的需要:纵向支承线型义齿应减低人工牙牙尖高度、减颊舌径;游离端义齿应缩小人工牙颊舌径、近远中径,增加溢食沟。

(2)根据义齿的𬌗力支持形式设计人工牙𬌗面形态和恢复咀嚼功能

①基牙支持形式:人工牙𬌗面的大小可接近相应的天然牙。

②黏膜组织支持形式:非游离端义齿应加深𬌗面沟槽、减小人工牙颊舌径和增加溢食沟;游离端义齿应减小近远中径或减数、减低牙尖斜度、咬合无早接触。

③混合支持形式:基牙情况良好而支持组织条件较差者,人工牙应尽量靠近基牙,使𬌗力主要由基牙来负担。反之,应减小基牙负担。

(3)恢复或适当加高垂直距离

①缺牙伴余留牙𬌗面严重磨耗而使咬合垂直距离降低的患者。

②上颌前牙缺失的中度深覆𬌗患者,或缺牙区对颌牙造成与基牙锁𬌗的患者,调磨伸长牙无法取得基托间隙和𬌗支托间隙时。

(4)改善余留牙咬合关系。

(5)人工牙的选择

①成品塑料牙:用于缺牙间隙的近远中径和𬌗龈距离正常或稍小者。

②个别制作的塑料牙:用于缺牙间隙过大、牙形、牙色异常。

③金属𬌗面人工牙:适用于缺牙区𬌗龈距离过低的患者。

④金属牙:个别缺牙、间隙小、𬌗龈距过低者。

⑤瓷牙:仅适用于多个后牙连续缺失、𬌗龈距离大,缺牙区牙槽嵴丰满,对颌牙牙周健康的患者。

(6)合理排牙。

5. 连接设计的原则

(1)连接设计的目的:有利于义齿的固位、稳定,并将𬌗力传递、分布于基牙和相邻的支持组织,使义齿所受的𬌗力能较合理的分布。还可增强义齿的强度,减小义齿的面积,有利于患者的发音和减少不适感。

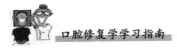

（2）连接体设计原则

①有一定强度、质坚韧、不变形、不断裂，能承担殆力及传递殆力。

②不影响周围组织的功能性活动。

③根据不同位置、受力情况和组织情况等，可呈不同的大小、外形和厚度。

④不进入软组织倒凹区。组织面应缓冲不压硬区，应远离龈乳突区和游离龈。

（3）连接体类型的选择：刚性连接一般用于缺牙较少、基牙健康状况好的义齿连接；弹性连接常用于缺牙多，基牙健康状况差，尤其是用于游离端较多缺牙的连接设计。

（4）连接设计应尽量减小义齿异物感

①尽量减小义齿体积。

②合理安排连接部件的位置。

6. 加强设计的原则

（1）义齿折断的好发部位

①修复小的缺牙间隙及咬合紧的低间隙的义齿，位于人工牙腭舌侧基托处及人工后牙殆面支托连线处。

②前后均有缺牙，中间孤立牙的腭舌侧基托处。

③下颌后牙游离端缺失，近缺牙区基牙的舌侧基托处或前牙舌侧部位的基托处。

④加强丝设计有不当处。

⑤塑料基托过薄或有气泡的部位。

⑥上颌多数牙缺失时，前部腭中缝处或其两侧的基托。

（2）折断的原因

①义齿存在过分薄弱区域。

②造成局部应力集中，使破坏力骤增。

③设计制作不当造成义齿折断的隐患。

（3）预防塑料基托式义齿折断的措施

①对义齿薄弱部位的加强

a. 调殆开辟间隙。

b. 埋入加强钢丝，位置正确。

c. 用金属殆、舌面加强，前牙为金属舌面背，后牙为金属殆面。

d. 塑料基托易折裂的区域用铸造网状加强或金属基托替代。

e. 支架的位置、布局应设置合理，使更多的材料参与抵抗压力和张力；对较小缺牙间隙内的连接体适当减少，相对增加塑料的体积。

②在设计和制作义齿时应避免产生应力集中的条件

a. 尽量避免义齿部件形态的突变。

b. 加强丝的走向尽量避免与基托内应力的方向正交。

c. 在义齿制作中避免产生气泡。

7. 殆学的原则

（1）口颌功能协调。

（2）咬合关系稳定。

（3）颌位关系正常。

（4）适当恢复咀嚼功能。

（5）尽可能不改变原有的口腔环境。

（6）修复过程中需纠正患者的不良咬合习惯。

8. 美学原则

（1）社会美。

（2）自然美。

（3）艺术美。

（4）科学美。

（四）牙列缺损的可摘局部义齿分类设计

1. Kennedy 第一类牙列缺损的义齿设计

（1）特点：双侧后牙游离端缺失，设计义齿主要为天然牙与黏膜共同支持形式，多数义齿为面支承型，个别为线支承型。

（2）连接形式：双侧多个后牙游离缺失者，一般用腭杆（上颌）、舌杆（下颌）或基托将两侧相连。双侧个别后牙游离缺失，一般分别做单侧修复，也可双侧相连设计。

（3）设计要点

①1～2 个双侧后牙游离端缺失（8 7 ∣ 7 8 缺失）

a. 基牙选择：常选 2 个基牙。

b. 𬌗支托设计：邻缺隙侧基牙上设计远中𬌗支托，基牙条件差者可设置近中𬌗支托。

c. 间隙卡环位置：一般放在第一前磨牙上，卡环臂端位于第一前磨牙远颊侧。若有美观要求，则卡环臂端置于 4 ∣ 4 近中颊侧。

d. 缺牙区牙槽嵴黏膜支持力弱者可适当减小人工牙的颊舌径或减牙不恢复第三磨牙。

②双侧多个后牙游离缺失，或一侧游离缺牙多，另一侧单个后牙游离缺失

a. 基牙选择：一般 3～4 个基牙，双侧相连。

b. 𬌗支托、间隙卡环设计同上，邻缺隙侧基牙上可设计 RPI、RPA 卡环。

c. 加设间接固位体。

d. 人工牙排列：将人工牙减数或减小颊舌径以减小𬌗力。尽量伸展游离基托范围，增加与基托下组织密合度。

③双侧后牙全部缺失、余留前牙条件差：上颌不设𬌗支托，尖牙放置低位卡环固位，用黏膜支持式；下颌尖牙上设舌隆突支托及唇侧低位卡。

2. Kennedy 第二类牙列缺损的义齿设计

（1）特点：单侧后牙游离端缺失，设计义齿主要为天然牙与黏膜共同支持形式，主要为面支承型义齿。

（2）连接形式：个别后牙游离缺失为单侧义齿设计，多个后牙游离缺失则与对侧牙弓相连。

（3）设计要点

①单侧一个后牙游离端缺失同第一类牙列缺损。

②两个以上后牙游离缺失，对侧无缺牙，牙弓对侧设置直接固位体，两侧用腭杆（上颌）、舌杆或舌板（下颌）或基托相连。

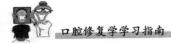

③两个以上后牙游离缺失,对侧有非游离缺牙,同第一类牙列缺损。

④牙弓一侧全部牙缺失:尽量利用牙弓对侧基牙。若余留牙条件差,则用基托相连,也可考虑悬锁卡的设计。若口内仅存个别后牙,尤其存在一定程度松动时,可不设𬌗支托,呈无卡环全基托黏膜支持的义齿。

3. Kennedy 第三类牙列缺损的义齿设计

(1)特点:主要为牙支持式义齿。

(2)连接形式:个别后牙缺失可做单侧义齿修复,缺牙多者可在牙弓对侧选择直接固位体,义齿与缺牙区牙弓对侧相连。

(3)设计要点

①个别后牙缺失

a. 常规选择 2 个基牙。

b. 若邻缺隙基牙条件差时,可增加一个基牙。

c. 缺牙间隙小,应尽量减少缺隙区支架。

d. 由于对颌牙伸长或缺牙𬌗面磨耗造成缺牙区𬌗龈距过低,应设计金属网状加强、金属𬌗面或人工牙、𬌗支托、卡环整体铸造。

e. 对于 2 个基牙的义齿主要防止发生旋转不稳定现象发生,可采用铸造宽𬌗支托、利用邻缺隙基牙邻面倒凹区的制锁作用、采用斜方就位道及颊舌基托与组织面密合等。

f. 第二磨牙缺失,第三磨牙因位置不正常或固位形差不宜选作基牙时,可在其上设置𬌗支托,有利于义齿稳定。

g. 第一前磨牙缺失,间隙较小、𬌗力较小的情况下,为美观起见,尖牙上不设置卡环,卡环位于缺隙的远中。

②多个后牙缺失

a. 在缺牙区对侧牙弓上设置直接固位体,义齿呈面支承式。

b. 基牙条件好,可用连接杆连接;条件差者,可用基托相连。

c. 若对侧牙弓亦有牙缺失,需两侧相连。

4. Kennedy 第四类牙列缺损的义齿设计

(1)特点:前牙缺失,牙与黏膜共同支持形式。

(2)连接形式:一般用基托将前部人工牙连在一起。

(3)设计要点

①单个前牙缺失,常规选择 2 个基牙,基牙常为第一前磨牙。

②第一前磨牙上的间隙卡环臂端位置可根据基牙倒凹区位置、少磨牙原则及美观要求决定。

③人工牙排列避免深覆𬌗,要与相邻的天然牙协调、对称,颜色尽量与天然牙一致。

④尖牙缺失,间隙小、𬌗力不大的情况下,固位体位于缺牙远中,既美观,又因基托减小而少影响发音。但舌侧基托要延伸至侧切牙舌侧。

⑤前牙缺失较多者,增加的基牙一般位于缺牙多的一侧。缺牙多、邻近基牙固位不足时,可向远中延长基托,增加基牙。

⑥唇侧牙槽嵴丰满者可考虑不放基托,以利美观。

⑦前牙缺失采用前斜方就位,使人工牙与天然牙间龈乳突部位的空隙减小,利于人工牙排列与美观。

⑧深覆𬌗的设计

a. 轻度深覆𬌗,可采用调磨下前牙增加切龈距离。

b. 中度深覆𬌗,腭侧基托采用金属网状加强处理。

c. 重度深覆𬌗,腭侧采用铸造金属基托。

d. 下前牙咬及腭黏膜、不愿采用下前牙去髓作大量磨改者,可做矫治性修复。

⑨因美观需要,个别前牙缺失可不设卡环,利用基托与天然牙腭、舌侧外展隙斜面间制锁作用固位,亦可制作隐性义齿。

5. 固定-可摘修复体的设计要点

第五节 可摘局部义齿修复前的检查与准备

一、学习重点

熟悉可摘局部义齿修复前的检查与准备。

二、学习提纲

（一）口腔检查

1. 缺牙区的检查

(1)缺牙的数目和部位。

(2)缺牙的时间和最后拔牙的时间,伤口愈合情况,有无瘢痕组织。

(3)缺牙区有无残留物或病变。

(4)缺牙间隙的近远中距和𬌗龈距离的大小。

(5)缺牙间隙处牙槽嵴的形态和丰满度。

(6)余留牙邻缺隙有无严重倒凹存在。

(7)缺隙处的唇、颊、舌系带形状及附丽情况。

(8)牙槽嵴区有无压痛的骨尖、骨嵴,有无可妨碍义齿就位的软组织倒凹。

2. 余留牙检查

3. 修复体检查

4. 软组织检查

(1)唇颊部。

(2)舌体。

(3)系带。

(4)黏膜。

5. 颌骨检查

6. 颌面部检查

7. 颞下颌关节检查

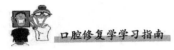

（二）修复前的准备

1. 余留牙的准备

（1）余留牙中的乳牙、多生牙、畸形牙、错位牙的处理。

（2）残冠、残根的处理。

（3）松动牙的处理。

（4）孤立牙的处理。

（5）弱基牙用做基牙时，应该予以加强。

（6）余留牙的咬合调整、充填、人造冠修复或正畸。

（7）余留牙牙体、牙髓病及牙周病治愈后，再进行牙列缺损的修复。

（8）拆除不良修复物，重新设计制作。

2. 缺牙间隙准备

（1）缺隙处的残根、残余感染、骨尖、游离骨片应手术去除。

（2）对颌伸长牙应磨短，必要时可将牙髓失活后大量磨改；过度伸长且无保留价值者应拔除。

（3）缺隙两侧余牙邻面倒凹过大，应按共同位道修改形态。

（4）邻近缺隙的系带附丽不利于基托伸展和排牙者，应做手术修正。

3. 颌骨的准备

牙槽嵴修整术；组织移植、植骨；牙槽嵴加高术或种植基牙。

4. 软组织处理

第六节　可摘局部义齿的制作

一、学习重点

1. 熟悉口腔预备，制取印模和灌制模型，转移颌位关系，模型设计，确定正中咬合关系的方法。

2. 了解排牙及基托蜡型的要求；了解支架制作、装盒的方法及步骤。

二、学习提纲

（一）口腔预备

1. 清除牙结石和软垢

2. 修整牙体形态和调整咬合关系

（1）修整缺牙间隙两侧邻牙的过大倒凹及义齿范围内余留牙倒凹。

（2）调整基牙倒凹的深度和坡度。

（3）磨改对𬌗的伸长牙、余留牙较陡的牙尖和尖锐的边缘嵴。

（4）个别前牙缺失，修复时应修改两侧邻牙的形态，多数前牙缺失，下前牙略前伸者，需磨改下前牙切缘斜面。

（5）前牙缺失伴重度深覆𬌗者缺乏基托间隙，调磨下前牙切缘。

3. 胎支托间隙的预备

(1)预备原则

①胎支托凹一般预备在邻缺隙侧基牙的胎面近、远中边缘嵴处,尖牙可在舌隆突,切牙可在切缘。

②若上下颌牙咬合过紧,或对颌牙伸长,或牙磨耗而致牙本质过敏者,则不要勉强预备,也可设置在不妨碍咬合接触处——如上颌的颊沟,下颌的舌沟。

③尽量利用上下牙咬合状态的天然间隙,尽量少磨牙。

④胎边缘有充填物时,尽量不放于充填物上,若无法避开,则应扩展到充填区外的牙体组织上。

⑤按要求制备支托凹大小与形态。

⑥必要时可磨改对颌牙。

(2)支托凹的预备

①后牙支托凹的预备

a. 位置:一般置于邻缺隙侧基牙的胎面边缘嵴中点处。

b. 形状:胎支托凹底面呈匙形。胎支托长度一般为磨牙胎面近远中径的 1/4,前磨牙胎面近、远中径的 1/3;宽为胎面颊舌径的 1/3～1/2,胎支托凹在基牙胎面边缘嵴处最宽,向胎中央逐渐变窄小。胎支托凹的深度,一般为 1～1.5 mm,其底部与基牙长轴垂线成约 20°仰角斜面。

c. 预备方法。

②前牙支托凹的预备:尖牙的支托放在舌隆突上。支托凹做在颈 1/3 和中/3 交界处,近远中长 2.5～3 mm,唇舌径宽约 2 mm,切龈径深约 1.5 mm。下颌前牙的支托可置于切角或切缘上,称为切支托;放在两相邻牙切角上,亦称切钩;宽约 2.5 mm,深为 1～1.5 mm。

4. 卡环间隙的预备

(1)要求:隙卡间隙是指通过基牙与其相邻牙胎面间的胎外展隙区。隙卡间隙以 0.5～1.0 mm 为宜,沟底要与卡环丝圆形一致,颊舌外展隙的转角处应圆钝。

(2)预备方法。

(二)制取印模和灌注模型

1. 制取印模

2. 灌制模型

(三)确定、转移颌位关系

1. 确定正中咬合关系的方法

(1)在模型上利用余留牙确定上下颌牙的胎关系。

(2)用蜡胎记录确定上下颌关系。

(3)胎堤记录上下颌关系。

2. 转移颌位关系(上胎架)

3. 口内选排前牙

(四)模型设计

1. 观测模型

2. 确定义齿就位道

(1)确定就位道的方法:由均凹法和调凹法。

(2)义齿就位方向与模型倾斜方向的关系。

3. 确定义齿设计

4. 填倒凹

(五)可摘局部义齿支架的制作

1. 铸造法制作支架

(1)铸造材料和设备。

(2)义齿蜡型(熔模)的制作。

2. 弯制法制作支架

(1)支架弯制前的准备。

(2)支架的弯制。

(六)可摘局部义齿的排牙

1. 选牙

2. 排牙要求

3. 排牙方法

(1)排列前牙。

(2)排列后牙。

(七)可摘局部义齿的完成

1. 完成基托蜡型

(1)基托蜡型的范围。

(2)基托蜡型的厚度。

(3)基托蜡型的外形。

(4)人工牙颈缘。

(5)基托边缘。

(6)喷光蜡型。

2. 装盒

(1)装盒的要求。

(2)装盒的方法:整装法、分装法、混装法。

(3)装盒的步骤。

3. 去蜡、填塞塑料和热处理

4. 开盒和磨光

第七节　戴义齿

一、学习重点

熟悉义齿就位的标志,就位困难的原因及处理方法、医嘱。了解戴义齿前的准备。

二、学习提纲

（一）戴义齿前的准备工作

（二）戴义齿方法和注意事项

1. 就位

（1）义齿就位标志：①卡环、支托落实到位；②基托组织面与黏膜贴合；③义齿无翘动现象。

（2）义齿就位困难的原因及处理的方法

①卡环过紧：轻者磨改基牙体部与卡环间隙处牙体组织，重者重做。

②𬌗支托移位：移位轻微，修改𬌗支托或磨改基牙、支托窝；移位严重，则需去除支托修理。

③基托、人工牙进入软、硬组织倒凹区：明显的突起，可以在导线指示下用目测发现后直接磨去。若阻挡点不明显，可用脱色笔涂色于基牙邻面、余牙舌侧或衬以咬合纸检查，磨除阻挡部分。

④义齿变形：轻度变形可以通过修改支架、基托垫底来纠正，明显变形者应取模重作。

⑤铸造支架式义齿就位困难原因：支架变形、设计不当。

2. 就位后检查、处理

（1）检查基托。

（2）检查支架。

（3）检查颌位关系。

（4）检查咬合关系。

3. 医嘱

（1）初戴义齿会有异物感、语言不清晰、唾液分泌增加和恶心等现象，应逐渐习惯。

（2）义齿应按一定方法摘戴。

（3）应先练习吃软食，适应后再吃正常食物。

（4）义齿应保持清洁，饭后与睡前应摘下洗刷干净。

（5）睡觉时一般不戴义齿，将其浸于冷水中。

（6）戴义齿后如有不能耐受的疼痛，可将义齿摘下泡于清水中，复诊前1～2小时戴上，以便查明原因，予以正确修改。

（7）义齿不合适时应随时复诊。

第八节　复诊与修理

一、学习重点

1. 掌握戴义齿后可能出现的问题及处理方法。

2. 了解可摘局部义齿的修理。

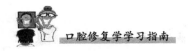

二、学习提纲

（一）戴义齿后可能出现的问题及处理方法

1. 基牙痛

(1)咬合早接触、卡环过紧或人工牙与基牙接触过紧，产生对基牙的推拉力量所致。

(2)义齿设计不当，基牙负担过重。

(3)牙本质过敏。

(4)义齿长期戴用使基牙发生牙体、牙髓、牙周病变等。

处理方法：可通过调𬌗，调整卡环、人工牙与基牙的关系，减轻基牙负担；牙本质脱敏治疗及牙体、牙周病治疗等消除患者基牙的疼痛。

2. 软组织痛

(1)基托边缘过长、过锐，基托组织面有多余的塑料突起；基托进入牙槽嵴倒凹区或牙槽嵴处有骨尖、骨突或骨嵴。应磨改基托边缘、缓冲基托组织面，同时用药物治疗患处。

(2)硬区缓冲不够，应对疼痛区域的基托组织面进行缓冲。𬌗支托折断引起的义齿下沉，应修理义齿，重新放置𬌗支托。

(3)咬合压力过大或过于集中，应调整咬合，减小𬌗力，加大基托以分散𬌗力来解除疼痛。

(4)义齿不稳定：应找出原因，改进义齿的稳定性。

(5)卡环臂过低刺激牙龈，舌侧卡环臂过高或过于凸出而刺激舌缘引起疼痛，应调整卡环臂的位置或改变卡环设计。

3. 固位、稳定不良

(1)卡环不密合或未合理利用倒凹区，可以调整卡环来改善固位。

(2)基托不密合，边缘密封差或基托面积过小。

(3)存在支点，硬区基托缓冲不够，人工牙排列过于偏向唇（颊）、舌侧，通过消除支点，缓冲硬区，调整人工牙排列等方法修改。

(4)卡环数量和分布不当，应改善义齿的设计形式和加强抗转动、移位的措施。

(5)义齿弹跳，卡环臂尖抵住了邻牙，应修改卡环臂。

(6)基牙牙冠小、固位形差，应增加基牙或改变卡环类型。

(7)个别后牙缺失易𬌗向脱落，应改变就位道方向，利用制锁作用。

4. 义齿咀嚼功能差

(1)人工牙低𬌗、𬌗面过小或𬌗面锐度不够，应用加高咬合，加大𬌗面或增加沟槽等方法提高咀嚼功能。

(2)义齿咬合恢复不良，需调整人工牙排列，调整咬合。

(3)恢复的垂直距离过低，需重新建立颌关系，加高垂直距离。

(4)基牙少或牙周情况差、牙槽嵴低平，牙槽嵴黏膜薄，承荷能力差，应增加基牙，加大基托的覆盖面积，提高咀嚼功能。

5. 义齿摘戴困难

卡环过紧，义齿非弹性部分进入硬组织倒凹区，可调整卡环，磨改进入倒凹区域的基托和人工牙。

6. 义齿人工牙咬颊、咬舌

人工牙过于偏向颊侧或舌侧,𬌗平面过低,上下颌牙超𬌗关系不够或因长期缺牙,颊部组织变肥厚、舌体肥大所致。出现此情况时应调整人工牙排列,加大超𬌗关系,升高𬌗平面,加厚颊、舌基托以撑开颊、舌组织,避免咬伤。

7. 食物嵌塞

这主要是由于基托、卡环及金属连接杆与基牙、黏膜组织的不密合而引起,或因义齿的松脱、翘动而造成。可用局部衬垫或修理的方法来改善。

8. 发音障碍

暂时不习惯者,使用一段时间后即可改善。若由于基托过厚、过大或人工牙排列偏于舌侧,应加以修改或重新排列人工牙。

9. 咀嚼肌和颞下颌关节不适

这多由咬合垂直距离恢复过高而引起,可通过降低垂直距离来解决。

10. 恶心和唾液增多

上颌义齿由于基托后缘伸展过多、过厚,或基托后缘与黏膜不贴合,常可引起恶心,处理方法是适当磨改基托后缘及磨薄基托,或进行重衬使基托密合,制作后堤,加强密封。如唾液分泌过多,口内味觉降低,只要坚持戴用,可逐渐习惯。

11. 戴义齿后的美观问题

对患者合理的要求,可尽量修改义齿,必要时重做。

（二）可摘局部义齿的修理

1. 卡环、𬌗支托折断修理

2. 基托折裂、折断的修理

3. 人工牙折断或脱落

4. 余牙拔除后增添人工牙、卡环

5. 基托不密合

6. 义齿低𬌗的处理

三、题例

（一）选择题

【A 型题】

1. 可摘局部义齿固位力的调节中,错误的是
   A. 调整基牙上固位体的固位形,一般倒凹深度大于 1 mm,坡度大于 20°
   B. 利用制锁作用增强固位
   C. 调整卡环臂进入倒凹的深度和部位
   D. 增加直接固位体数目,一般 2～4 个
   E. 用锻丝卡增强横向固位力

2. 前腭杆应位于
   A. 腭皱襞处
   B. 上腭硬区
   C. 腭皱襞之后,上腭硬区之前
   D. 上腭硬区之后
   E. 颤动线之前

3. 牙列缺损应采用𬌗堤记录上下颌关系的情况是
   A. 缺牙少
   B. 末端游离缺失
   C. 前牙缺失
   D. 个别后牙缺失
   E. 对颌牙𬌗面严重磨耗

4. 一般情况下,可摘局部义齿卡环的数目应
   A. 尽可能少

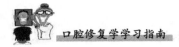

B. 1～2 个

C. 2～4 个

D. 4～6 个

E. 尽可能多

5. 以下不是可摘局部义齿适应证的是

  A. 缺牙伴有牙槽骨、颌骨或软组织缺损者。

  B. 需在修复缺失牙的同时,适当加高垂直距离者。

  C. 游离端缺牙者。

  D. 唇、腭裂不能或不愿外科手术,需要以基托封闭腭部裂隙者。

  E. 生活不能自理者。

6. 金属基托厚度一般为

  A. 0.5 mm

  B. 1.0 mm

  C. 1.5 mm

  D. 2.0 mm

  E. 3.0 mm

7. 前腭杆的厚度约为

  A. 0.5 mm

  B. 1.0 mm

  C. 1.5 mm

  D. 2.0 mm

  E. 2.5 mm

8. 支托具有以下作用,除了

  A. 支持作用

  B. 做间接固位体

  C. 防止食物嵌塞

  D. 固位作用

  E. 恢复咬合接触

9. 关于金属基托的评价,错误的是

  A. 强度高,不易折裂

  B. 体积小且薄,戴用舒适

  C. 不易修理

  D. 制作复杂

  E. 温度传导差

10. 以下表述中,错误的是

A. 延伸卡环的卡臂在临近缺隙的基牙上位于倒凹区,起固位作用

B. 联合卡环有防止食物嵌塞作用

C. RPI 卡环可减小基牙的扭力

D. 孤立磨牙上的圈形卡环的卡臂尖向近中

E. 对半卡环有两面两个𬌗支托

11. 关于局部义齿基托的说法,正确的是

A. 磨牙后垫处应做缓冲

B. 黏膜支持式义齿的基托可适当缩小

C. 塑料基托的温度传导作用好于金属基托

D. 前牙缺失的义齿均须有唇侧基托

E. 基托与天然牙轴面非倒凹区接触,可起卡环对抗臂作用

12. 具有二型观测线的基牙是

A. 近缺隙侧倒凹区小,远离缺隙侧倒凹区大

B. 近缺隙侧倒凹区小,远离缺隙侧倒凹区也小

C. 近缺隙侧倒凹区大,远离缺隙侧倒凹区小

D. 近缺隙侧倒凹区大,远离缺隙侧倒凹区也大

E. 近缺隙侧与远离缺隙侧均无倒凹

13. 以下情况会造成义齿戴用后发音不清,除了

A. 初戴不适应

B. 人工牙排列偏舌侧

C. 腭侧基托过厚

D. 基托后缘过短

E. 腭侧基托后缘不密合

14. 以下选择成品托盘的标准中,错误的是

A. 下颌托盘后缘盖过缺隙前最后一个牙

B. 托盘与牙弓内外侧有 3～4 mm 间隙

C. 翼缘不得超过黏膜皱襞,不得妨碍唇、颊和舌的活动

D. 上颌托盘后缘盖过上颌结节和颤动线

E. 尽量与牙弓协调一致

15. 下列关于可摘局部义齿基托的叙述，错误的是

A. 在保证义齿固位与稳定的前提下，基托应尽量减小

B. 舌腭侧基托的边缘不能进入天然牙舌腭侧倒凹

C. 基托的组织面应设计为凹面，有助于义齿的固位与稳定

D. 整铸支架义齿的基托厚度一般为0.5 mm，塑料基托厚度一般为2 mm

E. 基托与黏膜应密合无压力

16. 按王征寿分类，一侧后牙游离缺失，但修复时不与对侧相连的是

A. 第一类

B. 第二类

C. 第三类

D. 第四类

E. 第五类

17. 义齿固位力与卡环臂进入基牙倒凹的深度和倒凹的坡度的关系是

A. 进入倒凹浅，倒凹坡度大，固位力强

B. 进入倒凹深，倒凹坡度小，固位力强

C. 进入倒凹深，倒凹坡度大，固位力强

D. 进入倒凹浅，倒凹坡度小，固位力强

E. 固位力和倒凹深度和坡度无关

18. 根据Kennedy分类法，8 7 6 | 1 2 7 8 缺失是

A. 第一类第一亚类

B. 第一类第二亚类

C. 第二类第一亚类

D. 第二类第二亚类

E. 第三类第一亚类

19. 卡环臂的起始部分位于基牙轴面的非倒凹区的目的是

A. 起固位作用，防止义齿𬌗向脱位

B. 起固位作用，防止义齿侧向脱位

C. 起稳定作用，防止义齿𬌗向脱位

D. 起支持作用，防止义齿龈向脱位

E. 起稳定作用，防止义齿侧向脱位

20. 基牙在牙弓上的位置，最有利于义齿固位的是

A. 支点线呈弧形

B. 基牙位于牙弓一侧

C. 基牙位于牙弓的前面

D. 基牙位于牙弓后面

E. 支点线呈平面型

21. 能传导咀嚼压力到牙槽嵴黏膜上并起支持和固位作用的是

A. 𬌗支托

B. 基托

C. 卡臂尖

D. 人工牙

E. 连接杆

22. 非解剖式人工牙的牙尖斜度为

A. 0°

B. 10°

C. 15°

D. 20°

E. 30°

23. 可摘局部义齿的组成部分是

A. 基牙、固位体、人工牙、连接体

B. 基牙、固位体、人工牙、连接杆

C. 人工牙、基托、固位体、连接体、𬌗支托

D. 人工牙、基托、固位体、连接杆、𬌗支托

E. 基牙、人工牙、基托、固位体

24. 可摘局部义齿基托与天然牙的接触关系中，错误的是

A. 腭（舌）侧基托边缘与天然牙轴面非倒凹区接触

B. 应进入基牙邻面倒凹区

C. 前牙区基托边缘在舌隆突上

D. 基托对天然牙无压力

E. 近龈缘区基托要做缓冲

25. 杆形卡的固位臂进入基牙唇颊面倒凹的方向是

　　A. 从轴面方向

　　B. 从牙龈方向

　　C. 从近中方向

　　D. 从远中方向

　　E. 从侧面方向

26. 决定基牙观测线位置的是

　　A. 牙长轴

　　B. 外形高点线

　　C. 就位道

　　D. 支点线

　　E. 导线

27. 有应力中断作用,可减小游离缺失末端基牙扭力的卡环是

　　A. 隙卡

　　B. 回力卡环

　　C. 圈形卡环

　　D. 对半卡环

　　E. 三臂卡环

28. 减少游离端义齿𬌗力的方法中,错误的是

　　A. 选用人工塑料牙

　　B. 减小牙尖斜度

　　C. 减少牙单位

　　D. 减小人工牙的颊舌径

　　E. 减少人工牙的咬合接触

29. 可摘义齿中,缺牙间隙的近远中距及𬌗龈距短的情况下,人工牙不宜选用

　　A. 金属𬌗面牙

　　B. 瓷牙

　　C. 塑料牙

　　D. 解剖式牙

　　E. 非解剖式牙

30. 所谓均凹法就是使可摘局部义齿的共同就位道平行于缺隙两端基牙的

　　A. 牙长轴

　　B. 外形高点线

　　C. 观测线

　　D. 牙长轴交角的分角线

　　E. 支点线

31. 塑料义齿磨光时,错误的操作是

　　A. 打磨从粗到细

　　B. 不要破坏基托外形

　　C. 从磨光面到组织面

　　D. 随时变换打磨部位

　　E. 间断打磨以免产热过多

32. 可摘义齿以下部分中,不能实现卡环稳定作用的是

　　A. 卡臂

　　B. 卡体

　　C. 咬合支托

　　D. 小连接体

　　E. 以上都不是

33. 当上下颌牙咬合过紧,且牙本质过敏不能磨出支托窝时,上颌后牙的𬌗支托可以放在

　　A. 近中边缘嵴

　　B. 远中边缘嵴

　　C. 颊外展隙

　　D. 舌沟区

　　E. 颊沟区

34. 设计可摘局部义齿使用观测器的主要作用是

　　A. 确定基牙的外形高点线

　　B. 指导卡环设计

　　C. 确定基牙数目

　　D. 确定支托位置

　　E. 都对

35. 上颌 7654|4 缺失,|5 残根,根充完善,余牙均正常,最合理的设计是

　　A. 活动修复 7654|4

　　B. |5 桩冠,活动修复 7654|4

　　C. |3－5 固定桥,活动修复 7654|

D. 覆盖活动义齿修复$\overline{7654|45}$

E. 种植修复$|4$,活动修复$\overline{7654|}$

36. 间接固位体的作用**不包括**
    A. 辅助固位
    B. 增强义齿稳定
    C. 增强义齿强度
    D. 防止游离端义齿殆向脱位
    E. 防止义齿摆动

37. 对双侧下颌游离缺失的可摘局部义齿基托的要求,**错误**的是
    A. 有良好的封闭
    B. 边缘圆钝,颊舌侧边缘伸展至黏膜皱折处
    C. 不妨碍颊、舌的功能运动
    D. 边缘尽量伸展,后缘完全盖过磨牙后垫
    E. 后缘不必完全盖过磨牙后垫

38. 前腭杆的前缘应
    A. 位于上前牙舌隆突上
    B. 离开上前牙舌侧龈缘 6 mm
    C. 离开上前牙舌侧龈缘 3 mm
    D. 位于上前牙舌侧龈缘
    E. 离开上前牙舌侧龈缘 10 mm

39. 设计黏膜支持式义齿时应注意
    A. 减轻基牙殆力
    B. 减小基托范围
    C. 使用耐磨性好的瓷牙
    D. 增加舌尖高度
    E. 减小支持组织承受的殆力

40. 双侧游离缺失采用混合支持式义齿设计时,应取
    A. 功能性印模
    B. 解剖式印模
    C. 无压力印模
    D. 二次印模
    E. 终印模

41. 可摘局部义齿基托伸展范围取决于
    A. 基牙的健康状况
    B. 基牙的数目和部位
    C. 牙槽骨吸收程度
    D. 殆力大小
    E. 以上都对

42. 可摘局部义齿人工牙前牙选色时应充分考虑颜色的
    A. 色调
    B. 明度
    C. 彩度
    D. 透明度
    E. 以上均应考虑

43. 可摘局部义齿修复 Kennedy I 类牙列缺损时应采用的印模是
    A. 一次印模法
    B. 解剖式印模法
    C. 闭口式印模法
    D. 功能印模法
    E. 以上都行

44. 以下印模方法中,**不需要**肌功能整塑的是
    A. 功能式印模
    B. 压力印模
    C. 解剖式印模
    D. 混合支持式义齿的印模
    E. 黏膜支持式义齿的印模

45. 可摘局部义齿恢复功能的部分是
    A. 基托
    B. 固位体
    C. 连接体
    D. 人工牙
    E. 以上均不对

46. 回力卡环有应力中断作用,主要是由于
    A. 连接体位于卡臂尖端
    B. 力通过基牙长轴传导
    C. 支托与基托不直接连接
    D. 支托在基牙上的位置正确
    E. 颊臂弹性好

47. 关于基托的功能,以下说法**错误**的是

A. 可以修复缺损的颌骨

B. 可以修复缺损的软组织

C. 可以修复缺损的牙槽骨

D. 可以承担殆力

E. 可以修复缺损的牙

48. 后腭杆应位于

A. 腭皱襞处

B. 上颌硬区之前

C. 上颌硬区

D. 上颌硬区之后,颤动线之前

E. 颤动线之后

49. 可用于牙弓非缺隙侧的卡环是

A. 对半卡环

B. 回力卡环

C. 杆形卡环

D. 联合卡环

E. 圈形卡环

50. 应用舌杆时下颌前牙舌侧龈缘到舌系带附丽的距离不应小于

A. 3 mm

B. 5 mm

C. 7 mm

D. 10 mm

E. 15 mm

51. 可摘局部义齿上,起辅助固位和增强稳定作用的部分称作

A. 基托

B. 间隙卡环

C. 间接固位体

D. 支托

E. 连接体

52. 前磨牙殆支托的宽度为

A. 其近远中径的1/5

B. 其近远中径的1/6

C. 其颊舌径1/4

D. 其颊舌径1/2

E. 其颊舌径1/3

53. 下颌双侧磨牙缺失拟用舌杆,安放舌杆的位置是

A. 与黏膜轻轻接触

B. 根据下颌舌侧牙槽骨形态决定

C. 与黏膜有0.5 mm间隙

D. 位于非倒凹区

E. 以上均不是

54. 可摘义齿修复时,支托窝过深可能会造成

A. 义齿弹跳

B. 义齿摘戴困难

C. 基牙敏感,咬合不适

D. 支托折断,义齿下沉

E. 发音不清

55. 以下表述正确的是

A. 摘戴义齿时,固位体对基牙会有侧方压力,会损伤基牙

B. 摘戴义齿时,固位体对基牙会有侧方压力,但不会损伤基牙

C. 摘戴义齿时,固位体对基牙应有侧方压力,但不应损伤基牙

D. 摘戴义齿时,固位体对基牙应无侧方压力,不损伤基牙

E. 以上都不正确

56. 关于可摘义齿卡环设计,错误的是

A. 缺隙数目多,可增加卡环数目

B. 基牙冠短,外形不利固位,可增加卡环数目

C. 主要基牙健康状况差,可增加卡环数目

D. 卡环数一般不超过四个

E. 切牙上一般不设卡环

57. 长臂卡环除了固位作用之外,还具有

A. 应力中断作用

B. 自洁作用

C. 夹板固定作用

D. 防龋作用

E. 防止食物嵌塞作用

58. RPA卡环组与RPI卡环组不同点是用

圆环形卡环的固位臂代替 I 杆。可用于

　A. 基牙舌向倾斜,颊侧无倒凹者

　B. 前庭沟过浅或颊侧组织有倒凹者

　C. 基牙向远中倾斜,颊侧近中无倒凹者

　D. 基牙向近中倾斜,颊侧远中无倒凹者

　E. 口底过浅

59. 关于可摘局部义齿固位体必须具备的条件,错误的是

　A. 不损伤口内的软硬组织

　B. 对基牙不应产生矫治性力

　C. 有固位作用

　D. 显露金属要少

　E. 必须选用同种类型的卡环

60. 半解剖式人工牙的牙尖斜度为

　A. 0°

　B. 10°

　C. 15°

　D. 20°

　E. 30°

61. 三臂卡的颊舌臂之间应有

　A. 吸附力

　B. 交互对抗作用

　C. 协调作用

　D. 附着力

　E. 交叉作用

62. 最后孤立并向近中颊(舌)倾斜的磨牙宜选用

　A. 回力卡

　B. 对半卡

　C. 联合卡

　D. 杆形卡

　E. 圈形卡

63. 隙卡沟两底不能预备成楔形的原因是

　A. 防止食物嵌塞

　B. 有利于美观

　C. 避免基牙受侧向挤压力而移位

　D. 方便义齿摘戴

　E. 方便制作

64. 调凹式就位道是指

　A. 就位道与𬌗力方向一致

　B. 就位道与基牙长轴一致

　C. 通过模型倾斜把倒凹集中在一方,与𬌗力方向不一致的就位道

　D. 通过模型倾斜把倒凹集中在一方,与𬌗力方向一致的就位道

　E. 两侧基牙长轴延长线的平分线为就位道

65. 属于 Kennedy 第四类牙列缺损的是

　A. 下颌 $\overline{7\,5\,|\,3\,4\,7}$

　B. 上颌 $\overline{7\,6\,5\,1\,|\,5\,6}$

　C. 上颌 $\overline{2-2}$

　D. 下颌 $\overline{6\,5\,2\,|\,1}$

　E. 上颌 $\overline{5\,|\,4\,5}$

66. 下列因素与卡环折断无关的是

　A. 卡环磨损

　B. 材料质量差

　C. 卡环疲劳

　D. 𬌗力过大

　E. 取戴用力不当

67. 卡环体进入基牙倒凹区,会发生

　A. 义齿弹跳

　B. 基牙敏感,咬合不适

　C. 义齿摘戴困难

　D. 支托折断,义齿下沉

　E. 发音不清

68. 以下说法正确的是

　A. 非解剖式人工牙咀嚼效能好,侧向𬌗力小

　B. 非解剖式人工牙咀嚼效能差,侧向𬌗力小

　C. 解剖式人工牙咀嚼效能差,侧向𬌗力大

　D. 解剖式人工牙咀嚼效能好,侧向𬌗力小

　E. 两者无差别

69. 弯制钢丝卡臂进入基牙倒凹的深度为

A. <0.25 mm

B. 0.25~0.5 mm

C. 0.5~0.75 mm

D. 0.75~1.0 mm

E. >1.0 mm

70. 牙支持式义齿适用于下列哪种情况

A. Kennedy 第一类和第二类,基牙稳固

B. 前牙缺失

C. 游离缺失

D. 大多数牙缺失,余留牙条件差

E. 缺牙数目少,缺隙两端有基牙,基牙稳固

71. 选择人工前牙时遵循的原则是

A. 选硬度最大,耐磨耗的瓷牙

B. 颜色、形态、大小根据口内余牙及患者面形、肤色、年龄而定

C. 形态应为细长形

D. 唇面弧度应为直线形

E. 颜色越白越好,大小可参照口腔内余牙

72. 需采用均凹法确定就位道的是

A. 后牙非游离缺失,缺隙一端基牙倒凹过大者

B. 多个牙间隔缺失者

C. 双侧后牙游离缺失,为加大基牙远中倒凹,设计二型卡环者

D. 后牙非游离缺失,为加大后方基牙远中倒凹,设计一型卡环者

E. 前牙缺失,牙槽嵴丰满、前突者

73. 圈形卡环适用于

A. 下颌尖牙

B. 前后均有缺隙的孤立后牙

C. 过长牙

D. 孤立并向近中颊(舌)侧倾斜的最后磨牙

E. 游离缺失的末端基牙

74. RPI 卡环的 I 杆位于基牙的

A. 近中面

B. 舌面

C. 远中面

D. 颊面

E. 𬌗面

75. 构成 RPI 卡环的三个部分是

A. 近中𬌗支托,邻面板,I 杆

B. 远中𬌗支托,邻面板,I 杆

C. 远中𬌗支托,导平面,I 杆

D. 近中𬌗支托,导平面,I 杆

E. 近中𬌗支托,导平面,圆形卡臂

76. 义齿戴用后出现基牙疼痛可能有以下原因,错误的是

A. 咬合高

B. 卡臂尖未进入倒凹区

C. 义齿翘动

D. 卡环过紧

E. 基牙牙周情况差

77. 为了减少游离端义齿基牙扭力和基托的翘动,可采用以下措施,除了

A. 末端基牙采用 RPI 卡

B. 末端基牙采用 RPA 卡环

C. 末端基牙采用近中𬌗支托

D. 在支点线前方增加间接固位体

E. 取解剖式印模

78. Kennedy 分类的依据是

A. 基牙数目

B. 基牙位置

C. 支持方式

D. 缺隙部位及形成的支点线

E. 缺牙所在部位及牙缺隙数目

79. 可摘局部义齿的应力中断设计主要是为了

A. 增强𬌗力

B. 减少基托面积

C. 减轻基牙负担

D. 减轻牙槽嵴负担

E. 病人使用方便

80. 具有一型观测线的基牙为

A. 向缺隙相反方向倾斜,观测线在近缺隙侧距殆面近,远缺隙侧距殆面远

B. 向缺隙相反方向倾斜,观测线在近缺隙侧距殆面远,远缺隙侧距殆面近

C. 向缺隙方向倾斜,观测线在近缺隙侧距殆面近,远缺隙侧距殆面远

D. 向缺隙方向倾斜,观测线在近缺隙侧距殆面远,远缺隙侧距殆面近

E. 向缺隙相反方向倾斜,观测线在近缺隙侧距殆面近,远缺隙侧距殆面也近

81. 关于大连接体主要作用的描述,错误的是

A. 减少异物感

B. 分散殆力

C. 连接义齿各部分成一整体

D. 增加义齿强度

E. 提高义齿使用效率

82. 一型卡环适用一型观测线,其特点是

A. 固位、稳定和支持作用都好

B. 固位好,稳定和支持作用稍差

C. 固位和支持作用好,稳定作用稍差

D. 固位和稳定好,支持作用稍差

E. 固位、稳定和支持作用都不好

83. 间接固位体安放的位置与哪条线有关

A. 导线

B. 观测线

C. 支点线

D. 外形高点线

E. 以上均有关

84. Kennedy第三类义齿功能好的主要原因是

A. 失牙少

B. 为牙支持式义齿

C. 义齿双侧设计

D. 后牙的两侧都有基牙

E. 以上都不对

85. 关于可摘局部义齿基托的主要功能,错误的是

A. 承担、传递和分散殆力

B. 连接义齿各部件成一整体

C. 修复缺损的软硬组织

D. 直接强有力的固位作用

E. 间接固位作用

86. 具有三型观测线的基牙,以下描述正确的是

A. 近缺隙侧倒凹区小,远离缺隙侧倒凹区也小

B. 近缺隙侧倒凹区小,远离缺隙侧倒凹区大

C. 近缺隙侧倒凹区大,远离缺隙侧倒凹区也大

D. 近缺隙侧倒凹区大,远离缺隙侧倒凹区小

E. 近缺隙侧与远离缺隙侧均无倒凹区

87. 大连接体不具备的作用是

A. 连接局部义齿各部分

B. 支持和稳定作用

C. 传导和分散殆力

D. 固位作用

E. 增加义齿强度

88. 可摘局部义齿设计时,减小游离端义齿人工牙颊舌径的目的是

A. 提高咀嚼效率

B. 减轻牙槽嵴的负担

C. 增大义齿强度

D. 防止基托翘动

E. 防止基托旋转和摆动

89. Kennedy第三类缺失者,为了加大缺隙远中基牙的远中倒凹,以便设计一型卡环,需将模型

A. 平放

B. 向左倾斜

C. 向右倾斜

D. 向后倾斜

E. 向前倾斜

90. 侧腭杆与龈缘的关系是

A. 与龈缘接触

B. 离开 1～3 mm

C. 离开 4～6 mm

D. 离开 6～10 mm

E. 离开 11～15 mm

91. 有可能导致食物嵌塞的是

 A. 垂直距离过低

 B. 基托与黏膜不密合

 C. 基托变形

 D. 人工后牙覆盖过小

 E. 基托边缘过长或过锐

92. 关于 Kennedy 第一类缺损的设计要点，错误的是

 A. 增强义齿的稳定

 B. 殆力主要由基牙负担

 C. 保护牙槽嵴的健康

 D. 减小基牙的扭力

 E. 设计间接固位体

93. 属于 Kennedy 第三类第二亚类的是

 A. 2 1 ｜ 2 4 5 6 缺失

 B. 7 6 5 4 ｜ 1 2 7 8 缺失

 C. 5 4 ｜ 2 4 5 7 8 缺失

 D. 5 ｜ 2 4 5 7 缺失

 E. 8 4 3 1 ｜ 1 2 3 4 5 6 7 缺失

94. 适合采用平均倒凹法确定就位道的是

 A. 一侧后牙非游离缺失

 B. 前牙缺失

 C. 缺牙间隙多，倒凹大

 D. 前后牙同时缺失

 E. 后牙游离缺失

95. 可摘局部义齿基托组织面不需作缓冲的部位是

 A. 上颌结节颊侧

 B. 磨牙后垫

 C. 下颌隆凸

 D. 上颌硬区

 E. 内斜嵴

96. 间接固位体具备以下作用，除了

A. 防止义齿侧向移动

B. 防止义齿翘动

C. 防止义齿弹跳

D. 分散殆力

E. 减少基牙所受扭力

97. 支架式义齿的网状连接体与缺牙区牙槽嵴的关系是

 A. 轻轻接触

 B. 牙槽嵴刮除 0.5 mm

 C. 牙槽嵴刮除 1.0 mm

 D. 离开 0.5～1.0 mm

 E. 离开 1.5～2.0 mm

98. 具有应力中断作用的卡环是

 A. 倒钩卡环

 B. 对半卡环

 C. 联合卡环

 D. 二型卡环

 E. 回力卡环

99. 可摘局部义齿腭侧基托过厚，不密合会导致

 A. 基牙敏感，咬合不适

 B. 义齿弹跳

 C. 义齿摘戴困难

 D. 发音不清

 E. 支托折断，义齿下沉

100. 可摘义齿修复游离端缺失时，减小末端基牙所受扭力的最有效措施是

 A. 增加人工牙牙尖斜度

 B. 减小人工牙牙尖斜度

 C. 采用远中殆支托

 D. 采用近中殆支托

 E. 扩大基托面积

101. 设计可摘义齿时，卡环数目的多少主要取决于

 A. 侧向力的大小

 B. 对颌牙的多少

 C. 基牙健康状况及形态

 D. 牙槽嵴的吸收程度

E. 以上均不是

102. 对半卡环适用于
    A. 松动基牙
    B. 牙冠外形差的基牙
    C. 远中孤立且有颊或舌向倾斜的磨牙
    D. 孤立的双尖牙、磨牙
    E. 过长牙

103. 可摘局部义齿中,以下部分具有有传导
    𬌗力作用,除了
    A. 大连接体
    B. 小连接体
    C. 基托
    D. 卡臂尖
    E. 𬌗支托

104. 解剖式人工牙的牙尖斜度为
    A. 0°
    B. 10°
    C. 15°
    D. 20°
    E. 30°

105. RPI 卡环组中,对邻面板的描述错误
    的是
    A. 可延伸至远舌轴面角,对颊侧卡环
       臂起对抗作用
    B. 增强义齿的固位
    C. 有利美观
    D. 适用于上颌牙
    E. 有利于防止食物嵌塞

106. 义齿固位力与基牙倒凹的深度和坡度
    的关系是
    A. 倒凹深度越大,固位力越小
    B. 倒凹坡度越小,固位力越强
    C. 倒凹深,倒凹坡度小,固位力强
    D. 倒凹深,倒凹坡度大,固位力强
    E. 以上都不对

107. 关于可摘局部义齿初戴困难的原因,
    错误的是
    A. 金属附件进入倒凹区
    B. 卡环过紧
    C. 基牙牙冠过大
    D. 卡环体进入倒凹区
    E. 义齿基托进入倒凹区

108. 上颌义齿远中游离端基托的颊侧应
    A. 让开上颌结节
    B. 覆盖上颌结节的 1/3
    C. 覆盖上颌结节的 1/2
    D. 覆盖上颌结节的 2/3
    E. 覆盖整个上颌结节

109. 关于黏膜支持义齿,错误的是
    A. 基托应尽量伸展
    B. 由黏膜和牙槽骨支持
    C. 固位体最好采用三臂卡环
    D. 咀嚼效能差
    E. 用于缺牙多,基牙健康差者

110. 回力卡环适用于
    A. 后牙游离缺失末端基牙
    B. 间隔缺失的基牙
    C. 缺隙后部的基牙
    D. 后牙非游离缺失的基牙
    E. 孤立并向近中颊(舌)侧倾斜的最后
       磨牙

111. 义齿初戴后出现黏膜压痛的处理方
    法是
    A. 先吃软性食物
    B. 坚持戴用
    C. 义齿停戴一段时间后再用
    D. 复诊修改
    E. 义齿重做

112. 上颌仅存 $\overline{8\ 4\ |\ 4\ 8}$,属于 Kennedy 分
    类的
    A. 第二类第一亚类
    B. 第四类第二亚类
    C. 第三类第二亚类
    D. 第三类第三亚类
    E. 以上均不是

113. 二型观测线的基牙上可以应用

A. 圈形卡环

B. 延伸卡环

C. 倒钩卡环

D. 回力卡环

E. 连续卡环

114. 对牙槽骨损害最小的人工牙是

A. 非解剖式塑料牙

B. 解剖式塑料牙

C. 半解剖式瓷牙

D. 解剖式瓷牙

E. 半解剖式金属𬌗面牙

115. 上下颌双侧后牙缺失,排牙时应以哪个关系位置作标准

A. 第一双尖牙

B. 第二双尖牙

C. 第一磨牙

D. 第二磨牙

E. 第三磨牙

116. 可摘局部义齿修复不适用于

A. 牙槽嵴低平者

B. 基牙三度松动

C. 因手术造成的牙列缺损

D. 拔牙创未愈合

E. 游离端缺失

117. 可摘局部义齿人工后牙颊舌向宽度小于天然牙的目的是

A. 增加义齿稳定性

B. 获得咬合平衡

C. 提高咀嚼效率

D. 减小支持组织负荷

E. 增强固位

118. 以下情况须用间接固位体的是

A. 单个前牙缺失

B. 前后牙缺失

C. 间隔缺失

D. 后牙缺失,前后都有基牙

E. 末端游离缺失

119. RPI 卡环采用近中𬌗支托的主要目的是

A. 防止基托下沉

B. 防止食物嵌塞

C. 增强义齿稳定

D. 减少基牙所受扭力

E. 减少牙槽嵴受力

120. 基牙的观测线是

A. 牙冠解剖外形最凸点的连线,随观测方向改变而改变

B. 牙冠解剖外形最凸点的连线,不随观测方向改变而改变

C. 牙冠轴面最凸点的连线,不随观测方向改变而改变

D. 牙冠轴面最凸点的连线,随观测方向改变而改变

E. 组织表面最凸点面出的连线,不随观测方向改变而改变

121. 卡臂尖位于基牙轴面倒凹区,主要作用是

A. 防止义齿𬌗向脱位

B. 防止义齿后向脱位

C. 防止义齿前向脱位

D. 防止义齿龈向脱位

E. 防止义齿侧向脱位

122. 可摘义齿基托边缘与天然牙接触,正确的区域是

A. 颈缘

B. 牙轴面的非倒凹区

C. 导线以下

D. 邻面

E. 舌𬌗边缘嵴

123. 铸造卡臂的横截面形状为

A. 扁平

B. 圆形

C. 内平外圆

D. 内圆外平

E. 以上均可

124. Kennedy 第四类可摘义齿修复,戴入时

出现前后翘动,最常见的原因是

A. 弯制卡环时模型磨损

B. 基托伸展过长

C. 未设卡环

D. 填塞塑料期过早

E. 热处理时加热时间过长

125. 调整可摘局部义齿就位道的方向可以调节固位力大小,其原因主要是

A. 改变基牙倒凹的深度和坡度

B. 改变基托面积

C. 改变基牙倒凹的位置

D. A 和 B

E. A 和 B 和 C

126. 多数情况下局部可摘义齿的固位力主要是

A. 卡环与基牙间形成的卡抱力

B. 吸附力

C. 义齿本身的重力

D. 大气压力

E. 间接固位体的平衡力

127. 一患者多数下后牙缺失,余牙正常,口底到龈缘的距离为 8 mm,大连接体应用

A. 舌杆

B. 舌板

C. 舌杆加前牙连续卡环

D. 颊杆

E. 都不适宜

128. Kennedy 第一类牙列缺损应采用

A. 解剖印模法

B. 功能印模法

C. 终印模法

D. 印模胶印模法

E. 以上都可以

129. Kennedy 第四类义齿模型设计时,将模型向后倾斜的主要目的是

A. 制作方便

B. 使义齿由前向后倾斜

C. 增加固位

D. 解决因牙槽嵴丰满,唇侧倒凹过大造成的就位困难

E. 减少义齿前份基托与余留牙间的间隙

130. 下列减少游离端牙槽嵴负担的措施中,错误的是

A. 减小基托面积

B. 减小人工牙颊舌径

C. 减少人工牙数目

D. 选用塑料牙

E. 增强义齿的固位和稳定

131. 后腭杆的宽度约为

A. 1.5 mm

B. 2.5 mm

C. 3.5 mm

D. 7 mm

E. 10 mm

132. 以下关于选择可摘局部义齿基牙原则的描述中,错误的是

A. 选择健康的牙

B. 虽有牙体疾病,但已经治疗

C. 虽有牙周疾病,但已经得到控制

D. 选用多个基牙时,彼此越近越好

E. 越近缺隙的牙,效果越好

133. 基托的以下功能使其可以加强义齿的固位和稳定作用,除了

A. 基托与黏膜之间存在唾液,三者间有吸附力

B. 基托与基牙及临近牙接触可以形成抵抗义齿位移的力量

C. 基托有防止义齿翘动的间接固位作用

D. 基托进入制锁区

E. 基托进入组织倒凹

134. 关于人工瓷牙的说法,错误的是

A. 光泽好,不易变色

B. 脆性大,易磨损

C. 硬度大,咀嚼效率高

D. 比塑料牙重

E. 与基托的结合较塑料牙差

135. 圆环形卡环通常包绕基牙的

A. 3个面和4个轴角

B. 3个面和3个轴角

C. 3个面和2个轴角

D. 2个面和3个轴角

E. 2个面和2个轴角

136. 制作可摘局部义齿印模,选择的托盘与牙弓内外侧应有的间隙是

A. 0 mm

B. 1～2 mm

C. 2～3 mm

D. 3～4 mm

E. 5～6 mm

137. 磨牙𬌗支托的宽度为

A. 其颊舌径1/2

B. 其颊舌径1/3

C. 其颊舌径1/4

D. 其近远中径的1/5

E. 其近远中径的1/6

138. 卡臂尖应位于基牙的

A. 观测线的龈方

B. 观测线的𬌗方

C. 外形高点线的𬌗方

D. 外形高点线上

E. 外形高点线的龈方

139. 可摘局部义齿修复时,若缺失牙间隙的𬌗龈距较短,最好选用

A. 无尖塑料牙

B. 解剖式塑料牙

C. 解剖式瓷牙

D. 半解剖式瓷牙

E. 金属𬌗面牙

140. 可摘局部义齿与固定义齿相比,优点是

A. 磨除牙体组织少,易于保持口腔卫生

B. 舒适、美观

C. 咀嚼效率高

D. 强度好

E. 以上都对

141. 大连接体的主要作用不包括

A. 减小基托面积

B. 连接局部义齿各部分

C. 恢复缺失牙功能

D. 传导和分散𬌗力

E. 增加义齿强度

142. 下颌 65│56 缺失,设计舌杆,牙槽嵴呈倒凹形,安放位置是

A. 位于倒凹区

B. 位于非倒凹区

C. 与黏膜轻轻接触

D. 与黏膜保留 0.5 mm 的间隙

E. 根据义齿设计类型决定

143. 关于二型观测线的基牙,正确的是

A. 近缺隙侧倒凹区小,远离缺隙侧倒凹区也小

B. 近缺隙侧倒凹区小,远离缺隙侧倒凹区大

C. 近缺隙侧倒凹区大,远离缺隙侧倒凹区小

D. 近缺隙侧倒凹区大,远离缺隙侧倒凹区也大

E. 近缺隙侧与远离缺隙侧均无倒凹区

144. 关于可摘局部义齿基托与天然牙关系,正确的是

A. 基托应进入基牙邻面倒凹区

B. 前部基托边缘不应位于舌隆突上

C. 基托应与牙面密合,有一定的压力

D. 基托近龈缘处要做缓冲

E. 以上均不正确

145. 可摘局义的组成成分不包括

A. 固位体

B. 基牙

C. 人工牙

D. 基托
E. 连接体

146. 可摘义齿塑料基托中,金属网状物应放置在
A. 基托最薄处
B. 基托最厚处
C. 基托最窄处
D. 基托应力集中区
E. 牙槽嵴顶处

147. 杆形卡环的特点,正确的是
A. 固位作用好,稳定作用也好
B. 固位作用好,稳定作用差
C. 固位作用差,稳定作用好
D. 固位作用差,稳定作用也差
E. 不确定

148. 适用于远中孤立磨牙的卡环是
A. 隙卡
B. 对半卡环
C. 圈形卡环
D. 回力卡环
E. 三臂卡环

149. 可防止可摘局部义齿龈向和侧向移位的部分是
A. 小连接体
B. 卡臂尖
C. 人工牙
D. 卡环体
E. 𬌗支托

150. 以下关于支托窝的预备方法中,错误的是
A. 在缺隙侧基牙𬌗面的近远中边缘嵴处预备
B. 支托窝预备在基牙的牙本质上
C. 尽量利用上下牙咬合状态的天然间隙
D. 支托窝呈匙形
E. 必要时可调磨对颌牙

151. 可摘局部义齿的不稳定表现不包括

A. 翘动
B. 旋转
C. 摆动
D. 下沉
E. 弹跳

152. 可摘局部义齿间接固位体放置的位置与支点线的关系应该是
A. 间接固位体放置的位置与支点线有关系,但关系不大
B. 间接固位体与义齿游离端同在支点线的一侧,并且远离支点线
C. 间接固位体位于支点线上
D. 间接固位体与义齿游离端分居支点线的两侧,并且远离支点线
E. 间接固位体与义齿游离端分居支点线的两侧,并且靠近支点线

【B型题】
153～155题
A. 牙支持式义齿
B. 黏膜支持式义齿
C. 混合支持式义齿
D. 弯制式义齿
E. 整体铸造支架式义齿

153. 𬌗力主要由天然牙承担的是

154. 𬌗力由天然牙和基托下的黏膜、牙槽骨共同承担的是

155. 对设备要求高,制作工艺复杂的是

156. 𬌗力由主要由黏膜及其下的牙槽骨承担的是

157. 制作简单,价格便宜的是

158～162题
A. 杆形卡环
B. 回力卡环
C. 联合卡环
D. 对半卡环
E. RPI卡环

158. 美观,致龋率低的是

159. 用于前后有缺隙孤立的双尖牙或磨牙的是

160. 能防止食物嵌塞的是

161. 能减少远中游离端义齿基牙的扭力的是

162. 具有应力中断作用的是

163～167 题
    A. 8 7 2 1 | 1 2 6 7 8 缺失
    B. 3 2 1 | 1 2 7 8 缺失
    C. 4 3 2 1 | 1 2 缺失
    D. 4 3 2 1 | 1 2 3 6 缺失
    E. 6 4 3 2 1 | 1 2 3 6 7 8 缺失

163. 属于 Kennedy 第四类的是

164. 属于 Kennedy 第二类第一亚类的是

165. 属于 Kennedy 第二类第二亚类的是

166. 属于 Kennedy 第三类第一亚类的是

167. 属于 Kennedy 第一类第一亚类的是

168～172 题
    A. 上颌 1 | 1 缺失
    B. 上颌 6 | 7 8 缺失
    C. 下颌 8 7 3 | 6 7 8 缺失
    D. 下颌 1 | 1 2 5 6 缺失
    E. 上颌 6 2 1 | 1 2 3 6 7 8 缺失

168. 属于 Kennedy 第一类第一亚类的是

169. 属于 Kennedy 第二类第二亚类的是

170. 属于 Kennedy 第二类第一亚类的是

171. 属于 Kennedy 第三类第一亚类的是

172. 属于 Kennedy 第四类的是

173～177 题
    A. 基牙疼痛
    B. 恶心和唾液增多
    C. 义齿弹跳
    D. 咀嚼肌疲劳,颞颌关节不适
    E. 发音不清

173. 卡臂尖过长,抵住了邻牙会出现

174. 义齿恢复垂直距离过高或过低会造成

175. 基托过厚,人工牙排列偏舌侧会造成

176. 基托后缘伸展过多,与黏膜不密合会引起

177. 卡环过紧,挤压受力大时会造成

178～182 题
    A. 0.3～0.4 mm
    B. 3～4 mm
    C. 4～6 mm
    D. 8 mm
    E. 7 mm 以下

178. 口底到龈缘的距离为多少时常用舌板

179. 前腭杆应宽

180. 前腭杆到龈缘的距离是

181. 舌杆到龈缘的距离是

182. 斜坡型者舌杆应离开黏膜

183～187 题
    A. 𬌗支托
    B. 卡环臂起始部分
    C. 卡环体
    D. 卡臂尖
    E. 邻面板

183. 起稳定作用,防止义齿侧向移位的是

184. 起固位作用,防止义齿𬌗向脱位的是

185. 能增强义齿固位力,防止义齿脱位的是

186. 起稳定支持义齿作用,防止义齿侧向和龈向移位的是

187. 起支持作用,防止义齿龈向移位的是

【X 型题】

188. 可摘局部义齿优于固定义齿之处是
    A. 磨除牙体组织少,易于保持口腔卫生
    B. 舒适、美观
    C. 适应范围广,费用较低
    D. 咀嚼效率高

E. 以上都对

189. 可摘局部义齿的缺点包括
    A. 体积大,部件多,初戴时异物感明显
    B. 磨除牙体组织多
    C. 影响发音,引起恶心
    D. 咀嚼效率低
    E. 不易修理

190. 下列哪些是选择人工后牙时应遵循的原则
    A. 尽量选用硬质塑料牙、瓷牙或铸造金属牙
    B. 形态、颜色应与同名牙和相邻牙协调
    C. 颊面垂直高度应与余留牙相协调
    D. 排牙应当减数、减径,增加食物排溢沟,以减小基牙及支持组织的𬌗力负担
    E. 满足切割功能,达到语言和美观方面的要求

191. 下面对 RPD 基托伸展范围的叙述,**错误**的是
    A. 尽量扩大基托范围
    B. 上颌后牙游离端后缘伸展到翼上颌切迹
    C. 上颌后缘远中颊侧盖过上颌结节
    D. 边缘伸入组织倒凹区
    E. 下颌后缘覆盖磨牙后垫 1/3～1/2

192. 可摘局部义齿基托的功能包括
    A. 起连接义齿各部件的作用
    B. 修复邻近牙槽骨、颌骨和软组织缺损
    C. 承担、传递与分散𬌗力的作用
    D. 恢复口腔的咀嚼功能
    E. 增强义齿的固位及稳定作用

193. 下列属于圆环形卡环的是
    A. 圈形卡环
    B. 回力卡环
    C. U 形卡环

D. 对半卡环
    E. 分臂卡环

194. 下列属于杆形卡环的是
    A. 延伸卡环
    B. I 形杆卡
    C. T 形卡环
    D. 倒钩卡环
    E. C 型卡环等

195. 关于 RPA 卡环描述,**错误**的是
    A. 要求基牙近缺隙侧倒凹小,远缺隙侧倒凹大
    B. 适用于当患者口腔前庭深度不足时或基牙下存在软组织倒凹,不宜使用 I 杆时
    C. 其组成为近中𬌗支托、远中邻面板和圆环形卡环
    D. 卡环臂的坚硬部分位于观测线上的非倒凹区
    E. 卡环的坚硬部分应设置在观测线的上缘

196. 关于悬锁卡环描述,正确的是
    A. 义齿从唇侧就位,由全部余留牙承担义齿的固位和稳定
    B. 应用于混合支持式义齿
    C. 基牙牙周情况差,对松动牙有夹板固定作用
    D. 不宜用于深覆𬌗的患者
    E. 适用于缺牙牙槽嵴的唇侧有骨突而明显无倒凹的患者

197. 下列说法**错误**的是
    A. 对半卡环用于基牙前后均有缺隙的孤立的双尖牙或磨牙
    B. 长臂卡环是将卡环臂延长伸至邻牙的倒凹区来获得固位的
    C. 连续卡环卡环臂中间部分弹性较大处进入倒凹,其余部分位于导线之上
    D. 联合卡环可用于相邻牙之间有间隙或有食物嵌塞情况的患者

E. 回力卡环的固位臂位于基牙舌面，对抗臂位于基牙颊面

198. 下列措施可增加可摘局部义齿的固位力的是
    A. 增加卡环的数目
    B. 尽量延长卡环臂
    C. 加大基牙间的分散程度
    D. 增加基牙牙冠的倒凹坡度
    E. 尽量选择弹性较小的材料制作卡环

199. 关于可摘局部义齿就位道的选择，正确的是
    A. 单间隙连续缺牙时采用均凹式就位道
    B. 缺牙多且间隙多时采用均凹式就位道
    C. 前后牙同时有缺失者尽量采用由前向后斜向就位道
    D. 后牙游离端缺牙一般采用由后向前斜向就位
    E. 缺牙间隙多且倒凹大者，采取均凹式就位道

200. 可摘局部义齿咬合设计时减小𬌗力的措施有
    A. 减小人工牙颊舌径
    B. 加深食物排溢沟
    C. 增加牙尖斜度
    D. 减小人工牙近远中径
    E. 减数

201. 下列关于可摘局部义齿人工牙的选择，错误的是
    A. 成品塑料牙多用于缺牙间隙的近远中径和𬌗龈距离正常或稍小者
    B. 缺牙间隙过大，牙形、牙色异常的患者可个别制作塑料牙
    C. 缺牙区𬌗龈距离过低的患者可选用金属𬌗面牙
    D. 缺牙区𬌗龈距离过大的患者一般选用金属牙

E. 多个后牙连续缺失多选用瓷牙

202. 可摘局部义齿弹性连接指
    A. 应力中断式的连接
    B. 粗厚的金属连接杆
    C. 塑料基托
    D. 较细、薄的金属连接杆
    E. 金属基托

203. 可摘局部义齿修复前应进行的准备中，正确的是
    A. 余留牙中的畸形牙、错位牙，对义齿修复有利者可以保留，或改造牙冠或修复形态
    B. 拔除所有的残冠和残根
    C. 拔除所有的松动牙
    D. 处于关键位置上的孤立牙，即使牙体、牙周条件较差，均应采取适当措施加以利用
    E. 消除余留牙的高尖、陡坡、高低不平的边缘嵴等

204. 前牙支托凹的预备方法为
    A. 尖牙的支托一般放置在舌隆突上
    B. 支托凹做在颈 1/3 和中 /3 交界处
    C. 近远中长 2.5～3 mm
    D. 唇舌径宽约 2 mm
    E. 切龈径深约 1.5 mm

205. 模型应填补倒凹的部位为
    A. 基托覆盖区内所有余留牙舌面的倒凹及龈缘区
    B. 妨碍义齿就位的软组织倒凹
    C. 骨尖处、硬区和未愈合的拔牙创口
    D. 模型上义齿范围内的小气泡造成的缺损处
    E. 靠近缺隙的基牙、邻牙邻面的倒凹

206. 支架蜡型的要求为
    A. 卡环臂和卡环体应呈内扁外圆的半圆形
    B. 连接杆按其不同类型而有不同的宽度和厚度

C. 小连接体、加强丝或加强网应呈扁平状,并离开模型 1.5 mm

D. 金属基托进入塑料连接处应形成适当阶台,使连接处的塑料边缘有一定厚度

E. 𬌗支托的厚度不能影响咬合

207. 下列关于后牙排列的说法,正确的是

A. 后牙排列以恢复功能为主,所以最好选用瓷牙

B. 多数后牙缺失关键排好第一磨牙

C. 后牙游离缺失应排成反𬌗关系

D. 上下颌双侧后牙缺失应按全口义齿排牙原则进行排牙

E. 近远中径及𬌗龈距小者可用铸造金属牙或金属𬌗面牙

208. 基托出现气泡的原因,正确的是

A. 塑料填塞不足,可产生散在性的小气泡

B. 热处理过快则在表面产生气泡

C. 塑料填塞过早,产生形状不规则的大气泡

D. 塑料粉质量差,也易出现气泡。

E. 单体过多或调拌不匀易在基托腭侧最厚处产生较大的气泡

209. 义齿出现就位困难的原因有

A. 卡环过紧

B. 𬌗支托移位

C. 基托、人工牙进入软、硬组织倒凹区

D. 义齿变形

E. 设计不当

210. 关于基托不密合的描述,正确的是

A. 可引起发音不准

B. 可引起固位不良

C. 对义齿不密合区可在口内用自凝塑料重衬

D. 义齿需要重衬的范围较大时,用间接重衬术

E. 可引起食物嵌塞

211. 引起基牙疼痛的原因是

A. 咬合早接触

B. 卡环过紧

C. 义齿未完全就位

D. 牙体预备造成牙本质过敏

E. 义齿发生翘动

212. 可摘局部义齿基托边缘过长可引起

A. 软组织疼痛

B. 恶心

C. 固位不良

D. 义齿不稳定

E. 义齿摘戴困难

213. 可摘局部义齿硬区缓冲不够可引起

A. 硬区黏膜疼痛

B. 食物嵌塞

C. 恶心和唾液增多

D. 义齿出现翘动

E. 咀嚼功能差

214. 义齿咀嚼功能差的原因有

A. 咬合垂直距离恢复过高

B. 有早接触

C. 恢复的垂直距离过低

D. 义齿咬合恢复不良

E. 人工牙低𬌗

(二)名词解释

1. 可摘局部义齿

2. 人工牙

3. 支托

4. 观测线

5. 小连接体

6. 直接固位体

7. 间接固位体

8. 制锁力

9. 制锁状态

10. 倒凹深度

11. 倒凹坡度

12. 制锁角

13. 可摘局部义齿的稳定

14．固定-可摘修复体

（三）填空题

1．牙列缺损的修复方法有_____、_____、_____、_____四大类。

2．可摘局部义齿依据支持方式不同可分为_____、_____、_____三种。

3．可摘局部义齿根据义齿支架制作方法不同可分为_____和_____两种。

4．按人工牙𬌗面形态不同分为_____、_____和_____。

5．基托的种类有_____、_____和_____。

6．固位体主要具有_____、_____、_____三种作用。

7．冠外固位体包括_____、_____、_____；冠内固位体主要为_____。

8．间接固位体到支点线的垂直距离最好_____游离端基托远端到支点线的垂直距离。

9．铸造三臂卡环由_____、_____和_____组成。

10．观测线龈向部分为基牙_____，𬌗向部分为_____。

11．RPI卡环组由_____、_____和_____三部分组成。

12．Ⅰ型导线为基牙向_____方向倾斜时所画出的观测线，倒凹区主要位于基牙的_____。

13．𬌗支托凹底应与基牙长轴垂线约呈_____（磨牙）或_____（前磨牙）左右仰角。

14．铸造金属𬌗支托长度约为_____磨牙或_____前磨牙的近远中径，宽度应为_____磨牙或_____前磨牙的颊舌径。

15．_____卡环多用于远中孤立的磨牙上；_____卡环多用于牙周夹板，加强多个薄弱基牙的支持作用。

16．设计舌杆，需要从龈缘到口底有_____的距离。

17．侧腭杆需离开龈缘_____mm。

18．对于可摘局部义齿而言，最重要的固位力是_____。

19．义齿不稳定现象包括_____、_____、_____和_____。

20．可摘局部义齿固位力由_____、_____、_____和_____组成。

21．可摘局部义齿就位的方式有_____就位，_____就位，_____就位。

22．义齿与基牙间的摩擦力有三种：_____、_____和_____。

23．可摘局部义齿基牙牙冠应有适度的倒凹深度、坡度。一般情况下，深度应该小于_____mm，坡度应大于_____度。

24．义齿不稳定有两种情况：一是_____；另一种是_____。

25．消除义齿转动性不稳定的方法有_____、_____和_____。

26．确定可摘局部义齿就位道的方法有_____和_____两种。

27．可摘局部义齿排牙的美学原则包括_____、_____、_____和_____。

28．𬌗支托凹一般预备在邻缺隙侧基牙的_____。

29．𬌗支托凹的深度，一般为_____mm。

30．尖牙的支托一般放置在尖牙的_____上。

31．义齿就位标志为：_____；_____；_____。

32．装盒的方法包括_____、_____和_____。

33．利用熔模精密铸造法制作修复体有两种方法，即_____和_____。

（四）问答题和论述题

1．什么是RPI卡环组？简述RPI卡环组的优点。

2．RPA与RPI卡环的结构区别是什么？何时选择应用RPA卡环？

3. 简述𬌗支托的作用。

4. 如何确定 RPD 的基托伸展范围？

5. 𬌗支托的设计要求是什么？

6. 什么叫观测线？观测线有哪几种基本类型？

7. 简述人工前牙选择的原则。

8. 试述制作基托的要求。

9. 简述间接固位体的作用。

10. 简述大连接体的作用。

11. 简述舌杆与黏膜的关系。

12. 试述牙列缺损的 Kennedy 分类法。

13. 试述卡环弹性卡抱力的影响因素。

14. 试述调节固位力的具体措施。

15. 简述义齿不稳定的原因。

16. 简述义齿不稳定现象的临床处理方法。

17. 简述可摘局部义齿基牙选择原则。

18. 试述就位道选择原则。

19. 简述直接固位体（卡环）的设计原则。

20. 试述 Kennedy 一类牙列缺损可摘局部义齿修复的设计要点。

21. 试述可摘局部义齿确定正中咬合关系的方法。

22. 简述义齿就位方向与模型倾斜方向的关系。

23. 简述可摘局部义齿修复后出现软组织痛的原因及处理方法。

24. 简述可摘局部义齿修复后出现固位、稳定不良的原因及处理方法。

四、参考答案

（一）选择题

【A 型题】

1. A　2. C　3. B　4. C　5. E　6. A
7. B　8. D　9. E　10. A　11. E　12. C
13. D　14. A　15. C　16. E　17. C　18. A
19. E　20. E　21. B　22. A　23. C　24. B

25. B　26. C　27. B　28. E　29. B　30. D
31. C　32. D　33. E　34. B　35. D　36. C
37. D　38. B　39. E　40. A　41. E　42. E
43. D　44. C　45. D　46. C　47. E　48. D
49. D　50. C　51. C　52. D　53. B　54. C
55. D　56. A　57. B　58. E　59. E　60. D
61. B　62. E　63. C　64. C　65. C　66. D
67. C　68. B　69. C　70. E　71. B　72. B
73. D　74. D　75. A　76. B　77. E　78. E
79. C　80. B　81. E　82. A　83. C　84. A
85. D　86. C　87. B　88. B　89. D　90. C
91. B　92. B　93. A　94. C　95. B　96. C
97. D　98. E　99. D　100. D　101. C
102. D　103. D　104. E　105. D　106. D
107. C　108. E　109. C　110. A　111. D
112. C　113. C　114. A　115. C　116. B
117. D　118. E　119. D　120. D　121. A
122. B　123. C　124. A　125. D　126. A
127. A　128. E　129. D　130. A　131. C
132. D　133. E　134. B　135. A　136. D
137. D　138. A　139. E　140. A　141. C
142. B　143. C　144. D　145. B　146. D
147. B　148. C　149. E　150. B　151. E
152. D

【B 型题】

153. A　　154. C　　155. E　　156. B
157. D　158. A　159. D　160. C　161. E
162. B　163. C　164. B　165. E　166. D
167. A　168. C　169. E　170. B　171. D
172. A　173. C　174. D　175. E　176. B
177. A　178. E　179. D　180. C　181. B
182. A　183. B　184. D　185. E　186. C
187. A

【X 型题】

188. AC　189. ACD　190. ABDC
191. AD　　192. ABCE　　193. ABD
194. BCE　195. AD　196. BCD　197. CE
198. ACD　　199. BCDE　　200. ABDE

161

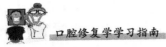

201. DE　　　202. ACD　　　203. ADE
204. ABCDE　205. ABCDE　206. ABDE
207. BDE　　　208. AD　　　209. ABCDE
210. BCDE　211. ABD　212. AB　213. AD
214. CDE

（二）名词解释

1. 可摘局部义齿：是指利用口内余留的天然牙、黏膜、牙槽骨作支持，借助义齿的固位体及基托等部件装置取得固位和稳定，用以修复缺损的牙列及相邻的软、硬组织，患者能够自行摘戴的一种修复体。

2. 人工牙：是义齿结构上用以代替缺失的天然牙，以恢复牙冠形态和咀嚼功能的部分。

3. 支托：是指放置于天然牙上，以防止义齿龈向移位及传递𬌗力至该牙的一种硬性（金属）装置。

4. 观测线：又称导线，指按共同就位道描画的、用以区分硬组织和软组织的倒凹及非倒凹区的分界线。

5. 小连接体：是坚硬无弹性的部分，它的作用是把金属支架上的各部件，如卡环、𬌗支托、义齿基托、大连接体等相连接。

6. 直接固位体：防止义齿𬌗向脱位，起主要固位作用的固位部件。

7. 间接固位体：用以辅助直接固位体的固位部件，起防止义齿发生翘起、摆动、旋转及下沉的作用。

8. 制锁力：进入制锁角内的义齿部件及阻止其脱位的牙体间产生摩擦力称制锁力。

9. 制锁状态：是指义齿由于设计的就位道与功能状态中义齿实际的脱位方向不一致而造成的约束状态。

10. 倒凹深度：是指导线观测器的分析杆至基牙倒凹区牙面的垂直距离。

11. 倒凹坡度：是指倒凹区牙面与基牙长轴之间构成的角度。

12. 制锁角：就位道与脱位道的方向之间形成的角度称制锁角。

13. 可摘局部义齿的稳定：是针对义齿在行使功能过程中无翘动、下沉、摆动及旋转而言。即指义齿在行使功能中，始终保持平衡而无局部脱位，不存在义齿明显地围绕某一支点或转动轴而发生转动等不稳定现象。

14. 固定-可摘修复体：是指利用附着体或套筒冠、磁性固位体等装置将固定义齿、可摘义齿两部分有机地结合起来的一种修复体。

（三）填空题

1. 可摘局部义齿　固定局部义齿　固定-可摘联合修复体　种植义齿

2. 牙支持式义齿　黏膜支持式义齿　混合支持式义齿

3. 弯制式　整体铸造式

4. 解剖式牙　非解剖式牙　半解剖式牙

5. 塑料基托　金属基托　金属网加强塑料基托

6. 固位　稳定　支持

7. 卡环　套筒冠固位体　冠外附着体　冠内附着体

8. 等于或大于

9. 卡环臂　卡环体　𬌗支托　连接体

10. 倒凹区　非倒凹区

11. 近中𬌗支托　远中邻面板　颊侧 I 型杆式卡环

12. 缺隙相反　远缺隙侧

13. 20°　10°

14. 1/4　1/3　1/3　1/2

15. 圈形卡　连续卡

16. 7～9 mm

17. 4～6

18. 摩擦力

19. 翘起　摆动　旋转　下沉

20. 摩擦力　吸附力　大气压力　重力

21. 垂直 斜向 旋转

22. 弹性卡抱力 义齿制锁状态所产生的摩擦力 相互制约状态所产生的摩擦力

23. 1 20

24. 义齿无支持而均匀下沉 义齿在牙弓上有支点或转动轴而产生的转动

25. 平衡法 对抗法 消除支点法

26. 平均倒凹法 调节倒凹法

27. 社会美 自然美 艺术美 科学美

28. 𬌗面近、远中边缘嵴处

29. 1～1.5

30. 舌隆突

31. 卡环、支托落实到位 基托组织面与黏膜贴合 义齿无翘动现象

32. 整装法 分装法 混装法

33. 带模铸造法 离模铸造法

(四)问答题和论述题

1. 答:(1)RPI卡环组由近中𬌗支托、远中邻面板、颊侧Ⅰ型杆式卡环三部分组成,常用于远中游离端义齿。

(2)优点:

①游离端邻缺隙基牙受力小,方向接近牙长轴。

②Ⅰ形杆卡与基牙接触面小,美观且患龋率低。

③邻面导板防止义齿与基牙间食物嵌塞,同时起舌侧对抗卡环臂的作用。

④近中支托小连接体可防止游离端义齿远中移位。

⑤游离端基托下组织受力增加,但作用力垂直于牙槽嵴且较均匀。

2. 答:RPA与RPI的区别是用圆环形卡环的固位臂代替了Ⅰ杆。

RPA用于远中游离端义齿,当患者口腔前庭深度不足时,基牙下存在软组织倒凹时,或观测线低,接近颈缘时等不宜使用Ⅰ杆的患者。

3. 答:(1)支持、传递𬌗力。

(2)稳定义齿。

(3)防止食物嵌塞和恢复𬌗关系。

4. 答:基托的唇、颊侧边缘应该伸展至黏膜转折处,基托的后缘在上颌应伸展至翼上颌切迹,远中颊侧应盖过上颌结节,后缘中部最大的伸展范围可以到硬、软腭交界处稍后的软腭上。下颌基托后缘应覆盖磨牙后垫的1/3～1/2,基托的舌侧伸展至黏膜转折处,缓冲舌系带处,不影响舌的运动。原则上在保证义齿固位、支持和稳定的条件下,应该适当缩小基托的范围,让患者感到舒适美观。

5. 答:(1)位置:一般位于天然牙的𬌗面近远中边缘嵴上,尤其是近缺牙区邻面𬌗边缘嵴上。咬合过紧者,放在上颌磨牙的颊沟或下颌磨牙的舌沟处。

(2)大小、形态:铸造金属𬌗支托呈圆三角形,近𬌗缘处较宽,向中心变窄;底面与支托窝相密合呈球凹接触关系;侧面观近𬌗边缘嵴处最厚,向中心渐薄;轴线角圆钝。长度约为1/4磨牙或1/3前磨牙的近远中径,宽度应为1/3磨牙或1/2前磨牙的颊舌径,厚度为1～1.5 mm。

(3)材料:一般用牙用铸造合金制作。

(4)与基牙的关系:𬌗支托凹底应与基牙长轴垂线约呈20°(磨牙)或10°(前磨牙)左右仰角。

(5)厚度:不应影响就位与咬合,一般为1～1.5 mm。

6. 答:(1)观测线又称导线,指按共同就位道描画的,用以区分硬、软组织的倒凹和非倒凹区的分界线。在基牙则为观测方向下基牙轴面最突点的连线,亦可称为基牙导线。导线龈向部分为基牙倒凹区,𬌗向部分为非倒凹区。

(2)类型

Ⅰ型:基牙向缺隙相反方向倾斜时所画出的观测线。

倒凹区——主要位于基牙的远缺隙侧，近缺隙侧倒凹小。

特点——远缺隙侧距𬌗面近，近缺隙侧距𬌗面远。

Ⅱ型：基牙向缺隙方向倾斜所画出的观测线。

倒凹区——主要位于基牙的近缺隙侧，远缺隙侧倒凹小。

特点——近缺隙侧距𬌗面近，远缺隙侧距𬌗面远。

Ⅲ型：基牙向颊侧或舌侧倾斜时所画出的观测线。

倒凹区——基牙的近远缺隙侧均有明显的倒凹，非倒凹区小。

特点——近缺隙侧、远缺隙侧都距𬌗面近。

7. 答：(1)满足切割功能，达到语言和美观方面的要求。

(2)形态、大小和色泽应与同名牙和相邻牙对称协调。

(3)排牙应参考余留邻牙、对𬌗牙和缺牙区牙槽嵴情况。

(4)颜色应与患者的肤色、年龄相称，自然逼真。

(5)尽量选用成品牙。

8. 答：(1)基托的伸展范围：原则上在保证义齿固位、支持和稳定的条件下，应适当缩小基托的范围。最大伸展范围：上颌基托的后缘应盖过上颌结节，伸展至翼颌间隙，中部应止于硬软腭交界处稍后的软腭处；下颌基托的后缘应覆盖磨牙后垫的1/3～1/2；基托的唇、颊侧边缘应伸至黏膜转折处，边缘要圆钝。

(2)基托的厚度：应有一定的厚度以保证足够的挠曲强度，塑料基托一般不少于1.5～2 mm，金属基托厚度一般约0.5 mm。

(3)基托与基牙及邻牙的关系：位于天然牙的非倒凹区，边缘与牙密合而无压力，

近龈缘区基托应缓冲。

(4)基托与黏膜的关系：应密合而无压力，上颌结节颊侧、上颌硬区、下颌隆突、内斜嵴、骨尖等部位应缓冲。

(5)基托的形态与美学要求：基托的组织面与其下组织外形一致，密合无压痛。磨光面高度磨光，边缘均匀圆钝。基托的颊面、舌腭面的基本形态为凹斜面。

9. 答：(1)防止游离端义齿𬌗向脱位，减少因义齿转动而造成对基牙的损伤。

(2)对抗侧向力，防止义齿旋转和摆动。

(3)分散𬌗力，减轻基牙及基托下组织承受的𬌗力。

10. 答：(1)连接义齿各部分形成一个整体。

(2)传导和分散𬌗力至其他基牙和邻近的支持组织。

(3)与基托连接相比，可以缩小义齿的体积并增加义齿的强度。

11. 答：牙槽嵴垂直形者舌杆与黏膜平行接触；倒凹形者舌杆在倒凹之上或在倒凹区留出间隙；斜坡形者舌杆与黏膜轻轻接触。义齿易下沉者舌杆预留0.5 mm缓冲间隙。游离端可摘局部义齿增加尖牙隆突支托或舌连续杆。

12. 答：以缺牙所在的部位及牙缺隙数目分为四类：

第一类：牙弓两侧后部牙缺失，远中为游离端，无天然牙存在。

第二类：牙弓一侧后部牙缺失，远中为游离端，无天然牙存在。

第三类：牙弓一侧后牙缺失，且缺隙两端均有天然牙存在。

第四类：牙弓前部牙缺失，天然牙在缺隙的远中。

13. 答：(1)脱位力的大小和方向：在脱位力相等的情况下，脱位力的方向与牙面间构成的角度越大，对牙面的正压力越大。

（2）基牙倒凹的深度和坡度：在卡环固位臂的弹性限度内，倒凹的深度越大，固位力就越大。倒凹深度相同时，坡度越大，固位力越大。

（3）卡环的形态、长短和粗细：在倒凹深度和坡度相同时，卡环臂越长则固位力下降。铸造的卡环臂纵向固位力强，而弯制的锻丝卡环则横向固位力强。在相同的位移下，卡环臂越粗，固位力越大。

（4）卡环材料的弹簧刚度和弹性限度：刚度越大，在相同位移下所产生的正压力越大。刚度相同的材料，弹性限度大者正压力越大，固位力越大。

（5）摩擦系数。

14. 答：（1）增减直接固位体的数目。固位力的大小与固位体的数目成正比。一般 2～4 个固位体。

（2）选择和修整基牙的固位倒凹。深度应小于 1 mm（铸造的不宜超过 0.5 mm），坡度应大于 20°。

（3）调整基牙间的分散程度：基牙越分散，固位力增强。

（4）调整就位道：改变义齿就位道方向，使基牙的倒凹深度、坡度以及制锁角的大小改变处于最佳状态，即可达到增减固位力的目的。

（5）调节卡环臂进入倒凹区的深度和部位：当基牙倒凹过大而又无法磨改时，卡环臂不一定进入最深部位。

（6）选用刚度和弹性限度较大的固位体材料。

（7）选用不同制作方法的卡环：需纵向固位力强者，用铸造卡环。需横向固位力强者，用锻丝卡环。

（8）合理利用不同类型的连接体：使用有弹性的连接体进入基牙的部分倒凹区，可增强固位作用，减少食物嵌塞。

（9）利用制锁作用来增强固位效果。

（10）充分利用吸附力、大气压力来协同固位。

15. 答：（1）支持组织的可让性：导致出现义齿的下沉。

（2）支持组织之间可让性的差异：导致出现义齿的翘动。

（3）可摘局部义齿结构上形成转动中心或转动轴：导致出现义齿的转动。

（4）作用力与平衡力之间的不协调：导致出现义齿的下沉、摆动或翘起。

16. 答：（1）翘起：支点的另一端增加平衡基牙或间接固位体，同时利用近缺牙区基牙的远中倒凹固位或远中邻面的制锁作用抗衡。

（2）摆动：在支点或牙弓的对侧放置直接固位体或间接固位体；减小人工牙牙尖斜度以减小侧向合力，达到咬合平衡；加大基托的面积等。

（3）旋转：减小人工牙𬌗面的颊舌径，加宽𬌗支托；利用卡环体部环抱稳定作用或义齿一端邻面基托的制锁作用；使用分臂卡环对抗旋转。

（4）下沉：增加平衡基牙，增大平衡距或缩短游离距；尽量伸展义齿游离端的区的基托面积；利用前牙区设置间接固位体；减小游离端的𬌗力，可减轻义齿的下沉。

17. 答：（1）选择健康牙做基牙：牙冠长短合适、有一定倒凹、牙体牙周健康、牙周膜面积大、支持力较大的牙为首选基牙。

（2）患病牙做基牙：牙体、牙髓疾病经彻底治疗后；轻度牙周病、经治疗并得到控制者可做基牙。

（3）选择固位形好的牙做基牙：到凹深度不超过 1 mm，坡度大于 20°。

（4）基牙数目：一般 2～4 个。

（5）基牙位置：首选近缺牙间隙的牙做基牙。选用多个基牙时，彼此愈分散愈好。

18. 答：（1）便于患者摘戴。

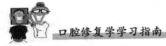

（2）根据义齿的固位需要选择就位道。

（3）根据义齿的稳定需要选择就位道。

（4）所选择的就位道不应导致义齿与邻牙间出现过大的空隙，尤其在前牙区防止出现过大的相邻间隙而影响美观。

（5）在口腔预备时，应根据所设计的就位道，对基牙外形进行必要修整。

19. 答：（1）不能因设计固位体而损伤基牙。

（2）固位体的数目、分布与基牙的位置、数目的选择原则相同。

（3）按导线设计卡环，也可根据义齿固位和稳定的需要，适当调整导线和卡环的类型。

（4）不损害基牙。

（5）卡环臂进入基牙倒凹的深度要合适。

（6）避免卡环臂对基牙产生侧向力和扭力。

（7）卡环与基牙表面要密合，接触面积尽可能小。

（8）当基牙牙周健康状况差、固位形态差或缺牙多，尤其是游离端缺牙，游离距显著大于平衡距而牙槽嵴支持力较差时，应增加固位体（增加基牙）。

（9）增加基牙原则应靠近弱基牙，由线支承转变为面支承形式。

（10）兼顾美观、舒适及义齿的摘戴方便。

20. 答：（1）1～2 个双侧后牙游离端缺失（8 7｜7 8 缺失）：

①基牙选择：常选 2 个基牙。

②𬌗支托设计：邻缺隙侧基牙上设计远中𬌗支托，基牙条件差者可设置近中𬌗支托。

③间隙卡环位置：一般放在第一前磨牙上。卡环臂端位于第一前磨牙远颊侧。若因美观要求则卡环臂端置于 4｜4 近中颊侧。

④缺牙区牙槽嵴黏膜支持力弱者可适当减小人工牙的颊舌径或减牙不恢复第三磨牙。

（2）双侧多个后牙游离缺失，或一侧游离缺牙多，另一侧单个后牙游离缺失。

①基牙选择：一般 3～4 个基牙，双侧相连。

②𬌗支托、间隙卡环设计同上，邻缺隙侧基牙上可设计 RPI、RPA 卡环。

③加设间接固位体。

④人工牙排列：将人工牙减数或减小颊舌径以减小𬌗力。尽量伸展游离基托范围，增加与基托下组织密合度。

（3）双侧后牙全部缺失、余留前牙条件差：上颌不设𬌗支托，尖牙放置低位卡环固位，用黏膜支持式；下颌尖牙上设舌隆突支托及唇侧低位卡。

21. 答：（1）在模型上利用余留牙确定上下颌牙的𬌗关系：适用于缺牙不多，余留牙的𬌗关系正常者。

（2）用蜡𬌗记录确定上下颌关系：口内仍有可以保持上下颌垂直关系的后牙，但在模型上却难以确定准确的𬌗关系者，可采用蜡𬌗记录确定。

（3）𬌗堤记录上下颌关系：若缺牙多、余牙少，不能保持正确关系者；单侧或双侧游离端缺牙，每侧连续缺牙两个以上；咬合紊乱，在口外模型上找不到一个恒定的正中𬌗关系，或上下牙列所缺牙无对颌牙相对者，可用𬌗堤记录上下颌关系。

22. 答：（1）模型向后倾斜时，共同就位道由前向后。

（2）模型向前倾斜时，共同就位道由后向前。

（3）模型向左倾斜时，共同就位道由右向左。

（4）模型向右倾斜时，共同就位道由左向右。

（5）模型平放时，在上颌者，共同就位道由下向上，在下颌者，共同就位道由上向下。

23.答：(1)基托边缘过长、过锐，基托组织面有多余的塑料突起；基托进入牙槽嵴倒凹区或牙槽嵴处有骨尖、骨突或骨嵴。应磨改基托边缘、缓冲基托组织面，同时用药物治疗患处。

（2）硬区缓冲不够，应对疼痛区域的基托组织面进行缓冲。𬌗支托折断而引起义齿下沉，应修理义齿重新放置𬌗支托。

（3）咬合压力过大或过于集中，应调整咬合，减小𬌗力，加大基托以分散𬌗力来解除疼痛。

（4）义齿不稳定：应找出原因，改进义齿的稳定性。

（5）卡环臂过低刺激牙龈、舌侧卡环臂过高或过于凸出而刺激舌缘引起疼痛，应调整卡环臂的位置或改变卡环设计。

24.答：(1)卡环不密合或未合理利用倒凹区，可以调整卡环来改善固位。

（2）基托不密合，边缘密封差或基托面积过小。

（3）存在支点；硬区基托缓冲不够；人工牙排列过于偏向唇（颊）、舌侧。通过消除支点、缓冲硬区，调整人工牙排列等方法修改。

（4）卡环数量和分布不当，应改善义齿的设计形式和加强抗转动、移位的措施。

（5）义齿弹跳，卡环臂尖抵住了邻牙，应修改卡环臂。

（6）基牙牙冠小、固位形差，应增加基牙或改变卡环类型。

（7）个别后牙缺失易𬌗向脱落，应改变就位道方向，利用制锁作用。

（祁冬 兰晶 孙淑贞）

第十五章　覆盖义齿

第一节　概　述

一、学习重点

1. 掌握覆盖义齿的概念。
2. 了解覆盖义齿分类。

二、学习提纲

1. 覆盖义齿的概念

覆盖义齿又名上盖义齿,是指义齿基托覆盖并支持在已治疗的天然牙牙根、牙冠或种植体上的一种可摘局部义齿或全口义齿,被覆盖义齿覆盖的牙或牙根称为覆盖基牙。

2. 覆盖义齿分类

依据覆盖义齿制作时机的不同,覆盖义齿可分为三类:

(1)即刻覆盖义齿。

(2)过渡性覆盖义齿。

(3)永久覆盖义齿或长期性覆盖义齿。

第二节　覆盖义齿修复的生理学基础

一、学习重点

掌握覆盖义齿修复的生理学基础。

二、学习提纲

(一)牙根、牙周膜与本体感受器

覆盖义齿是支持在天然牙或牙根上的修复体,保留了天然牙应有的生理辨别能力。其可区别物体的大小、形状、负荷的方向等,同时也可反射性调节𬌗力大小,避免过大的𬌗力造成覆盖基牙及其牙周组织的破坏。

（二）牙槽骨的吸收与保存

1. 牙与牙槽骨的相互依存

牙槽骨随牙的生长、萌出而发育，依牙及牙周组织的健康和功能而得以保持。影响牙槽骨吸收的因素很多，以牙的存在与否影响最大。

2. 戴用全口义齿与牙槽骨的吸收

全口牙拔除后，因牙的本体感觉丧失，无法调节殆力的大小，义齿咀嚼时的全部咬合力几乎全以压应力的方式由基托传递到黏骨膜上，从而加速牙槽骨的吸收和萎缩。牙缺失后即使佩戴全口义齿，牙槽骨仍在持续不断地吸收，时间越长，其吸收越严重，而且下颌牙槽骨的吸收远大于上颌牙槽骨的吸收。

3. 戴用覆盖义齿与牙槽骨吸收

其机制是牙根缓冲了义齿传递到牙槽骨的力量，大小适宜的殆力的刺激可促进牙槽骨和牙根的保健。

4. 改变冠根比例与牙槽骨吸收

冠根比例是指牙冠与牙根的长度之比。

（1）临床冠根比例：依 X 线片所示的牙根在牙槽骨内的实际长度确定。

（2）解剖学冠根比例：以釉牙骨质交界而定。

通常所说的冠根比例是临床冠根比例，最理想的冠根比例是 1：2。

牙周组织的增龄性变化或牙周组织的炎症→临床牙冠增长→旋转中心逐渐向根尖方向移动，杠杆臂（牙冠至旋转中心的距离）逐渐加长→牙槽骨的进一步吸收，形成恶性循环。

覆盖义齿修复→降低基牙临床牙冠的高度→减小了冠根比例，即缩短了力臂→减轻甚至完全消除了基牙上的扭力与侧向力→基牙创伤减小→牙周组织的健康得以改善→使原来认为不能保留的牙得以保留。

第三节 覆盖义齿修复的适应证与禁忌证

一、学习重点

了解覆盖义齿修复的适应证与禁忌证。

二、学习提纲

（一）适应证

1. 先天性口腔发育畸形患者，采用常规义齿修复难以取得良好的固位、支持及美观者

2. 后天性口腔缺损患者

（1）因龋病、严重磨耗等原因导致牙冠大部分缺损或变短，或经根管治疗后牙冠脆弱者。

（2）口内余留牙伸长、低位牙、过度倾斜牙、错位牙等，严重影响咬合、破坏面容或妨碍义齿戴入的牙。

（3）余留牙的牙周组织健康状况较差，不宜用作固定义齿或可摘局部义齿基牙，但其在牙

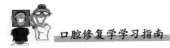

弓中的位置适当,经治疗后可考虑作为覆盖基牙。

(4)患牙虽适宜全部拔除,但为了减缓牙槽嵴吸收及增强义齿的固位与稳定,可选择一些牙周健康稍好的少数牙,经治疗后作为覆盖基牙。

3.Kennedy 第一、第二类牙列缺损,对颌为天然牙者

4.患者的年龄

不同年龄的患者均可采用覆盖义齿修复。

(1)成年人行覆盖义齿修复效果最好。

(2)青少年也可行覆盖义齿修复,但需定期观察以免对患者生长发育造成不良影响。

(3)儿童期也可在乳牙的残根上制作覆盖义齿作为可摘间隙保持器,可预防因乳磨牙早失导致第一恒磨牙近中倾斜和移位。

(二)禁忌证

1.牙体、牙髓、牙周疾病未治愈者不能作为覆盖基牙

2.丧失维护口腔卫生能力者、有全身性疾病者

3.癫痫病患者或有严重精神障碍者

4.修复牙列缺损或缺失的禁忌证也适用于覆盖义齿修复

第四节　覆盖义齿的优缺点

一、学习重点

了解覆盖义齿的优缺点。

二、学习提纲

(一)覆盖义齿的优点

1.义齿修复效果理想

(1)义齿稳定性好。

(2)义齿固位力强。

(3)咀嚼效率高。

2.保护口腔软硬组织的健康

(1)覆盖义齿修复因保留了牙根和牙周膜,可调节𬌗力的大小,减轻咬合创伤,有效防止或减缓牙槽骨的吸收。

(2)如果覆盖基牙采用截冠术调整冠根比例,可减小或免除基牙的侧向力和扭力,为牙周愈合修复创造条件,使其较长时间地得以保存。

(3)可防止或减轻远中游离鞍基的下沉,减小主要基牙上的扭力,减轻软组织和牙槽骨所承受的压力,减缓骨组织的吸收。

3.减轻患者痛苦

(1)保存了以前认为必须拔除的患牙,免除了患者拔牙的痛苦和等待伤口愈合的时间。

(2)对患有腭裂、先天缺牙、小牙畸形、釉质发育不全等先天性口腔缺陷者,可免除拔牙之

苦,节省时间和费用,满足美观和功能的需要。

（3）使用附着体等固位装置后可减小基托面积,减少异物感,患者较易适应。

（4）戴用覆盖义齿的患者,其神经反射方式无明显改变,为今后制作全口义齿时正确的颌位记录打下基础,早日适应全口义齿。

4. 保存了牙周膜本体感觉,使义齿具有区别咬合力大小和方向,判断𬌗面间食物的大小、厚薄等能力

5. 义齿易于修理和调整

（二）覆盖义齿的缺点

1. 覆盖基牙龋坏

2. 覆盖基牙牙龈炎症

3. 义齿制作困难

4. 需花费较多的时间和费用

（三）覆盖义齿的设计

一般情况下具有下列条件者可考虑设计覆盖义齿:

1. 至少有一个可保留的牙

2. 通过教育可达到保持良好的口腔清洁习惯和卫生状况者

3. 患者口腔条件差,常规修复方法效果差者

4. 采用其他修复方法时,对余留牙无益反而会造成损害

第五节　覆盖基牙及其附着体

一、学习重点

1. 熟悉覆盖基牙的选择。

2. 了解覆盖基牙的准备与治疗、覆盖基牙的类型及设计、覆盖基牙上的附着体。

二、学习提纲

（一）覆盖基牙的选择

覆盖基牙必须具备一定的条件:

1. 牙周情况

（1）牙周软组织情况:要求无牙周袋或牙周袋较浅、无溢脓,牙龈附着正常、无炎症或出血。

（2）牙的松动度:一般不超过Ⅰ°。

（3）牙周骨组织:牙周骨组织应无吸收或吸收少于根长的1/2;骨吸收超过根长的1/2而小于2/3,且牙周无炎症,牙不松动,应定期观察;牙周状况较差,应行牙周治疗,情况好转后可作为覆盖基牙。

2. 牙体、牙髓情况

牙体有龋坏者应进行充填治疗;牙髓病变者应进行完善的牙髓治疗;有根尖感染者应进

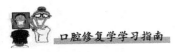

行完善的根管治疗。

(1)覆盖基牙的数目：较理想的是单颌保留 2～4 个牙。

(2)覆盖基牙的位置：最理想的位置是牙弓的前后左右均有基牙且位于咬合力最大的位置。

(3)可摘局部覆盖义齿基牙的位置

①远中游离的局部覆盖义齿：尽量在远中尽可能接近磨牙后垫处保留一覆盖基牙。

②其他部位缺失的局部覆盖义齿：最理想的部位是在牙弓上承受𬌗力最大的部位。缺牙部位的对颌为天然牙，特别下颌多个后牙缺失者，选择前磨牙最理想。

(4)全口覆盖义齿基牙的位置：多选择前牙，特别是尖牙。基牙最好分散在牙弓的左右两侧。有 4 个分散在牙弓前后左右的基牙的修复效果最理想。

(二)覆盖基牙的准备与治疗

1. 外科准备

拔除无法保留或保留对修复无益的余留牙；必要时还应切除增生的软组织、牙槽骨修整、前庭沟加深等。

2. 牙体、牙髓及根尖周病变的治疗

绝大多数覆盖基牙均应进行根管治疗，只有少部分(长冠基牙)可保留活髓；对基牙的龋坏进行充填治疗。

3. 牙周治疗

依据其牙周状况可行牙周基础治疗和(或)牙周外科治疗。

4. 修复学方面的准备

(1)把局部义齿转变为临时覆盖义齿。

(2)基础性修复准备对口内情况复杂的患者，可采用即刻覆盖义齿过渡。

(三)覆盖基牙的类型及设计

1. 长冠基牙与短冠基牙

(1)长冠基牙：是指在牙龈缘上保留 3～8 mm 牙冠的基牙。

①长冠基牙在设计时应特别注意：

a.基牙应具有良好的支持骨，牙周健康，冠长不能超过根长的 1/2。

b.基牙数目不宜过少，最好前后、左右均有散在的基牙。

c.颌间距离应大，基牙不影响人工牙的排列并保证义齿有一定的厚度及强度。

②长冠基牙主要适用于：

a.需要保存患牙活髓者。

b.需获得一定的侧向支持及固位者。

c.过度磨损牙、釉质发育不全、小牙畸形等。

(2)短冠基牙：是指牙冠截断后断面平齐牙龈缘或在龈上 3 mm 内者。

①短冠基牙主要适用于：

a.牙周退缩，临床牙冠增长，需要调整冠根比例者。

b.颌间距离偏小或正常，不能设计长冠基牙者。

c.牙冠缺损严重或为残根，但仍符合覆盖基牙的要求者。

d.错位牙,过度倾斜牙。

e.口内余留牙较少或牙周健康状况不太理想者。

②设计短冠基牙时,均应进行完善的根管治疗。

2. 无金属顶盖基牙与有金属顶盖基牙

(1)无金属顶盖基牙:即对基牙进行预备后,将覆盖义齿直接制作在基牙上(长冠基牙)或用银汞、树脂充填根管口后制作覆盖义齿(短冠基牙)。

(2)有金属顶盖基牙:是用金属帽状物覆盖在覆盖基牙上。覆盖在长冠基牙上者又名长冠顶盖或筒状顶盖,因基牙颈部至殆面的外形呈圆顶锥,又名冠帽。覆盖在短冠基牙上的金属顶盖又名短冠顶盖。

金属顶盖又有单层顶盖与双层顶盖之分。

①金属顶盖的优点

a.预防基牙龋坏。

b.通过调整金属顶盖轴面聚合度调整义齿固位力的大小。

c.防止基牙过敏。

d.双层顶盖具有缓冲殆力的作用。

②基牙上金属顶盖的适用范围

a.覆盖基牙已有龋坏或口内其他余留牙有龋坏者。

b.各种原因所致的根面缺损达龈下者,可用金属顶盖恢复缺损部分并使顶盖殆面升高至龈上。

c.需调节义齿固位力大小及获得侧向支持者。

d.基牙为活髓伴有过敏症状需要防治者。

3. 种植覆盖基牙

种植覆盖基牙是以种植体及其上的附件为支持制作的覆盖义齿,种植体及其上的附件相当于覆盖基牙和其上的固位部分。

(四)覆盖基牙上的附着体

附着体一般由阳型和阴型两个部分组成,阳型部分常固定于覆盖基牙的牙根或种植体上,阴型部分固定于义齿基托内。

1. 覆盖义齿中附着体的作用

(1)固位作用。

(2)稳定作用。

(3)缓冲作用。

(4)支持作用。

2. 覆盖义齿中应用附着体的适应证

(1)因牙槽嵴严重萎缩吸收或覆盖基牙数目有限,牙周状况一般,常规覆盖义齿无法获得足够的固位与支持者。

(2)因牙槽嵴粗大或前突,制作唇侧基托严重影响美观而需要去除唇侧基托者。

(3)因基托刺激引起患者严重恶心和影响发音,经一段时间的适应后仍无法克服者。

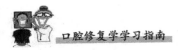

3．附着体的缺点

（1）当义齿取下后，某些附着体如根上附着体、杆式附着体等固定在基牙上的部分突出于口腔中，患者有异物感，也不美观。

（2）由于附着体的附件多凸出于口内，占据了义齿的位置，常使义齿局部基托变薄，易于折断。

（3）维护口腔卫生较麻烦，影响覆盖基牙牙周组织的健康。

（4）颌间距离有限时，附着体的使用增加了人工牙的排列难度。

（5）制作较复杂，治疗费用较高。

4．附着体的类型

（1）按修复体与固位桩之间的关系分为如下三类：

①刚性附着体：修复体与固位桩之间没有任何运动，或仅允许修复体沿单个固位桩长轴作旋转运动。

优点：在功能或非功能时可减轻𬌗力对牙槽嵴的不良作用；在侧向力作用下，基牙倾斜量最小；对无牙颌牙槽嵴的破坏最小；义齿一般不需要修理。

缺点：基牙上负荷过大可能会造成基牙牙周组织的伤害。

②非刚性附着体：即义齿可沿固位桩在多个平面上作旋转运动或垂直移动。

优点：减轻了侧向力对基牙的作用。

缺点：支持组织承受较大的𬌗力，易引起牙槽嵴吸收；在侧向力的作用下基牙会有较大的倾斜移动。

③弹性附着体：指固位部分在垂直方向上可自由向支持组织移动的附着体。

缺点：在使用时需要较大的颌间距离；可加速牙槽嵴吸收。因此，在任何时候均应避免使用弹性附着体。

（2）按附着体位置及结构分为四种类型：

①根上附着体：阳型部分固定于覆盖基牙上，阴型部分固定于义齿基托的组织面。

优点：合理能均匀地分布在基牙和牙槽嵴上；使基牙免受过大扭力。

②根内附着体：阴型部分固定于根管内，阳型部分固定于义齿基托组织面。最常用的是 Zest 锚附着体。

优点：当义齿取出后，口内没有凸出物，患者无不适感；不影响人工牙的排列和义齿的厚度和强度，尤其适用于颌间距离过小者。

缺点：阴型部分不易清洁；根面牙本质易发生龋坏；降低了根管壁的厚度和强度，易引起根折；食物残渣等物进入阴型部分后易导致义齿无法完全就位而出现翘动。

③杆附着体：杆附着体是通过越过无牙区牙槽嵴的金属杆将两侧基牙上的金属顶盖连接起来，将卡固定于义齿基托相应处，卡就位于杆后产生夹持作用而固位的一种附着体。

优点：增强义齿的固位、支持与稳定；分散𬌗力，减轻单个基牙的负担；对松动的基牙起到夹板固定的作用。

最理想的杆的位置是放于牙槽嵴顶，与牙槽嵴的形状一致且唇舌侧均有一定的间隙以便于清洁。

④磁性附着体。

第六节　覆盖义齿的制作

一、学习重点

了解覆盖义齿的制作。

二、学习提纲

（一）覆盖义齿治疗计划的制订

一般包括：适应证的评估、临时治疗计划的制订、初步治疗、重新评估、最终治疗计划的制订、覆盖义齿的制作、复诊回访等。

决定一个牙是否可保留下来作为覆盖基牙的因素包括：

1. 临床因素

（1）该牙对修复的重要性。

（2）希望该牙承受负荷的大小。

（3）患者的口腔卫生状况。

（4）保留的患牙需治疗的程度。

2. 非临床因素

（二）覆盖基牙预备与顶盖制作

1. 长冠基牙的牙体预备

（1）无金属顶盖的牙体预备。

①不需做牙体预备：保留多数天然牙，其𬌗面有足够的间隙以保证𬌗面厚度的患者。

②需做牙体预备：

a.调磨基牙轴面倒凹，获得义齿的共同就位道。

b.降低基牙的高度，保证覆盖义齿基托有足够的厚度和强度。

c.精修完成。

（2）有金属顶盖的长冠基牙的牙体预备：方法基本类似于全冠的牙体预备或套筒冠的牙体预备。其不同之处在于：

①单顶盖基牙的轴面聚合程度视基牙的牙周健康状况而定，牙周健康者，聚合度小，健康较差者，聚合度大。

②单顶盖的基牙𬌗面预备成钝圆形。

③双层顶盖基牙的龈缘处预备较多，以容纳内外金属顶盖的厚度并使之与基牙的牙周组织有适宜的接触关系。

2. 短冠基牙的牙体预备

（1）磨短牙冠：死髓牙，将牙冠降低至龈缘或在龈缘上 1～3 mm；残根，仅进行适当调磨；活髓牙尽可能保留活髓，否则根据需要做牙髓失活。基牙要支持义齿者，在龈上 1 mm 处截断；基牙要对抗侧向力者，保留龈上 3 mm 的高度。

（2）调磨过锐边缘。

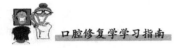

（3）封闭根管口。

3. 金属顶盖的制作

（1）单顶盖的制作：与铸造金属全冠相同。

（2）双顶盖的制作：类同于套筒冠的制作。

4. 以直接固位的预成附着体的基牙预备

（三）印模制取与模型灌注

参照固定桥、可摘局部义齿与全口义齿。

（四）颌位关系的记录

依据缺牙部位、数目、余留牙咬合情况，参照可摘局部义齿或全口义齿颌位关系记录的方法和要求完成覆盖义齿的颌位关系记录。

（五）基托设计

其具体要求是：

（1）不会引起菌斑聚集。

（2）对边缘龈无机械损伤。

（3）有利于保持良好的口腔卫生。

（4）不影响唇颊舌的正常生理运动。

（5）不影响美观与发音。

（6）便于修理。

环基牙开放式基托设计即在覆盖基牙的四周避免基托与基牙周围组织接触。在设计时应注意：①基托尽可能少覆盖边缘牙龈；②邻面间隙的边缘用金属制作；③覆盖基牙越多，预后越好，开放间隙也可更大。

1. 义齿基托设计与牙周组织的健康

环基牙开放式基托设计有利于牙周组织的健康，这是因为：①避免了基托对牙龈直接的和机械的损伤；②因具备一定程度的自洁作用和唾液可自动环绕基牙流动的冲洗作用，预防了因食物嵌塞引起的菌斑聚集；③即使在佩戴义齿的情况下，也可用牙间隙刷清洁基牙；④可避免因冠帽外形不良和口腔卫生差所导致的牙龈过度增生。

2. 基托设计与功能和美观的关系

因覆盖基牙牙周有丰满的牙槽嵴，不需要用人工材料恢复外形，覆盖基牙的唇颊侧不设计基托不会影响唇颊的位置和功能。

3. 无牙颌区基托的设计

无牙颌区基托的设计与全口义齿相似，区别如下：

（1）避免过度伸展。

（2）牙槽嵴萎缩不严重时，前牙区人工牙应直接排列在牙槽嵴上。

（3）基托的伸展受制于义齿的就位道，基托应止于牙槽嵴的观测线上。

（六）人工牙的选择与排列、试戴、义齿完成

类同于常规义齿。

（七）附着体的安放

附着体的安放常在义齿使用合适后进行，其方法是：

1. 预备义齿基托组织面

依据拟安放附着体的大小,磨除此处基托组织面至能充分容纳附着体为止。

2. 安放附着体

将附着体阴型(或阳型)套合在基牙的阳型(或阴型)上→调拌自凝塑料置入预备的基托窝洞内→立即戴入义齿在口腔内就位→自凝塑料固化后,取下义齿。

(八)制作时的注意事项

1. 保留间隙

基托组织面与覆盖基牙间,应留有 1 mm 间隙。方法如下:

(1)若制作双重顶盖,在固定外顶盖之前,于内、外顶盖顶端间置厚约 1 mm 衬垫物,当外顶盖固定后,去除衬垫物。

(2)不需制作双重顶盖者,可在工作模型的基牙根面上填以约 1 mm 厚的硬质材料。

(3)初戴覆盖义齿时,缓冲覆盖基牙相应处的基托组织面。

(4)在与覆盖基牙相对应的基托组织面衬垫弹性材料,使之有 1 mm 的弹让性。

2. 组织倒凹的处理方法

(1)长冠基牙:预备基牙时唇面尽量多磨除一些牙体组织;制作长冠顶盖蜡型时,在近龈缘处稍恢复外形,形成有利的倒凹以便在此牙上安放钢丝卡环;唇侧倒凹处不制作基托。

(2)覆盖基牙上不便安放钢丝卡环时,可采用各种附着体或弹性带翼基托。

3. 利用磁体

4. 基托增力设计

使用高强度树脂制作基托或使用金属基托时,根据需要,可设计成局部或全腭金属基托。

第七节 即刻覆盖义齿与过渡性覆盖义齿的制作

一、学习重点

了解即刻覆盖义齿与过渡性覆盖义齿的制作。

二、学习提纲

(一)即刻覆盖义齿的制作

1. 先在模型上按短冠基牙的要求预备覆盖基牙,再按常规方法完成预成的即刻义齿

2. 在口内预备覆盖基牙

3. 拔除无法保留的患牙

4. 戴入即刻覆盖义齿

戴牙 2～3 个月后复诊,待牙槽嵴吸收基本稳定后再进行重衬和咬合调整,注意保持覆盖基牙与义齿基托之间有 1 mm 的间隙。

(二)过渡性覆盖义齿的制作

过渡性覆盖义齿适用于具有较好的结构并能行使正常功能的旧义齿,或仅需做适当处理,余留天然牙中可留 1～4 个基牙的病例。程序与一般可摘义齿加添人工牙、卡环及重衬基托等方法相同。

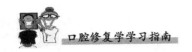

第八节　潜没牙根的覆盖义齿修复

一、学习重点

了解潜没牙根的覆盖义齿修复。

二、学习提纲

潜没牙根覆盖义齿是将无感染的活髓牙根或经根管治疗的牙根全部潜没于牙槽嵴黏膜下,再在其上制作覆盖义齿。

（一）活髓潜没牙根的覆盖义齿修复

这是将没有感染的活髓牙或牙根的牙髓切断,在无菌条件下将其埋藏于牙槽嵴黏骨膜下,用于支持全口义齿或可摘局部义齿。

1. 保存活髓牙根的适应证

（1）患者易患龋病和牙周病。

（2）拟保留的活髓牙不适宜做固定义齿或可摘局部义齿基牙。

（3）牙周健康状况较好,或健康较差但通过手术能治愈。

（4）拟保留的牙有正常的龈黏膜和大小适宜的龈瓣,有利于覆盖牙根断面

（5）拟保留的牙根有足够厚度的颊侧密质骨板。

（6）拟暴露的牙根没有牙髓炎症及垂直向移动。

2. 潜没活髓牙根的优缺点

（1）优点:增强义齿固位,减缓牙槽嵴吸收,提高义齿对刺激的分辨能力,避免发生龋坏。

（2）缺点:不适用于有严重的全身疾病者;覆盖在潜没牙根上的黏膜在外力作用下易开裂,二次手术失败的可能性很大;可能使口腔前庭变浅。

3. 暴露活髓潜没牙根的手术方法

4. 潜没活髓牙根覆盖义齿的制作要求、原则、方法与全口义齿和即刻义齿相同

一般在术后1个月制取印模制作义齿较合适。术后5个月内应定期复诊检查,及时缓冲义齿基托组织面,避免基托压伤牙龈。

（二）暴露无活力的潜没牙根的覆盖义齿

这是将进行根充治疗的牙根潜没在龈黏骨膜瓣下,在其上制作全口义齿或可摘局部义齿。其适应证、义齿制作等与暴露活髓潜没牙根的覆盖义齿相同。

第九节　磁性附着体固位的覆盖义齿

一、学习重点

了解磁性材料,磁性附着体的类型、组成及性能,磁场对机体组织的影响,磁性附着体在覆盖义齿修复中的应用,磁性附着体固位的优缺点。

二、学习提纲

磁性附着体固位系统是由一对异极磁体组成,其中一极嵌入义齿内,名固位体;另一极固定于覆盖牙根内或种植体上,名衔铁。当义齿戴入口内后,因磁体的吸力使义齿就位于衔铁上,并产生固位力使义齿稳固不脱落。

（一）磁性材料

1. 硬磁合金

硬磁合金必须置于强大的磁场中才能被磁化,当磁场退去后,仍能保持很强的磁力而成为良好的永久磁性合金。这类合金包括:

（1）钴铂合金。

（2）钴稀土元素合金。

（3）钕铁硼永磁合金

①其特征是:磁能积高,具有良好的机械性能,无毒。

②缺点:在口腔合金中易被氧化,而使周围组织染为黑色,同时降低磁体的磁力;磁性受温度影响,但不会影响钕铁硼磁体在口腔领域的应用。

2. 软磁合金

钯钴镍合金,具有低矫顽力和高磁导率,本身不存在磁性,但与永磁体作用时,则立即被磁化,形成强的感应磁体,产生吸力。

（二）磁性附着体的类型、组成及性能

1. 开放磁场式磁性附着体

此类附着体由一对永磁体异极相接而成,相接触的一极因异性相吸产生磁力,另一极则形成闭合回路磁场。义齿戴入后未利用的一极磁力线直接辐射于周围组织中,无论戴用义齿与否,基牙周围组织中均有磁场存在。

2. 封闭磁场式磁性附着体

这是一种没有外部磁场-封闭性磁场的磁性附着体。该系统由义齿内的侧向固位部分和牙根内的软磁合金衔铁组成,其结构如下:

（1）义齿内固位部分:由一对永磁体及其上的末端板及磁轭组成。

①永磁体。

②磁轭。

③末端板。

（2）牙根内的软磁合金衔铁:由软磁合金制成,固定于覆盖基牙的牙根内,称为衔铁,根据固定方式可分为:

①黏固式软磁合金衔铁。

②螺钉固定式软磁合金衔铁。

③铸造根帽衔铁。

④机械加工软磁合金衔铁。

（三）磁场对机体组织的影响

磁场对人体组织有无影响尚无定论。低强度的磁场对机体无害,用于人体组织的磁体,

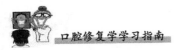

其外部磁场强度应低于 8 mT。

(四)磁性附着体在覆盖义齿修复中的应用

1. 磁性附着体在全口覆盖义齿中的应用

(1)优点

①增强下全口义齿的固位力。

②提高咀嚼效率。

③可显著缩短患者对义齿的适应时间。

④保护了基牙及其牙周组织不受侧向力的伤害。

⑤美观。

⑥减小基托,有利于发音和口腔的生理运动。

⑦便于戴入。

(2)制作方法。

注意:磁性附着体与衔铁间应保留 0.1 mm 的间隙,起到缓冲作用;磁性附着体的安放时间应在义齿戴用习惯后。

2. 磁性附着体在可摘局部覆盖义齿中的应用

(1)主要是用于 Kennedy 一、二、四类缺失者。减少常规卡环对主要基牙产生的扭力。

(2)在 Kennedy 三类缺失中的应用,只要缺隙两侧基牙健康即可应用。

(3)还可应用于张口受限、小口畸形等特殊病例中。

(五)磁性附着体固位的优缺点

1. 优点

(1)同时具有磁体固位和覆盖义齿的优点。

(2)义齿就位后具有持续的固位力。

(3)固位磁体与衔铁间可相对移动,使基牙所受侧向力很小。

(4)对基牙的要求较低,基牙长轴不平行时也可使用。

(5)采用封闭式磁性附着体可避免磁场对机体组织的伤害。

(6)用磁体代替卡环,可避免卡环对基牙的损伤。

(7)可将义齿分段制作并有效地连接为整体。

(8)操作简单,易于清洁。

2. 缺点

磁体易于生锈,应做妥善的防腐蚀处理。

第十节　覆盖义齿的复诊与护理

一、学习重点

了解覆盖义齿的复诊与护理。

二、学习提纲

定期复诊与护理。

1. 防龋

(1)清洁覆盖基牙。

(2)化学法防龋。

2. 预防牙龈炎及牙周炎

(1)环基牙开放式基托设计应恰当,不压迫龈缘,不形成死角。

(2)夜间摘下覆盖义齿。

(3)每日用 $0.1\% \sim 0.2\%$ 的氯己定溶液含漱。

3. 义齿的护理

(1)每日用牙刷及牙膏清洗义齿。

(2)每日将义齿浸泡在 0.2% 的氯己定溶液中 $10 \sim 15$ 分钟。

4. 防止牙槽骨吸收

覆盖基牙周出现快速牙槽骨吸收的原因是:

(1)患者口腔卫生不良。

(2)义齿咬合关系差。

(3)义齿存在支点。

针对以上原因,应及时采取有效预防措施。

5. 定期复查

覆盖义齿患者每隔 $3 \sim 6$ 个月应复诊做常规检查。

三、题例

(一)选择题

【A型题】

1. 目前已知的预防牙槽骨丧失的唯一最有效、最可靠的方法就是

   A. 预防牙的丧失

   B. 戴用全口义齿

   C. 种植牙

   D. 固定桥修复

   E. 以上都不对

2. 不属于覆盖义齿修复禁忌证的是

   A. 牙体、牙髓、牙周疾病未治愈者

   B. 丧失维护口腔卫生能力者

   C. 癫痫病患者

   D. 有严重精神障碍者

   E. 青少年

3. 覆盖义齿的优点不包括

   A. 咀嚼效率高

   B. 有效防止或减缓牙槽骨的吸收

   C. 相对常规可摘义齿制作简单

   D. 保存以前认为必须拔除的患牙,免除了患者拔牙的痛苦

   E. 具有口腔生理功能

4. 关于覆盖基牙应具备条件,错误的是

   A. 无牙周袋或牙周袋较浅、无溢脓

   B. 牙周骨组织应无吸收或吸收少于根长的 1/2

   C. 牙的松动度一般不超过 I°

   D. 必须是根管治疗后的死髓牙

   E. 有牙髓病变者,但进行了完善的牙髓治疗

5. 覆盖基牙的数目较理想的是

   A. 单颌保留 $1 \sim 2$ 个牙

B. 单颌保留 2～4 个牙

C. 单颌保留 4～6 个牙

D. 单颌保留 6～8 个牙

E. 以上都不对

6. 覆盖基牙的位置取决于口内余留牙的位置和健康状况,最理想的位置是

　　A. 牙弓后部咬合力最大的位置

　　B. 牙弓前部咬合力最小的位置

　　C. 牙弓的前后、左右均有基牙且位于咬合力最大的位置

　　D. 牙弓的前后、左右均有基牙且位于咬合力最小的位置

　　E. 以上都不对

7. 长冠基牙适用于以下情况,除了

　　A. 需要保存患牙活髓者

　　B. 颌间距离偏小者

　　C. 覆盖义齿需获得一定的侧向支持及固位者

　　D. 过度磨损牙

　　E. 小牙畸形

8. 短冠基牙主要适用于

　　A. 牙周退缩,临床牙冠增长,需要调整冠根比例者

　　B. 颌间距离偏小者

　　C. 错位牙,过度倾斜牙

　　D. 口内余留牙较少或牙周健康状况不太理想者

　　E. 以上都对

9. 覆盖义齿的附着体最基本、最重要的功能就是

　　A. 固位作用

　　B. 稳定作用

　　C. 缓冲作用

　　D. 支持作用

　　E. 以上都不对

10. 覆盖基牙可以采用无金属顶盖设计的是

　　A. 覆盖基牙已有龋坏者

　　B. 根面缺损达龈下者

C. 需调节义齿固位力大小及获得侧向支持者

D. 基牙为活髓伴有过敏症状者

E. 无龋坏病史者

11. 覆盖义齿附着体的不足,错误的是

　　A. 附件多凸出于口内,占据了义齿的位置,常使义齿局部基托变薄

　　B. 维护口腔卫生较麻烦

　　C. 增加了殆力对覆盖基牙及基托下组织的负担

　　D. 制作较复杂,治疗费用较高

　　E. 颌间距离有限时,附着体的使用增加了人工牙的排列难度

12. 可沿固位桩在多个平面上做旋转运动或垂直移动的覆盖义齿附着体是

　　A. 刚性附着体

　　B. 非刚性附着体

　　C. 弹性附着体

　　D. 根内附着体

　　E. 以上都不对

13. 按附着体位置及结构分类,覆盖义齿附着体可分为

　　A. 刚性附着体、非刚性附着体、弹性附着体

　　B. 根上附着体、根内附着体、杆附着体、磁性附着体

　　C. 根上附着体、根内附着体

　　D. 杆附着体、磁性附着体

　　E. 以上都不对

14. 覆盖义齿中使用最广泛的一类附着体是

　　A. 根上附着体

　　B. 杆附着体

　　C. 弹性附着体

　　D. 根内附着体

　　E. 以上都不对

15. 以下是根内附着体不足之处,除了

　　A. 不易清洁

　　B. 降低了根管壁的厚度和强度,易引起

根折

C. 易发生龋坏

D. 食物残渣等物进入阴型部分后易导致义齿无法完全就位而出现翘动

E. 当义齿取出后,口内有凸出物,患者感觉不适

16. 决定一个牙是否可保留下来作为覆盖基牙的临床因素**不包括**

A. 该牙对修复的重要性

B. 希望该牙承受负荷的大小

C. 患者的口腔卫生状况

D. 保留的患牙需治疗的程度

E. 患者的经济状况

17. 关于短冠基牙的牙体预备,**错误**的是

A. 对于死髓牙,将牙冠降低至龈缘或在龈缘上 1~3 mm

B. 如果基牙要支持义齿,可在龈上 1 mm处截断

C. 牙体预备的量取决于基牙有无活力、预计基牙所承受负荷的大小、颌间间隙大小等

D. 如果基牙要对抗侧向力,应保留龈上 1 mm 的高度

E. 根面修成光滑的圆顶状

18. 关于环基牙开放式基托设计的描述,**错误**的是

A. 其在覆盖基牙的四周避免基托与基牙周围组织接触

B. 不利于义齿清洁

C. 避免了基托对牙龈直接的和机械的损伤

D. 预防了因食物嵌塞引起的菌斑聚集

E. 可避免因冠帽外形不良和口腔卫生差所导致的牙龈过度增生

19. 以下关于潜没活髓牙根的优点的描述,**错误**的是

A. 增强义齿固位

B. 减缓牙槽嵴吸收

C. 若覆盖在潜没牙根上的黏膜在外力作用下开裂,二次手术成功率高

D. 避免发生龋坏

E. 提高义齿对刺激的分辨能力

20. 潜没活髓牙根覆盖义齿修复时,为了促进伤口的愈合和龈组织与根髓间建立良好的血液循环,制取印模制作义齿较合适的事件一般在术后

A. 2 周

B. 1 个月

C. 2 个月

D. 3 个月

E. 半年

21. 关于钕铁硼永磁合金的描述,**错误**的是

A. 磁能积高

B. 磁性受温度影响,温度越高,磁性衰减越严重

C. 具有良好的机械性能

D. 无毒

E. 不以易被氧化

22. 封闭磁场式磁性附着体义齿内固位部分**不包括**

A. 永磁体

B. 磁轭

C. 末端板

D. 衔铁

E. 以上均不对

23. 关于磁性附着体在全口覆盖义齿中应用的描述,**错误**的是

A. 增强下全口义齿的固位力,尤其是牙槽嵴吸收严重,常规修复方法效果差、口内又有少数余留牙或牙根者

B. 提高咀嚼效率

C. 显著缩短患者对义齿的适应时间

D. 对共同就位道的要求高

E. 可不使用或不暴露金属卡环,达到美观效果

24. 关于全口覆盖义齿磁性附着体的制作,

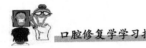

错误的是

A. 根充后的基牙或牙根磨短至平齐龈缘或在龈上 0.5 mm

B. 磁性附着体与衔铁间应保留 0.1 mm 的间隙

C. 磁性附着体的安放时间一般是在义齿试戴时

D. 磁性附着体对基牙的要求较低,即使牙槽骨吸收达根长的 1/2,只要有完善的根管充填,即可采用

E. 单颌全口覆盖义齿使用 2～4 个磁性附着体即可获得足够的固位力

25. 覆盖义齿患者每隔(　　)应复诊一次做常规检查

A. 半个月

B. 1 个月

C. 2～3 个月

D. 3～6 个月

E. 1 年

26. 关于戴用覆盖义齿后的预防措施的描述,错误的是

A. 对所有覆盖基牙,无论有无金属顶盖,均应彻底清洁其四周及牙龈,但不宜使用化学方法防龋

B. 夜间摘下覆盖义齿

C. 每日用 0.1％～0.2％的氯己定溶液含漱

D. 每日将义齿浸泡在 0.2％的氯己定溶液中 10～15 分钟

E. 定期复查

27. 关于磁性附着体固位的优点的描述,错误的是

A. 义齿就位后具有持续的固位力

B. 基牙所受侧向力很小

C. 磁体不易生锈

D. 操作简单,易于清洁

E. 对基牙的要求较低,基牙长轴不平行时也可使用

28. 原则上长冠基牙的冠长不能超过根长的

A. 1 倍

B. 1/2

C. 1/3

D. 2/3

E. 1.5 倍

29. 长冠基牙一般在牙龈缘上保留牙冠

A. 3 mm 以上

B. 3～8 mm

C. 5～8 mm

D. 5 mm 以上

E. 8 mm 以上

30. 短冠基牙一般在牙龈缘上保留牙冠

A. 3 mm 以上

B. 3 mm 以下

C. 1～3 mm

D. 1～5 mm

E. 5 mm 以下

31. Zest 锚附着体属于

A. 根上附着体

B. 杆附着体

C. 根内附着体

D. 磁性附着体

E. 弹性附着体

【B 型题】

32～36 题

A. 刚性附着体

B. 非刚性附着体

C. 弹性附着体

D. 根上附着体

E. 根内附着体

32. 阴型部分固定于根管内的附着体属于

33. 义齿可沿固位桩在多个平面上作旋转运动或垂直移动的附着体属于

34. 固位部分在垂直方向上可自由向支持组织移动的附着体是

35. 修复体与固位桩之间没有任何运动,或

仅允许修复体沿单个固位桩长轴作旋转运动的附着体是

36. Dalbo 附着体属于

37~41 题

A. 黏固式软磁合金衔铁
B. 螺钉固定式软磁合金衔铁
C. 铸造根帽衔铁
D. 机械加工软磁合金衔铁
E. 衔铁

37. 固定于覆盖基牙的牙根内软磁合金被称为

38. 主要适用于颌间距离较小的患者，牙根过小或患者对龋敏感者不宜选用的是

39. 软磁合金进行机械加工制成

40. 主要适用于对龋敏感的患者、根面破坏严重者及牙根过小者的是

41. 可用于大小不同的根面，尤其是根面过小衔铁无法用黏固法固定，但对颌间距离过小者不易选用的是

42~46 题

A. 硬磁合金
B. 软磁合金
C. 钕铁硼永磁合金
D. 钴稀土元素合金
E. 钴铂合金

42. 钯钴镍合金属于

43. 必须置于强大的磁场中才能被磁化，当磁场退去后，仍能保持很强的磁力的合金统称为

44. 1953 年，首先应用于口腔修复临床的磁性材料是

45. 20 世纪 60 年代，研制出的具有极高的固有矫顽力的口腔磁性材料是

46. 20 世纪 80 年代初期，由佐川真人首先研制成功的第三代稀土磁体是

47~51 题

A. 1 mm
B. 3~8 mm
C. 3 mm
D. 0.1 mm
E. 2 mm

47. 短冠基牙是指牙冠截断后断面平齐牙龈缘或在龈上（　）内者

48. 封闭式磁性附着体系统义齿内固位部分的永磁体，为两个半圆柱形永磁体组成，其平面为异极相对，其间有（　）的间隙

49. 长冠基牙是指在牙龈缘上保留（　）牙冠的基牙

50. 磁性附着体与衔铁间应保留（　）的间隙

51. 基托组织面与覆盖基牙间，与长冠、短冠金属顶盖间，以及双重顶盖间应留有（　）间隙

【X 型题】

52. 采用金属顶盖的优点是
A. 预防基牙龋坏
B. 防止基牙过敏
C. 调整义齿固位力的大小
D. 缩短治疗时间，减少治疗费用
E. 双层顶盖具有缓冲𬌗力的作用

53. 关于覆盖义齿杆附着体的描述，正确的是
A. 增强义齿的固位、支持与稳定
B. 分散𬌗力，减轻单个基牙的负担
C. 对松动的基牙起到夹板固定的作用
D. 义齿取出后，口内没有凸出物，患者无不适感
E. 以上都对

54. 覆盖义齿基托具体要求包括
A. 基托不会引起菌斑聚集
B. 基托对边缘龈无机械损伤

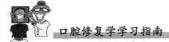

C. 基托有利于保持良好的口腔卫生

D. 基托不影响唇颊舌的正常生理运动

E. 基托不影响美观与发音

55. 覆盖义齿制作时应注意
    A. 基托组织面与覆盖基牙间,与长冠、短冠金属顶盖间,以及双重顶盖间应留有1 mm间隙
    B. 组织倒凹的处理
    C. 利用磁体
    D. 预备基牙时前牙唇面尽量少磨除一些牙体组织
    E. 基托增力设计

56. 覆盖基牙的龋坏多发生在
    A. 无保护性修复物的牙冠面和牙根面上
    B. 覆盖基牙牙颈部
    C. 短冠基牙牙根面
    D. 根管口充填物与周围牙本质交界处
    E. 金属顶盖边缘与牙根面交界处

57. 关于根内附着体的描述,正确的是
    A. 阳型部分常固定于覆盖基牙的根管内
    B. 阴型部分固定于义齿基托内
    C. 阴型部分常固定于覆盖基牙的根管内
    D. 阳型部分固定于义齿基托内
    E. 阴型和阳型部分均固定于覆盖基牙的根管内

58. 下列属于根上附着体的是
    A. Dalbo附着体
    B. Rothermann附着体系统
    C. Kürer压力栓钉固位系统
    D. 柱状附着体
    E. Conod桩

59. 覆盖义齿制作中需留有1 mm间隙的地方包括
    A. 基托组织面与覆盖基牙间
    B. 基托组织面长冠金属顶盖间

C. 基托组织面短冠金属顶盖间

D. 双重顶盖间

E. 基托组织面与牙槽嵴黏膜间

60. 下列覆盖义齿的优点是
    A. 通过反馈系统调节𬌗力,消除侧向力和扭力,有利于维持牙周组织的健康
    B. 可以促进骨吸收
    C. 基牙不易龋坏
    D. 免除了患者拔牙的痛苦和缩短了等待义齿修复的时间
    E. 覆盖义齿相对普通活动义齿能获得较高的咀嚼效能

(二)名词解释

1. 覆盖义齿

2. 潜没牙根覆盖义齿

3. 磁性附着体固位系统

4. 无金属顶盖基牙

5. 种植覆盖基牙

(三)填空题

1. 依据覆盖义齿制作时机的不同,可将覆盖义齿分为_____、_____、_____。

2. 按修复体与固位桩之间的关系分类可将附着体分为_____、_____、_____。

3. 长冠基牙是指在牙龈缘上保留_____mm牙冠的基牙;短冠基牙是指牙冠截断后断面_____或_____者。

4. 长冠基牙设计时应注意,基牙应具有良好的支持骨,冠长不能超过根长的_____。

5. 覆盖义齿中附着体具有_____作用、_____作用、_____作用、_____作用。

6. 覆盖义齿中,修复体与固位桩之间没有任何运动,或仅允许修复体沿单个固位桩长轴作旋转运动的附着体类型被称为_____。

7. 覆盖义齿中,按附着体位置及结构分类可概括为_____、_____、_____和_____四种类型。

8. 杆附着体的走向及其与牙弓形态、基

牙位置、牙槽嵴形状等有密切的关系,最理想的是将杆放于_____。

9. 覆盖义齿中,_____式基托设计有利于牙周组织的健康。

10. 制作覆盖义齿时,基托组织面与覆盖基牙间,与长冠、短冠金属顶盖间以及双重顶盖间应留有_____间隙。

11. 制作潜没活髓牙根覆盖义齿,一般在手术后_____制取印模制作义齿较合适。

12. 磁性附着体中使用的硬磁合金包括_____、_____、_____。

13. 根据磁性附着体周围磁场的不同可将磁性附着体分为_____和_____。

14. 磁性附着体的义齿内固位部分由一对_____及其上的_____及_____组成。

15. 磁性附着体牙根内的软磁合金衔铁根据固定方式可分为_____、_____、_____、_____。

16. 全口覆盖义齿使用磁性附着体时,在磁性附着体与衔铁间应保留_____的间隙。

17. 一个磁性固位体可提供约 500 g 的固位力,单颌全口覆盖义齿使用_____个磁性附着体即可获得足够的固位力。

18. 覆盖义齿患者每隔_____应复诊一次做常规检查。

(四)问答题和论述题

1. 试述覆盖义齿修复的生理学基础。

2. 简述覆盖义齿的优点。

3. 简述覆盖基牙应具备的条件。

4. 简述金属顶盖的适应范围。

5. 决定一个牙是否可保留下来作为覆盖基牙的临床因素有哪些?

6. 磁性附着体固位的优点有哪些?

7. 覆盖义齿戴入后个别情况下覆盖基牙会出现快速牙槽骨吸收的原因有哪些?

四、参考答案

(一)选择题

【A 型题】

1. A 2. E 3. C 4. D 5. B 6. C
7. B 8. E 9. A 10. E 11. C 12. B
13. B 14. A 15. E 16. E 17. D 18. B
19. C 20. D 21. E 22. D 23. D 24. C
25. D 26. A 27. C 28. B 29. B 30. B
31. C

【B 型题】

32. E 33. B 34. C 35. A 36. D
37. E 38. A 39. D 40. C 41. B 42. B
43. A 44. E 45. D 46. C 47. C 48. E
49. B 50. D 51. A

【X 型题】

52. ABCE 53. ABC 54. ABCDE
55. ABCE 56. ADE 57. CD 58. ABCDE
59. ABCD 60. ADE

(二)名词解释

1. 覆盖义齿:又名上盖义齿,是指义齿基托覆盖并支持在已治疗的天然牙牙根、牙冠或种植体上的一种可摘局部义齿或全口义齿,被覆盖义齿覆盖的牙或牙根称为覆盖基牙。

2. 潜没牙根覆盖义齿:是将无感染的活髓牙根或经根管治疗的牙根全部潜没于牙槽嵴黏膜下,再在其上制作覆盖义齿。

3. 磁性附着体固位系统:是由一对异极磁体组成,其中一极嵌入义齿内,名固位体;另一极固定于覆盖牙根内或种植体上,名衔铁。当义齿戴入口内后,因磁体的吸力使义齿就位于衔铁上,并产生固位力使义齿稳固不脱落。

4. 无金属顶盖基牙:对基牙进行预备后,将覆盖义齿直接制作在基牙上(长冠基牙)或用银汞、树脂充填根管口后制作覆盖义齿(短冠基牙)。

5. 种植覆盖基牙:是以种植体及其上的附件为支持制作的覆盖义齿,种植体及其上的附件相当于覆盖基牙和其上的固位部分。

（三）填空

1. 即刻覆盖义齿　过渡性覆盖义齿　永久覆盖义齿

2. 刚性附着体　非刚性附着体　弹性附着体

3. 3～8　平齐牙龈缘　在龈上 3 mm 内

4. 1/2

5. 固位　稳定　缓冲　支持

6. 刚性附着体

7. 根上附着体　根内附着体　杆附着体　磁性附着体

8. 牙槽嵴顶

9. 环基牙开放式

10. 1 mm

11. 1 个月

12. 钴铂合金　钴稀土元素合金　钕铁硼永磁合金

13. 开放磁场式磁性附着体　封闭磁场式磁性附着体

14. 永磁体　末端板　磁轭

15. 黏固式软磁合金衔铁　螺钉固定式软磁合金衔铁　铸造根帽衔铁　机械加工软磁合金衔铁

16. 0.1 mm

17. 2～4

18. 3～6 个月

（四）问答题和论述题

1. 答:(1)牙根、牙周膜与本体感受器:覆盖义齿是支持在天然牙或牙根上的修复体,保留了天然牙应有的生理辨别能力。可区别物体的大小、形状、负荷的方向等,同时也可反射性调节𬌗力大小,避免过大的𬌗力造成覆盖基牙及其牙周组织的破坏。

(2)牙槽骨的吸收与保存

①牙与牙槽骨的相互依存:牙槽骨随牙的生长、萌出而发育,依牙及牙周组织的健康和功能而得以保持。影响牙槽骨吸收的因素很多,以牙的存在与否影响最大。

②戴用全口义齿与牙槽骨的吸收:全口牙拔除后,因牙的本体感觉丧失,无法调节𬌗力的大小,义齿咀嚼时的全部咬合力几乎全以压应力的方式由基托传递到黏骨膜上,从而加速牙槽骨的吸收和萎缩。牙缺失后即使佩戴全口义齿,牙槽骨仍在持续不断地吸收,时间越长,其吸收越严重,而且下颌牙槽骨的吸收远大于上颌牙槽骨的吸收。

③戴用覆盖义齿与牙槽骨吸收:机制是牙根缓冲了义齿传递到牙槽骨的力量,大小适宜的𬌗力的刺激可促进牙槽骨和牙根的保健。

④改变冠根比例与牙槽骨吸收:冠根比例是指牙冠与牙根的长度之比。

a. 临床冠根比例:依 X 线片所示的牙根在牙槽骨内的实际长度确定

b. 解剖学冠根比例:以釉牙骨质交界而定。

通常所说的冠根比例是临床冠根比例,最理想的冠根比例是 1:2。

牙周组织的增龄性变化或牙周组织的炎症→临床牙冠增长→旋转中心逐渐向根尖方向移动,杠杆臂(牙冠至旋转中心的距离)逐渐加长→牙槽骨的进一步吸收,形成恶性循环。

覆盖义齿修复→降低基牙临床牙冠的高度→减小了冠根比例,即缩短了力臂→减轻甚至完全消除了基牙上的扭力与侧向力→基牙创伤减小,牙周组织的健康得以改善→使原来认为不能保留的牙得以保留

2. 答:(1)义齿修复效果理想

①义齿稳定性好。

②义齿固位力强。

③咀嚼效率高。

(2)保护口腔软硬组织的健康

①覆盖义齿修复因保留了牙根和牙周

膜,可调节殆力的大小,有效防止或减缓牙槽骨的吸收。

②如果覆盖基牙采用截冠术调整冠根比例,可减小或免除基牙的侧向力和扭力,为牙周愈合修复创造条件。

③可防止或减轻远中游离鞍基的下沉,减小主要基牙上的扭力,减轻软组织和牙槽骨所承受的压力,减缓骨组织的吸收。

(3)减轻患者痛苦

①保存了以前认为必须拔除的患牙,免除了患者拔牙的痛苦和等待伤口愈合的时间。

②对患有腭裂、先天缺牙、小牙畸形、釉质发育不全等先天性口腔缺陷者,可免除拔牙之苦,节省时间和费用,满足美观和功能的需要。

③使用附着体等固位装置后可减小基托面积,减少异物感,患者较易适应。

④戴用覆盖义齿的患者,其神经反射方式无明显改变,为今后制作全口义齿时正确的颌位记录打下基础,早日适应全口义齿。

(4)具有口腔生理功能。

(5)义齿易于修理和调整。

3. 答:(1)牙周情况

①牙周软组织情况:要求无牙周袋或牙周袋较浅、无溢脓,牙龈附着正常、无炎症或出血。

②牙的松动度:一般不超过Ⅰ°。

③牙周骨组织:牙周骨组织应无吸收或吸收少于根长的1/2;骨吸收超过根长的1/2而小于2/3,且牙周无炎症,牙不松动,应定期观察;牙周状况较差,应行牙周治疗,情况好转后可作为覆盖基牙。

(2)牙体、牙髓情况:牙体有龋坏者应进行充填治疗;牙髓病变者应进行完善的牙髓治疗;有根尖感染者应进行完善的根管治疗。

4. 答:(1)覆盖基牙已有龋坏或口内其他余留牙有龋坏者。

(2)各种原因所致的根面缺损达龈下者,可用金属顶盖恢复缺损部分并使顶盖殆面升高至龈上。

(3)需调节义齿固位力大小及获得侧向支持者。

(4)基牙为活髓伴有过敏症状需要防治者。

5. 答:(1)该牙对修复的重要性:如果该牙缺失,对修复体的设计有重要影响。

(2)希望该牙承受负荷的大小:可在二基牙支点线间设计第三基牙。

(3)患者的口腔卫生状况:口腔卫生好者,覆盖基牙保留的时间较长

(4)保留的患牙需治疗的程度:主要是对该牙进行各种治疗所需要的时间、费用和效果。

6. 答:(1)同时具有磁体固位和覆盖义齿的优点。

(2)义齿就位后具有持续的固位力。

(3)固位磁体与衔铁间可相对移动,使基牙所受侧向力很小。

(4)对基牙的要求较低,基牙长轴不平行时也可使用。

(5)采用封闭式磁性附着体可避免磁场对机体组织的伤害。

(6)用磁体代替卡环,可避免卡环对基牙的损伤。

(7)可将义齿分段制作并有效地连接为整体。

(8)操作简单,易于清洁。

7. 答:(1)患者自我护理较差,口腔卫生不良,也未使用有效药物,致使基牙上菌斑聚集,引起炎症。

(2)义齿咬合关系差,尤其是戴用义齿后4~6个月,因义齿下沉不均匀,导致咬合不协调。

(3)义齿存在支点,因义齿基托与个别覆盖基牙间存在支点,致使义齿咬合力首先传递到该基牙,引起基牙负荷过重,出现牙槽骨快速吸收。

(祁冬 孙淑贞)

第十六章　附着体义齿

一、学习重点

1. 掌握附着体义齿的定义、分类,常用附着体的特点及适应证、戴入及注意事项。
2. 熟悉附着体义齿的生理基础。
3. 了解附着体义齿的技工制作。

二、学习提纲

(一)概　论

1. 定义

附着体是一种可以用于义齿修复的固位体形式。它是由阴型、阳型两部分组成的精密嵌合体,其中一部分固定在口腔中的牙根、牙冠或种植体上,另一部分与人工修复体相连,两者之间靠不同的机械方式或磁体的吸力连接。

2. 优点

附着体义齿比卡环式义齿大大提高固位力、稳定性和功能;增加了义齿的美观效果。

(二)附着体的分类

1. 根据精密程度分类

(1)精密附着体:是指金属预成品,附着体的两部分能密切吻合,使用时将其焊接在义齿的相应部位。

(2)半精密附着体:是指用塑料铸模预成品制作的金属附着体。

2. 根据附着体与基牙的关系分类

(1)冠内附着体:固定在牙冠上的附着体部分隐含在牙冠内。

(2)冠外附着体:固定部分凸出于牙冠外。

3. 根据附着体的坚硬程度分类

(1)刚性附着体:阴阳型部分几乎没有运动,主要用于非游离缺失时修复体的两端,由基牙的附着体支持义齿,而没有软组织支持。

(2)弹性附着体:完全就位后,阴阳型两部分能有一定方向、一定力量的运动,能起应力中断作用。

4. 根据固位力的可调性分类

(1)主动固位式附着体:阴阳型部分的固位力可以调节。

(2)被动固位式附着体:阴阳型部分的固位力不可调节。

5. 根据固位方式分类

(1)机械式附着体:如杆卡式附着体、球帽式附着体、按扣式附着体。

(2)磁性附着体。

(三)常用附着体的特点及适应证

1. 冠内附着体

冠内附着体包括一个突起的阳型和一个沟槽状的阴型,又称为栓体和栓道。突起的栓体部分与可摘义齿相连,或用于分段固定桥时与连接冠相连,沟槽状的栓道与固定冠相连。它是预成附着体中使用最多的一类,只要基牙牙冠垂直高度大于 4 mm,有足够的颊舌径间隙就可考虑使用。按固位力不同分为两类:完全靠摩擦力固位;增加弹簧装置。

常用于以下情况:

(1)作为固位体,用于牙列单侧或双侧的游离或非游离缺失时的活动义齿修复。

(2)作为连接体,用于固定修复如下情况:修复体难于在口腔中取得共同就位道,制作长的固定桥,减少铸件收缩造成的误差,远中基牙估计预后不好时。

2. 冠外附着体

附着体的机械固位装置部分或全部位于基牙的冠外者。冠外附着体主要受牙槽嵴高度与宽度的影响,安放附着体处应有足够的颊舌向宽度,𬌗龈距应大于 6 mm。常用于游离端缺失,可分为凸出型、连接型和联合型。

3. 杆式附着体

杆式附着体是指在口内两个金属冠之间连接金属杆,并固定在基牙上,覆盖义齿的组织面放置固位卡,当义齿就位时,杆卡锁合使义齿固位。常用于覆盖义齿。这种附着体对松动基牙有夹板固定作用,能增强覆盖义齿的固位、支持和稳定,可使𬌗力分散,减轻单个基牙的负荷。杆的外形与牙弓形态、基牙的位置及牙槽嵴形态密切相关。理想的条件是将杆置于牙槽嵴顶,唇舌侧均有一定间隙。杆与牙槽嵴应保持平行,并相距至少 2 mm,便于食物排溢及清洁。杆可随牙槽嵴的外形起伏,做适度调整,制备成高低不平的形态。当杆有高低起伏时,曲槽形套筒亦应做相应调整,可做分段卡或夹,将卡设计在杆的平坦部位。

4. 按扣式附着体

按扣式附着体包括固定在基牙根面上的球型或柱型金属突起及一个与突起相适合的扣状凹形。目前较常使用的为 Dalbo 附着体。突起阳型部分呈球形,焊接固定于基牙金属顶盖上,阴型部分呈圆筒状,固定于义齿基托的组织面上。阴型就位于阳型上时,在不承受𬌗力的情况下,两者之间留有 1 mm 间隙。当承受𬌗力时,间隙消失,阳型与阴型接触。间隙的作用是允许咀嚼时基托可作少许垂直向运动,以减轻基牙的负荷,使𬌗力均匀地分布在基牙与牙槽骨上。该附着体体积小、结构简单,适用于多种情况,主要考虑颌间距离及唇舌侧空间问题,它较适合于颌间距离较大患者。

5. 磁性附着体

磁性附着体由一对相互吸引的永磁体或永磁体-可磁化的软磁合金构成的固位系统,适

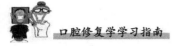

用于各种覆盖义齿或赝复体的修复。永磁体安放在义齿基托内,可磁化的合金铸成根帽状,黏固在牙根上,当义齿戴入时,产生磁场,增加义齿固位。基牙可为任何牙齿,但以尖牙和双尖牙最好,原则上要求根长大于 10 mm,松动度在Ⅰ°内,牙槽骨吸收在根长的 1/3 以内,经完善的根管治疗,无牙周炎症。

磁附着体具有特殊的优点,如:①磁体固位的覆盖义齿,既具有磁体固位的优点,又具有覆盖义齿的优点。②义齿就位于口内后,具有持续的固位力。固位力不因磨耗而降低,不会随时间延长而减弱。③磁铁接触面可相对自由地移动,使基牙上的侧方应力减至最小。同时义齿因吸引力向上浮动,能缓冲义齿黏膜的压力。④用吸力代替卡环固位,补偿了卡环对基牙造成的病理影响,保护了基牙。⑤可将分段式义齿有效地连接成整体,为颌面修复开辟了广阔领域。⑥与其他附着体相比,磁附着体操作简单,易清洁,经济。

(四)临床应用的程序和注意事项

1. 口腔检查、治疗计划及修复体的设计

口腔卫生状况;基牙状况:基牙数目、形态、牙周情况及分布;颌间距离;缺牙区游离端鞍基长度及牙槽嵴形态。

2. 基牙预备

(1)根内预备:尽量延长根桩长度;根面降至牙龈水平;预备颈部肩台斜面;根管口处制作凹槽。

(2)冠内预备:预备出的空间应比附着体宽 0.6 mm,深 0.2 mm,舌腭侧有足够的空间。

(3)冠外预备:与常规全冠牙体预备基本一致,各壁尽量平行,牙冠有足够的高度。

3. 义齿的制作

4. 义齿的戴入及随访

(1)义齿的初戴:与常规义齿大致相同,应检查义齿的就位情况、𬌗与颌位关系。

①就位情况:如义齿能否顺利、完全就位,基托有无翘动现象,承托区黏膜有无压痛,基牙是否感觉不适,是否有扭力,固位力如何,摘戴是否方便等。

②𬌗力与颌位关系:调整𬌗与颌位关系时可按调𬌗与选磨的常规处理。义齿咬合时所承受的𬌗力应由黏膜与基牙共同负担。尽量避免基牙早接触,若在基牙区有早接触,可用脱色纸或其他压力指示剂寻找出早接触点,予以仔细的调磨,直至干扰点或早接触点消失。若难以调改合适,可磨除基牙处塑料,使之与牙根完全无接触,然后在牙根表面覆盖两层锡箔纸,再用自凝塑料衬垫。衬垫时嘱患者做正中颌位咬合,待塑料凝固后,再去除锡箔纸,再用自凝塑料衬垫。

(2)戴入后的注意事项:戴入后,应注意口腔卫生,刷洗义齿的组织面和根面。要经常按摩牙龈,保持牙龈的健康。

①防龋:基牙被义齿覆盖着,失去自洁作用,易于积存食物残渣,给细菌的生长繁殖创造了良好的条件,因此很容易产生龋坏。所以,在设计、制作时必须采取种种措施。

a.将患牙龋坏部分彻底去净,制备洞形时注意固位形和抗力形以防洞壁断裂。

b.根管口的充填物应保持高度光洁。

c.暴露的根面用防龋药物涂擦;如用 33% 氟化钠糊剂,每周 2~3 次,或用 1% 氟化钠中性液漱口,每天 1 次或每周 2~3 次,禁吞服。氟化物对许多患者口腔组织有刺激或使患者有烧灼感,要注意减少次数。

　　d.后牙可采用硝酸银防龋。

　　②预防牙龈炎及牙周炎:患者不注意口腔卫生,或医生设计、制作不当,如基托压迫龈缘过紧或围绕基牙龈缘的基托缓冲过多而形成死角,都能使覆盖基牙牙龈产生炎症,牙周袋加深,甚至形成牙周脓肿而使基牙丧失。因此,应采取以下措施预防:

　　a.合理调整基托与龈缘之间的接触关系,如压迫过紧或有死角存在,应及时修改。

　　b.夜间戴牙与基牙发生牙龈炎有密切关系,故应嘱患者夜间将覆盖义齿取下,置入冷水中。

　　c.每日用0.1%氯己定溶液或复方氯己定溶液含漱,能有效防止牙龈炎。

　　③防止牙槽骨吸收:没有密切监督患者对口腔的自我护理,局部卫生状况欠佳;未使用有关药物,致使龈沟内菌斑积聚,均可使覆盖基牙周围出现快速骨吸收。另外,义齿没有良好的咬合关系,义齿下沉,导致咬合不协调,也可加速牙槽骨吸收。这些情况必须引起医师和患者的高度重视。

　　④定期复查:患者应每隔3～6个月复查1次,应注意基牙的健康状况,了解义齿的使用情况,及时发现问题,及时处理。

三、题例

(一)选择题

【A型题】

1. 冠内附着体要求基牙牙冠高度应大于
   A. 1 mm
   B. 2 mm
   C. 3 mm
   D. 4 mm
   E. 无特殊要求

2. 杆式附着体中杆与牙槽嵴的距离应大于
   A. 1 mm
   B. 2 mm
   C. 3 mm
   D. 4 mm
   E. 无特殊要求

3. 冠外附着体中𬌗龈距应大于
   A. 1 mm
   B. 2 mm
   C. 4 mm
   D. 6 mm
   E. 无特殊要求

4. 以下对于磁性附着体中基牙的描述,错误的是
   A. 基牙可为任何牙齿,但以磨牙最好
   B. 原则上要求根长大于10 mm
   C. 松动度在Ⅰ°内
   D. 牙槽骨吸收在根长的1/3以内
   E. 经完善的根管治疗,无牙周炎症

5. Dalbo附着体属于哪类附着体
   A. 杆式附着体
   B. 磁性附着体
   C. 按扣式附着体
   D. 冠外附着体
   E. 冠内附着体

6. 附着体根内预备的描述,错误的是
   A. 尽量延长根桩长度
   B. 根面降至牙龈水平
   C. 预备颈部肩台斜面
   D. 根管口处制作凹槽
   E. 不需要特别处理,只要完善的根管治疗即可

7. 附着体义齿的初戴应检查的主要项目不包括
   A. 义齿能否顺利、完全就位
   B. 基托有无翘动现象,承托区黏膜有无

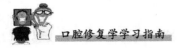

压痛

C. 基牙是否感觉不适,是否有扭力

D. 固位力如何,摘戴是否方便

E. 基牙是否已患有龋齿

(二)问答题和论述题

1. 简述附着体义齿分哪几类。

2. 简述磁性附着体的优点。

3. 附着体义齿戴后应注意哪些问题。

四、参考答案

(一)选择题

【A 型题】

1. D   2. B   3. D   4. A   5. C   6. E

7. E

(二)问答题和论述题

1. 答:(1)可根据精密程度分为精密附着体和半精密附着体。

(2)根据附着体与基牙的关系可分为:冠内附着体和冠外附着体。

(3)根据附着体的坚硬程度可分为:刚性附着体和弹性附着体。

(4)根据固位力的可调性可分为:主动固位式附着体和被动固位式附着体。

(5)根据固位方式可分为:机械式附着体和磁性附着体。

2. 答:(1)磁体固位的覆盖义齿,既具有磁体固位的优点,又具有覆盖义齿的优点。

(2)义齿就位于口内后,具有持续的固位力。固位力不因磨耗而降低,不会随时间延长而减弱。

(3)磁铁接触面可相对自由地移动,使基牙上的侧方应力减至最小。同时义齿因吸引力向上浮动,能缓冲义齿黏膜的压力。

(4)用吸力代替卡环固位,补偿了卡环对基牙造成的病理影响,保护了基牙。

(5)可将分段式义齿有效地连接成整体,为颌面修复开辟了广阔领域。

(6)与其他附着体相比,磁附着体操作简单,易清洁,经济。

3. 答:(1)防龋:①将患牙龋坏部分彻底去净,制备洞形时注意固位形和抗力形以防洞壁断裂。②根管口的充填物应保持高度光洁。③暴露的根面用防龋药物涂擦;④后牙可采用硝酸银防龋。

(2)预防牙龈炎及牙周炎:①合理调整基托与龈缘之间的接触关系。②应嘱患者夜间将覆盖义齿取下,置入冷水中。③每日用 0.1%氯己定溶液或复方氯己定溶液含漱,能有效防止牙龈炎。

(3)防止牙槽骨吸收:密切监督患者对口腔的自我护理,维护局部卫生状况;使用有关药物,减少龈沟内菌斑积聚。另外调整义齿有良好的咬合关系,防止义齿下沉。

(4)定期复查:患者应每隔 3～6 个月复查 1 次,应注意基牙的健康状况,了解义齿的使用情况,及时发现问题及时处理。

(王志峰   刘俊杰   王强)

第十七章　圆锥形套筒冠义齿

一、学习要点

1. 掌握圆锥形套筒冠义齿的组成和分类、优缺点、适应证和禁忌证、设计原则、临床操作、修复后的问题及处理。

2. 熟悉圆锥形套筒冠义齿的技工制作技术。

3. 了解圆锥形套筒冠义齿的生理基础和固位原理。

二、学习提纲

（一）概述

1. 圆锥形套筒冠义齿的定义

圆锥形套筒冠义齿是指套筒冠为固位体的可摘义齿，其固位体由内冠和外冠组成，内冠黏附在基牙上，外冠与义齿其他组成部分连接成整体，义齿通过内冠与外冠之间的嵌合作用产生固位力，使义齿取得良好的固位和稳定，义齿的支持由基牙或基托下组织共同承担。

2. 圆锥形套筒冠义齿的分类

圆锥形套筒冠义齿按其取戴方式的不同可分为三种类型：

(1)活动套筒冠修复体，即修复体可以为患者自行取戴。

(2)螺钉固位的套筒冠修复体，即修复体可以被医师拆装。

(3)黏附固位的套筒冠修复体，即修复体完全黏附于基牙上。

（二）圆锥形套筒冠义齿的优缺点

1. 优点

(1)合理的固位力：套筒冠义齿的固位力可根据需要通过内冠的角度来进行调节，不会因基牙数目多而造成摘戴困难。其固位力来自内外冠之间密切嵌合，因此反复摘戴不会降低密合度、影响固位。

(2)保护基牙：龋坏基牙在去净龋后，牙体组织缺损面积大的患者经根管充填后，制作的桩核等用内冠覆盖起来可预防牙体折断或继发龋。

(3)维护和保护牙周组织的健康：基牙有高度抛光的金属内冠覆盖，菌斑不易附着，可防止龈缘炎的发生。殆力通过基托和固位体传递到牙槽骨和基牙上，分散了殆力，起牙周夹板的作用，基牙的单牙运动变成整体运动，增加了基牙承受殆力的能力，因此，有利于牙槽骨的

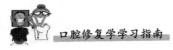

保存和健康。

(4)调整咬合关系:恢复患者正确的咬合关系,对𬌗面、切缘过度磨耗者,亦可恢复正常的垂直距离,从而解除颞下颌关节的临床症状。

(5)戴后感觉良好:基托范围较小,口腔异物感小,味觉及发音的影响小,同时金属暴露少,比较美观耐用。

(6)修理方便:制作内冠可利用测量刀具和研磨器械来达到设计要求。牙齿损坏后,可自行取下修补,因此方便实用。

(7)戴后美观:与卡环固位体可摘局部义齿相比,金属暴露少。缺失区邻牙的形态与色泽可通过固位体制作进行调整,得到自然美观的效果。

2. 缺点

(1)磨除牙体组织较多:牙体预备时削磨的牙体组织量较多,有活力的基牙预备困难。

(2)取下义齿影响美观:修复体取下时暴露内冠金属,颈缘有时也会有金属线暴露,影响美观。

(3)取出义齿影响咀嚼和发音:有些病例取下义齿后,失去咬合关系和垂直距离,从而部分或全部失去咀嚼功能,影响患者的咀嚼和发音,使之产生不适感。

(三)圆锥形套筒冠义齿的适应证和禁忌证

1. 圆锥形套筒冠义齿的适应证

(1)多数牙缺失,少数牙余留者。

(2)需要咬合重建者。

(3)牙周病及牙周病伴牙列缺损者。

(4)先天性牙列缺损者。

(5)颌骨部分切除伴牙列缺损者。

2. 圆锥形套筒冠义齿的禁忌证

(1)牙周病患者未经牙周病综合治疗或牙周病炎症未控制者。

(2)伸长倾斜牙未做活髓摘除及根管治疗者。

(3)年轻人的恒牙,髓室和根管都较粗大,髓角相对较高,根尖孔大者。

(4)龋齿未经治疗,义齿承托区及其周围组织有黏膜疾患或其他疾病,不利于义齿戴入者,不宜采用该修复方法。

(四)圆锥形套筒冠义齿的组成

一般来说,圆锥形套筒冠义齿由圆锥形套筒冠固位体、人工牙、桥体、基托、连接体等部件组成。

1. 圆锥形套筒冠固位体

此类固位体由内冠和外冠两部分组成,金属内冠黏固于基牙上,外冠与内冠嵌合形成固位力,为义齿提供固位作用。其分类通常有:

(1)按内、外冠之间的接触形式分为:缓冲型和非缓冲型圆锥形套筒冠固位体。

(2)按所选用的材料和制作工艺不同分为:金属、金属烤瓷及金属树脂圆锥形套筒冠固位体。

(3)按基牙的条件不同分为:固位支持型固位体和支持型固位体。

2. 人工牙

人工牙用以恢复缺失牙的解剖形态和功能,按材料不同,也可分为树脂牙、金属烤瓷牙、金属树脂牙等。

3. 基托

基托与可摘局部义齿相似,可以是金属的,也可以是塑料的。

4. 连接体

与基托连接的连接体与可摘局部义齿相同,与桥体连接的连接体与固定桥相同。

(五)圆锥形套筒冠义齿的生理基础及固位原理

1. 生理基础

(1)生理性刺激对口腔硬软组织的保存:圆锥形套筒冠义齿能通过增加基托面积和使用缓冲型设计调整传递到基牙和基托下组织上的𬌗力,使基牙特别是少数余留牙和牙周病患牙的基托下组织都能受到生理性刺激。

(2)基牙的运动方式对牙周组织的保存:圆锥形套筒冠义齿将所有基牙连接成一个整体,形成一个新的"多根巨牙",通过"多根牙"的牙周膜共同抵抗外力。其可明显改善临床冠根比例,降低临床牙冠的长度,减少牙受力时的动度,避免牙周组织损伤。

(3)咀嚼系统的协调性:圆锥形套筒冠义齿可建立符合患者自身的正中颌位关系以及正确的咬合关系,恢复过低的垂直距离,从而使𬌗、颞下颌关节、咀嚼肌达到新的协调平衡,保存了口颌系统的健康。

2. 固位原理

固位力的大小与圆锥形的角度密切相关,并通过锥形角度的调节来确定其固位力。6°时固位力约 0.25 kg,8°时接近 0 kg。选择 3～4 个基牙作套筒冠的承力基牙,即内冠轴面内聚角为 6°,其他基牙作缓冲型基牙,内聚角大于 8°。此时圆锥形套筒冠义齿能达到良好的固位效果,又能摘戴自如,而且当义齿取出时,基牙内冠轴面与外冠组织面瞬间分离脱离接触,使固位力下降为零,对基牙不会产生负荷和扭力,并且再次戴入时仍能保持良好的固位力。

(六)圆锥形套筒冠义齿的设计

1. 设计原则

(1)设计的基本原则与可摘局部义齿的设计原则基本一致,着重解决好如下问题:

①义齿的支持形式(基牙、黏膜或混合支持)。

②义齿的固位情况(基牙数、位置、固位体的种类)。

③义齿的稳定情况(预防和减少义齿对口腔组织产生不良应力的措施)。

④义齿对口腔卫生的影响(预防和减少龈炎、龋坏的措施)。

⑤义齿的强度。

⑥义齿恢复咀嚼功能的程度。

⑦美观的改善程度。

⑧患者的舒适度和主观要求。

(2)具体设计原则

1)固位体的设计

①基牙的选择

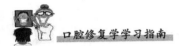

a.基牙的松动度不得超过Ⅱ°。

b.有一定数量的牙槽骨组织存在。

c.中线两侧必须至少有一个基牙存在。

d.根管治疗用于只剩1/3或更少的牙周支持组织的有保留价值的基牙。

e.应尽量使用较多的基牙。但承力基牙以2~4个为宜,且最好分散在牙弓两侧。

f.增加牙槽嵴和上腭基板的面积,和基牙共同支持义齿。

g.基牙的长度和锥度应与基牙的牙周健康状况相适应。

②固位体的要求

a.固位体的内冠按设计要求必须达到应有的聚合度,固位支持型固位体的内冠聚合度为6°,而支持型为8°。

b.内冠的轴面和合面应平整光滑,并且两者之间的交角应是钝角。

c.内冠冠壁的厚度一般约在0.3 mm。

d.固位体的外冠应恢复该基牙的解剖形态和咬合功能,与邻牙之间形成正确的接触,唇颊舌面突度与邻牙协调。

e.固位体外冠邻面颈部与邻牙间应有一定的间隙,并有良好的自洁作用。

f.内外冠之间的接触形式可以选择缓冲型设计,也可以选择非缓冲型设计。

g.固位体的内外冠边缘应圆滑,位置正确,不宜过长或过短,也不能形成悬突,影响自洁作用和美观。

h.固位体的内外冠所选用的材料应相同,要有良好的生物相容性。

2)人工牙设计:根据义齿设计的方案不同而异。若缺牙数目少,基牙条件尚好,非牙列末端游离缺损时,缺牙区人工牙的设计同固定桥,可选金属烤瓷牙或金属树脂牙。若缺牙数目多,基牙条件不佳,义齿设计选用基牙和黏膜混合支持式的圆锥形套筒冠义齿,缺失区的人工牙一般选用人工树脂牙为好。

3)连接体设计

①支持式的圆锥形套筒冠义齿的连接体同固定义齿。其连接体的设计与具体要求同固定义齿。

②混合支持式的圆锥形套筒冠义齿的连接体同可摘局部义齿,可分为大连接体和小连接体。其中大连接体主要有腭杆、腭板、舌杆、舌板。小连接体的作用是把圆锥形套筒固位体与义齿的其他部件牢固地连接为整体。

4)基托设计:混合支持式的圆锥形套筒冠义齿的基托分塑料基托和金属基托两种。基托的要求同可摘局部活动义齿。

(七)圆锥形套筒冠义齿修复的临床技术

1.治疗计划

(1)诊断:包括X线诊断,模型诊断,临床检查,牙周、牙髓和正畸检查等。

(2)暂时性夹板修复:在早期牙周牙髓治疗过程中,使用Hawley定位仪或暂时可摘局部义齿,以确定适当的骀垂直距离和上下骀关系。

(3)按计划进行序列治疗,拔除无用牙,去除大面积龋坏,确定颌间垂直距离和中性骀关系,彻底的牙髓治疗、牙周治疗。

2．术前谈话

术前谈话包括修复前的治疗情况，对预后的推测、修复方案可能出现的更改和变动，以及患者本人对修复成败所起的作用等等，必须让患者明白维护口腔卫生，去除口内菌斑的重要性。必要时需签字，以避免产生医疗纠纷。

3．基牙预备

（1）磨牙时注意降温，减少对牙髓组织的伤害。

（2）切殆面至少磨出 2～3 mm，以容纳两层金属冠的厚度。

（3）确定理想的锥度和冠的高度，一般情况下，基牙越健康，牙槽骨越丰满，基牙的锥度就越小，反之亦然。

（4）邻轴面应磨出足够的牙体组织以恢复正常的生理外形。

（5）使用牙龈收缩线或其他方法保护基牙周围软组织，减少创伤。

4．制作暂时冠或夹板

将患者原有的旧义齿或修复前按设计的就位道方向制作的临时义齿的基牙组织面磨削，然后在口内试合；取拉丝后期的自凝塑料置于基牙牙冠上，将义齿立即放入口内就位，做正中咬合，待固化后摘下义齿；修整义齿并抛光，最后调殆，完成临时义齿的初戴。戴用临时义齿同时可检验义齿是否有共同就位道。

5．制取印模

选择大小合适的有孔全牙列印模托盘，用硅橡胶印模材料取模，要求模型清晰准确，颈缘处完整连续，然后用人造石灌注模型。

6．内冠的试合

将完成的内冠逐一放到基牙上试合，检查颈缘与基牙是否密合，连接是否平整。内冠修改合适以后，黏固剂暂时黏固，并用手指加压或嘱患者咬紧棉木棒待黏固剂凝固后，去除颈部多余黏固剂。

7．制作修复体工作模型

要求用硅橡胶印模材料取模，除要求基牙颈缘处清晰连续外，还要求黏膜转折处有足够的延伸，同时做肌功能修整，方法同黏膜肌功能印模的制取方法。

8．咬合记录

如患者有暂时冠或夹板，则在口内用自凝塑料修正，直至殆面外形、冠外形、邻接关系及垂直距离合适，再将该关系转至模型上。

9．外冠及支架试合

将按设计要求制作好的金属外冠及支架在患者口内试戴，修改至合适，再次复查正中殆位时咬合关系是否正确。

10．义齿初戴

将完成后的套筒冠义齿戴入口内，检查义齿的固位和稳定情况，基托与黏膜间的密合度，义齿外观与患者面型、肤色、年龄是否协调，咬合是否有高点等等。

当所有检查均合要求后，再对内冠进行永久性黏固。黏固前，外冠内宜先涂上凡士林以便义齿摘戴，黏固操作要求准确、迅速，所有内冠就位后，立即戴上义齿，嘱患者用力咬合至黏固剂完全凝固，仔细去除多余黏固剂，用硅橡胶印模材料法检查内外冠颈 1/3 缓冲间隙，并行

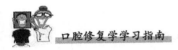

适当调改。

11. 戴用义齿后应注意的问题

圆锥形套筒冠义齿初戴后1周应进行复诊,对咬合关系作进一步调整,检查基托下组织有无压痛、压迹、溃疡等。

（八）圆锥形套筒冠义齿修复后的问题及处理

1. 牙面脱落或折裂

(1)如因颈缘金属保护线宽度不够,义齿反复取戴所产生的外力导致瓷层或树脂层折裂者,应重新制作外冠及支架。

(2)若为义齿初戴时,咬合调整不仔细,存在咬合早接触而导致的牙面折裂或脱落,则应调整咬合后重新烤瓷或烤塑,完成后在仔细调𬌗。

2. 义齿折断

折断常出现在固位体外冠的小连接体处,一般为强度不够,受力过大,应力集中而造成金属疲劳、折断。处理时,应将折断处基托或人工牙部分磨除,暴露金属连接体,用激光焊接器进行焊接,然后恢复人工牙或基托部分树脂;或者重新制作。

3. 基牙疼痛

(1)若由于设计不合理,使个别基牙承受过大𬌗力,应调磨内冠减小其𬌗力;若疼痛依然不能缓解,可拆除内冠行根管治疗,然后重新制作内冠。

(2)若根尖周炎症重,无法保留基牙而拔除者,如原义齿不影响使用者,只需在原义齿的相应部分充填树脂即可;若影响使用则应重新设计并制作新义齿。

(3)当基牙因牙体预备或内冠黏固导致牙髓炎时,应拆除内冠行根管治疗。

(4)若因内外冠使用非同一金属,产生电位差,刺激基牙,产生疼痛,则应更换材料重做。

(5)若基牙上的内冠颈缘不密合,致基牙龋坏,或基牙卫生状况差,或内冠颈缘软垢多导致牙周病复发者,均应拆除内冠重新治疗后,再行套筒冠修复。

三、题例

（一）选择题

【A 型题】

1. 圆锥形套筒冠义齿固位支持型固位体内冠的内聚度是

   A. 3°

   B. 5°

   C. 6°

   D. 7°

   E. 8°

2. 对于圆锥形套筒冠义齿禁忌证的描述,错误的是

   A. 牙周病患者未经牙周病综合治疗或牙周病炎症未控制者

   B. 伸长倾斜牙在未作活髓摘除根管治疗者

   C. 龋齿未经治疗

   D. 义齿承托区及其周围组织有黏膜疾患或其他疾病

   E. 无年龄限制,年轻人、老年人均可

3. 关于圆锥形套筒冠义齿适应证的描述,错误的是

   A. 多数牙缺失,少数牙余留者

   B. 牙周病患者不能采用此修复方法

   C. 先天性牙列缺损者

   D. 颌骨部分切除伴牙列缺损者

   E. 需要咬合重建者

4. 圆锥形套筒冠义齿的组成中不包括

   A. 固位体

B. 人工牙

C. 桥体

D. 基托

E. 卡环

5. 圆锥形套筒冠义齿支持型固位体内冠的内聚度是

A. 3°

B. 5°

C. 6°

D. 7°

E. 8°

6. **不适合**作为圆锥形套筒冠义齿基牙的是

A. 基牙的松动度不得超过3°

B. 只有一个基牙存在

C. 根管治疗用于只剩1/3或更少的牙周支持组织的有保留价值的基牙

D. 应尽量使用较多的基牙,但承力基牙以2~4个为宜,且最好分散在牙弓两侧

E. 基牙的长度和锥度应与基牙的牙周健康状况相适应。

7. 圆锥形套筒冠义齿内冠冠壁的厚度一般约为

A. 0.3 mm

B. 0.5 mm

C. 0.8 mm

D. 1.0 mm

E. 无特殊要求

8. 对于圆锥形套筒冠义齿固位体的要求,**错误**的是

A. 固位体的内冠按设计要求必须达到应有的聚合度,固位支持型固位体的内冠聚合度为6°,而支持型为8°

B. 内冠的轴面和𬌗面应平整光滑,并且两者之间的交角应是锐角

C. 固位体外冠邻面颈部与邻牙间应有一定的间隙,并有良好的自洁作用

D. 内外冠之间的接触形式可以选择缓冲型设计,也可以选择非缓冲型设计

E. 固位体的内外冠所选用的材料应相同,要有良好的生物相容性

9. 圆锥形套筒冠义齿基牙预备中的注意问题描述,**错误**的是

A. 磨牙时注意降温,减少对牙髓组织的伤害

B. 切𬌗面至少磨出1 mm空间

C. 确定理想的锥度和冠的高度

D. 邻轴面应磨出足够的牙体组织以恢复正常的生理外形

E. 使用牙龈收缩线或其他方法保护基牙周围软组织,减少创伤

(二)名词解释

1. 圆锥形套筒冠

2. 套筒冠义齿

(三)填空题

1. 圆锥形套筒冠义齿一般由_____、_____、_____、_____、_____等组成。

2. 圆锥形套筒冠固位体由_____与_____组成,其固位力依靠_____来确定。

3. 圆锥形套筒冠固位体内冠的内聚度与_____有关,固位支持型固位体内冠的内聚度为_____,而支持型固位体内冠的内聚度为_____,内冠冠壁厚度一般约为_____。

4. 圆锥形套筒冠义齿的小连接体的连接区域为_____,其形态一般有_____、_____、_____等,厚度一般在_____左右,宽度在_____以上。

5. 根据牙列缺损类型,基牙的条件和义齿的设计要求,可将圆锥形套筒冠义齿的基牙分为_____和_____。

(四)问答题和论述题

1. 简述圆锥形套筒冠义齿的优缺点。

2. 圆锥形套筒冠固位体的分类有哪些?

3. 简述圆锥形套筒冠义齿的适应证和禁忌证

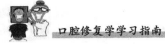

4. 圆锥形套筒冠义齿基牙预备有哪些要求?

5. 圆锥形套筒冠义齿戴后常出现哪些问题? 是何原因? 有何解决办法?

四、参考答案

(一)选择题

【A 型题】

1. C 2. E 3. B 4. E 5. E 6. B

7. A 8. B 9. B

(二)名词解释

1. 圆锥形套筒冠:是指黏附在基牙上的内冠呈锥状圆台的套筒冠。

2. 套筒冠义齿:是指套筒冠为固位体的可摘义齿,其固位体由内冠和外冠组成,内冠黏附在基牙上,外冠与义齿其他组成部分连接成整体,义齿通过内冠与外冠之间的嵌合作用产生固位力,使义齿取得良好的固位和稳定,义齿的支持由基牙或基托下组织共同承担。

(三)填空题

1. 圆锥形套筒冠固位体 人工牙 桥体 基托 连接体

2. 内冠 外冠 锥形角度的调节

3. 固位力 6° 8° 0.3 mm

4. 在外冠近中或远中轴面的中 1/3 处 "工字形" 柱形 三角形 1.5 mm 2 mm

5. 固位支持型基牙 支持型基牙

(四)问答题和论述题

1. 答:(1)优点

①合理的固位力:套筒冠义齿的固位力可根据需要通过内冠的角度来进行调节,不会因基牙数目多造成摘戴困难。固位力来自内外冠之间密切嵌合,因此反复摘戴不会降低密合度、影响固位。

②保护基牙:龋坏基牙在去净龋后,牙体组织缺损面积大的患者经根管充填后,制作的桩核等用内冠覆盖起来可预防牙体折断或继发龋。

③维护和保护牙周组织的健康:基牙有高度抛光的金属内冠覆盖,义齿摘下后,内冠表面容易清洁,菌斑不易附着,可防止龈缘炎的发生。套筒冠义齿将殆力通过基板和固位体传递到牙槽骨和基牙上,分散了殆力,其牙周夹板的作用,还可使基牙的单牙运动变成整体运动,增加了基牙承受殆力的能力,因此,有利于牙槽骨的保存和健康。

④调整咬合关系:套筒冠义齿可将由于部分牙缺失未及时修复造成的倾斜牙、伸长牙进行调整,恢复患者正确的咬合关系;对殆面、切缘过度磨耗者,亦可恢复正常的垂直距离,从而解除颞下颌关节的临床症状。

⑤戴后感觉良好:套筒冠义齿由于充分利用了口内残余的天然牙作基牙,因此,基托范围较小,有些设计类似固定义齿,口腔异物感小,味觉及发音的影响小,同时金属暴露少,比较美观耐用。

⑥修理方便:制作内冠可利用测量刀具和研磨器械来达到设计要求。牙齿损坏后,可自行取下修补,因此,方便实用。

⑦戴后美观:与卡环固位体可摘局部义齿相比,金属暴露少。缺失区邻牙的形态与色泽可通过固位体制作进行调整,得到自然美观的效果。

(2)缺点

①磨除牙体组织较多:牙体预备时削磨的牙体组织量较多,有活力的基牙预备困难。

②取下义齿影响美观:修复体取下时暴露内冠金属,颈缘有时也会有金属线暴露,影响美观。

③取出义齿影响咀嚼和发音:有些病例取下义齿后,失去咬合关系和垂直距离,从而部分或全部失去咀嚼功能,影响患者的咀嚼和发音,使之产生不适感。

2. 答:(1)按内冠、外冠之间的接触形式分为两种：

①非缓冲型圆锥形套筒冠固位体：此类固位体的内、外冠之间为密合嵌合。一般用于牙周支持组织条件好的基牙。

②缓冲型圆锥形套筒冠固位体：此类固位体的内、外冠之间有在一定的间隙。用于基牙、牙周支持组织条件稍差，或减轻基牙承受𬌗力时应用。

（2）按所选用的材料和制作工艺不同分为三种：

①金属圆锥形套筒冠固位体：该固位体内外冠均采用同类型金属材料制作，一般适用于后牙区，不影响美观。

②金属烤瓷圆锥形套筒冠固位体：该固位体内冠用金属制作，外冠为金属烤瓷全冠。适用于前牙与前磨牙区。

③金属树脂圆锥形套筒冠固位体：该固位体内冠为金属制作，外冠金属基底上用树脂固化完成。适用于前牙与前磨牙区。

（3）按基牙的条件不同分为两种：

①固位支持型固位体：该固位体基牙的牙周组织较健康，牙周膜面积较大，为义齿提供固位和支持作用。其内冠聚合度为6°。

②支持型固位体：该固位体基牙的牙周组织较差，其主要作用是为义齿提供支持。其内冠聚合度为8°。

3. 答：（1）适应证

①多数牙缺失，少数牙余留者，除可采用黏膜支持式或混合支持式可摘局部义齿修复外，还可采用套筒冠义齿修复。套筒冠义齿对于余留牙牙周、牙体情况不够理想，如牙周炎治疗后，龋病严重，邻牙倾斜，对𬌗牙伸长明显，咬合关系不协调者，尤其适合。

②需要咬合重建者，用套筒冠义齿修复比较容易，同时，在过渡性治疗性套筒冠义齿𬌗重建的修复治疗期间，可对咬合关系不断进行调整，使颞下颌关节、𬌗、咀嚼肌三者之间达到协调，恢复咀嚼效能。

③牙周病及牙周病伴牙列缺损者，经牙周病综合治疗后，可采用可摘式牙周夹板和固定牙周夹板改变牙受力时的运动方式，分散𬌗力，但对菌斑的控制较困难，难以控制牙周病的复发；而套筒冠义齿的内冠金属表面高度抛光，牙与牙之间有较大间隙，患者容易清洗，因此可以有效地控制菌斑形成，同时夹板的固定效果与固定夹板相似，因而对这类患者尤其适合。

④先天性牙列缺损者，经整复手术后，牙列畸形仍然存在，影响美观和功能，采用套筒冠义齿修复可使牙列畸形得到改善。

⑤颌骨部分切除伴牙列缺损者，使用卡环固位的赝复体修复时，固位体安放在单侧牙弓的基牙或少数基牙上，缺损部修复后无强有力支持，固位体容易形成支点，影响余留牙的健康及修复后的效果。用套筒冠义齿修复，可降低因支点形成的翘动和摆动，有效地提高咀嚼功能。

（2）禁忌证

①牙周病患者未经牙周病综合治疗或牙周病炎症未控制者，不宜采用套筒冠义齿修复。

②伸长倾斜牙在未作活髓摘除根管治疗前，不宜采用套筒冠义齿修复。

③年轻人的恒牙，髓室和根管都较粗大，髓角相对较高，根尖孔大不宜采用套筒冠义齿修复。

④龋齿未经治疗，义齿承托区及其周围组织有黏膜疾患或其他疾病，不利于义齿戴入者，不宜采用该修复方法。

4. 答：基牙预备的要求有：在确定就位道后再行基牙预备，预备基牙时，轴壁可以不与牙长轴一致，但不得形成倒凹，颈部应做成小斜面肩台，宽度0.25～0.5 mm，当基牙很细很长，或倾斜明显时，可做成羽状肩台以避免穿髓，当基牙少且固位型差者，可通过在颈部1 mm处制备柱状圆台或在基牙咬合面制备钉道增加固位力。

在预备基牙的过程中应注意磨牙时注意降温,减少对牙髓组织的伤害;切殆面至少磨出 2～3 mm,以容纳两层金属冠的厚度;在确定理想的锥度和冠的高度的情况下,基牙越健康,牙槽骨越丰满,基牙的锥度就越小,反之亦然。如牙伸长明显,破坏严重或牙冠过短,则需经根管治疗后再制备出理想的锥度;邻轴面应磨出足够的牙体组织以恢复正常的生理外形;使用牙龈收缩线或其他方法保护基牙周围软组织,减少创伤。

5. 答:(1)牙面脱落或折裂:应根据不同的原因采取相应的措施,如因颈缘金属保护线宽度不够,义齿反复取戴所产生的外力使外冠基底层与瓷层或树脂之间产生应力,导致瓷层或树脂层折裂者,应重新制作外冠及支架;若因外冠金属基底表面污染致瓷层与树脂层结合强度不够,则应去除残余瓷片或树脂,重新清洁处理后再行烤瓷或烤塑修复;若因外冠基底金属材料与瓷粉不匹配,两材料热膨胀系数不一致,造成烤瓷结合强度差,应更换与基底金属相匹配的烤瓷材料重新烤瓷;若为义齿初戴时,咬合调整不仔细,存在咬合早接触而导致的牙面折裂或脱落,则应调整咬合后重新烤瓷或烤塑,完成后在仔细调殆。

(2)义齿折断:义齿折断常出现在固位体外冠的小连接体处,一般原因为强度不够,受力过大,应力集中而造成金属疲劳、折断。处理时,应将折断处基托或人工牙部分磨除,暴露金属连接体,用激光焊接器进行焊接,然后恢复人工牙或基托部分树脂。或者重新制作。

(3)基牙疼痛:基牙疼痛的原因可能是由于设计不合理,使个别基牙承受过大殆力,引起牙周组织创伤,甚至是根尖周炎,应调磨内冠减小基殆力;若疼痛依然不能缓解,可拆除内冠行根管治疗,然后重新制作内冠;若根尖周炎症重,无法保留基牙而拔除者,应仔细检查原义齿是否仍有良好的支持固位作用,不影响使用者,只需在原义齿的相应部分充填树脂即可;若影响义齿的固位稳定及功能活动,则应重新设计并制作新义齿。当基牙因牙体预备或内冠黏固导致牙髓炎时,应拆除内冠行根管治疗。若因内外冠使用非同一金属,产生电位差,刺激基牙,产生疼痛,则应更换材料重做。若基牙上的内冠颈缘不密合,致基牙龋坏,或基牙卫生状况差,或内冠颈缘软垢多导致牙周病复发者,均应拆除内冠重新治疗后,再行套筒冠修复。

(蓝菁 刘俊杰 赵明哲)

第十八章　全口义齿

一、学习重点

(一)掌握内容

1. 无牙颌的解剖标志。

2. 全口义齿的固位原理。

3. 印模分类、原理及方法。

4. 颌位关系记录的方法。

5. 全口义齿排牙的方法。

6. 五因素十定律的理论及应用。

7. 选磨的方法。

(二)熟悉内容

1. 牙列缺失后的组织改变,无牙颌的分区。

2. 影响全口义齿固位和稳定的有关因素。

3. 全口义齿人工牙的选择。

4. 全口义齿试牙、戴牙,戴牙后常见问题及处理方法。

(三)了解内容

1. 灌模的方法及注意事项。

2. 无牙颌的检查、诊断和修复前的准备。

3. 全口义齿的制作流程及修理。

二、学习提纲

(一)义齿概述

1. 定义

义齿为牙列缺失患者制作的治疗性修复体。

2. 病因
$$\begin{cases} 牙周病——青少年牙周病 \\ 龋病 \\ 肿瘤手术,外伤 \\ 老年性牙龈萎缩;发育异常——先天性牙列缺失 \end{cases}$$

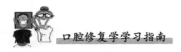

3．影响

咀嚼功能；语言发音；外貌；心理。

（二）无牙颌的特征

1．牙列缺失后的组织改变

（1）硬组织的改变

①无牙颌牙槽骨吸收机理：废用性萎缩。

②无牙颌牙槽骨吸收规律：慢性、不可逆性、进行性、累积性的骨吸收。

影响吸收速度的因素：失牙时间，失牙原因，失牙部位，骨质密度，全身因素。

③上下颌骨的变化

上颌骨吸收方向：向上，向内→上颌弓渐缩小 ⎫
下颌骨吸收方向：向前，向外→下颌弓渐扩大 ⎬ 上下失调

④无牙颌牙槽嵴吸收的类型：按吸收程度分，轻、中、重。

（2）软组织的改变

①唇颊舌沟变浅甚至消失，唇颊舌系带附丽变高，舌下皱襞隆起；与硬组织改变有关。

②舌变大。

③唇颊肌肉内陷，面部皱折增多：失去牙弓支撑所致。

④肌肉失去正常的张力和弹性：废用性萎缩。

⑤黏膜变干变薄，失去正常的湿润和光彩。

（3）颞下颌关节的改变

垂直距离下降 ⎫
关节凸向关节凹后份移动 ⎬ 关节紊乱
He干扰 ⎭ 关节退行性变

2．解剖标志

（1）牙槽嵴：表层为高度角化的鳞状上皮，内为致密结缔组织，能承担较大咀嚼压力，将整个口腔分为口腔前庭和口腔本部。

（2）口腔前庭

①唇系带。

②颊系带。

③颧突：需缓冲。

④上颌结节：双侧有倒凹时需填一侧倒凹。

⑤颊侧翼缘区：可尽量延伸。

⑥远中颊角区：伸展有一定限度。

（3）口腔本部

①切牙乳突：义齿需缓冲。

参考标志：两上中切牙交界线以此为准，上唇面应置于切牙乳突中点前 8～10 mm，上颌两侧尖牙牙尖顶的连线应通过切牙乳突中点前后 1 mm 范围内。

②上颌硬区：义齿应缓冲。

③腭皱：位于上颌腭侧前份腭中缝的两侧，为不规则的波浪形软组织横嵴。

④腭小凹:位于上颌腭中缝后部,上颌全口义齿后缘应在腭小凹后 2 mm。

⑤颤动线:分为前颤动线和后颤动线。

前颤动线在硬腭与软腭的连接区,后颤动线在软腭腱膜和软腭肌的连接区,二者之间为后堤区。上颌全口义齿组织面在此区形成后堤,增加固位。

⑥翼上颌切迹:上颌全口义齿两侧后缘的界限。

⑦舌系带:义齿应形成切迹。

⑧舌下腺:此区相应的义齿舌侧基托边缘不应过长。

⑨下颌隆突:义齿应缓冲。

⑩"P"切迹:口底上升时的最高点位于下颌骨内缘,下颌舌骨嵴前方。基托边缘应有相应的切迹。

⑪下颌舌骨嵴:黏膜薄,下方有不同程度的倒凹。义齿应缓冲。

⑫舌侧翼缘区:基托应有足够的伸展。

⑬磨牙后垫:位于下颌最后磨牙远中的牙槽嵴远端的黏膜软垫,覆盖在磨牙后三角上,其前 1/3 或 1/2 处为下颌全口义齿后缘的边界。

(三)全口义齿的结构和基托范围

1. 全口义齿的结构

(1)组织面:全口义齿基托与牙槽嵴黏膜,腭黏膜接触的一面。

固位力:组织面与黏膜紧密贴合形成大气负压和吸附力。

(2)磨光面:全口义齿基托与唇、颊、舌黏膜接触的一面。

形态:凹形,厚度适宜,表面光洁。

(3)咬合面:全口义齿上下颌牙咬合接触的面。

要求:患者做正中咬合时上下牙列咬合面要尖窝相对并均匀紧密接触;患者做前伸、侧向咬合时应达到平衡。

(4)全口义齿的基托范围

①基托伸展的原则:在不影响周围软组织生理运动的情况下尽量伸展。

②正确的基托范围:唇颊侧止于唇颊黏膜与牙槽嵴黏膜的反折线,让开系带;下颌舌侧止于口底黏膜与牙槽嵴舌侧黏膜的反折线,让开舌系带;上颌后缘止于腭小凹后 2 mm 两侧翼上颌切迹的连线;下颌后缘止于磨牙后垫的前 1/3 或中 1/2。

(四)无牙颌的分区

1. 主承托区

主承托区指上下颌牙槽嵴顶区。

特点:咀嚼黏膜,支持力强,承受较大𬌗力。

义齿基托与主承托区黏膜应紧密贴合。

2. 副承托区

副承托区指上下颌牙槽嵴的唇颊和舌腭侧(不包括硬区特点),支持力较差,但可分担部分𬌗力。

义齿基托与副承托区黏膜应紧密贴合。

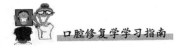

3. 边缘封闭区

边缘封闭区指牙槽嵴黏膜与唇颊舌黏膜的反折线区和上颌后堤区,下颌磨牙后垫区特点是不能承受殆力(可动黏膜,固定黏膜,移行黏膜)。

基托边缘应为略厚的圆钝形,须与该区紧密贴合。

后堤区可使软组织轻度凹陷。

4. 缓冲区

缓冲区分为上颌硬区、颧突区、上颌结节颊侧、切牙乳突区、下颌隆突区、下颌舌骨嵴区。

特点:黏膜薄,不能变形。

义齿基托应缓冲,与缓冲区之间应有微小间隙。

(五)全口义齿的固位和稳定

1. 大气压力和吸附力

(1)大气压力:基托与黏膜紧密贴合,又有良好的边缘封闭,在大气压力作用下,二者之间形成负压,使义齿固位。大气压力的大小与基托面积有关。

(2)吸附力:基托和唾液之间,唾液与黏膜之间有附着力,唾液本身有黏着力。二者构成了基托与黏膜间的吸附力,它与三者间接触面积、接触的紧密程度是正变关系。

2. 良好的咬合关系

全口义齿固位的因素:一是基托与黏膜间的大气压力、吸附力;二是上颌义齿的咬合关系要符合患者的颌位关系;三是合理的排牙;四是合理的基托磨光面外形。

3. 合理的排牙,不影响唇颊舌的运动

4. 正确的基托形态

有利于固位的基托形态,当唇颊舌肌力作用其上时能产生有利于固位的夹持力。基托形态主要指基托磨光面,其外形应呈凹面。

(六)无牙颌的口腔检查和修复前的准备

1. 颌面部

面部的对称性,唇的丰满度,面部的比例关系,侧面面型,颞颌关节。

2. 牙槽嵴

拔牙伤口的愈合情况,牙槽嵴形态(宽窄高低),骨凸处理,颌弓情况(大小、形状)。

3. 上下牙弓的位置关系

(1)水平关系:前后、左右

①上颌前突:上颌弓宽于下颌弓。

②下颌前突:下颌弓宽于上颌弓。

③正常:正常。

(2)垂直关系:上下颌间距离(上下牙槽嵴之间的距离)。

4. 腭穹隆形状

5. 系带

肌肉附丽位置。

6. 口腔黏膜

黏膜的厚度与性质,黏膜的健康状况,唾液的质量。

7.舌体的大小和位置

8.旧义齿的检查

9.年龄和全身健康状况

10.X线检查

(七)全口义齿的制作

1.修复方法

(1)修复原则。

(2)修复特点:咀嚼力全部通过黏膜而为牙槽嵴和颌骨所承担。

(3)方法、步骤:取无牙颌印模,灌制石膏模型,记录颌位关系,转移颌位关系,选牙、排牙、试排牙,义齿初戴,选磨和复查及修改等。

2.印模与模型(掌握取无牙颌印模的原则和方法)

模型的概念:阴模——印模、阳模——模型。

(1)印模与取模

①印模材料的总体要求:良好的安全性,良好的准确性,适当的凝固时间,操作简单,价格合理。

②印模的种类:解剖式印模、功能性印模、功能压力印模。

初印模——一次印模——开口式印模

终印模——二次印模——闭口式印模

③取印模的要求:组织受压均匀;适当扩大印模的接触面积;做肌功能整塑(幅度不易过大);保持稳定位置,注意患者的舒适。

④取模的方法。

(2)灌模:全口义齿工作模型的要求:终模型应充分反映出无牙颌组织面的细微纹路,印模边界上显露出机能修整的痕迹和厚度,模型边缘宽度以 3~5 mm 为宜,模型最薄处也不应小于 10 mm。模型后缘应在腭小凹之后不小于 2 mm,下颌模型的磨牙后垫宜自其前缘起不小于 10 mm。

3.颌位关系的确定(颌位记录)

(1)垂直距离

①定义。

②确定垂直距离的方法:利用息止颌间隙法;面部距离均值测定法;面部外形观察法;拔牙前距离;旧义齿的参考。

(2)正中关系

1)正中关系的定义。

2)确定正中𬌗关系方法:正中关系是建𬌗的可适位,肌力闭合道终点是建𬌗的最适位。

3)肌力闭合道终点建𬌗方法。

①下颌后退困难的原因。

②引导下颌后退的方法

a.吞咽法。

b.反复轻咬 6 5│5 6 与 6 5│5 6 区𬌗堤。

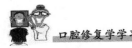

c.卷舌法。

d.辅助法。

e.肌监控仪等。

(3)颌位记录操作

1)制作基托

①暂时基托:用基托蜡片形成,最大缺点是易受热变形。

②𬌗堤的制作。

a.前部在上唇下缘以下露出约 2 mm,且平行于瞳孔连线。

b.平面要与鼻翼耳屏线平行。

2)颌位记录。

4.𬌗堤唇面划标志线和选牙

(1)标志线

①中线:作为两个上中切牙交界的标志线。

②口角线。

③唇高线和唇低线。

(2)选牙

①选择前牙

a. 人工前牙的长度:轻微笑时唇高线到𬌗平面的距离作为上中切牙的切 2/3 长,𬌗平面到唇低线的距离作为下中切牙的切 1/2 长。

b. 上前牙的总宽度:两口角间的𬌗堤平面为 6 个上中切牙的总宽度。

$$6 个上中切牙总宽度:瞳孔间距:外眦间距 = 1:\sqrt{2}:2$$

c. 选择人工前牙的牙型:根据患者面型选择。

②选择后牙

a. 选择后牙的近远中宽度:将下颌尖牙远中面到磨牙后垫前缘作为 $\overline{7\ 6\ 5\ 4\ |\ 4\ 5\ 6\ 7}$ 近远中径的总宽度。

b. 后牙牙冠的高度,可被容纳于颌间距离内。

c. 后牙冠颊舌径的选择,根据牙槽嵴丰满程度。

5. 上𬌗架

(1)𬌗架的种类

①简单𬌗架。

②可调节𬌗架:半可调节𬌗架、完全可调𬌗架。

(2)Hanau 可调节𬌗架的准备

(3)转移颌位关系

①用面弓轻移颌位关系上𬌗架法:利用面弓转移上颌对颞下颌关节的三维位置关系。

②不用面弓上𬌗架法。

(4)转移患者髁道斜度于𬌗架上:前伸髁导斜度,克里斯坦森现象。

(5)确定侧方髁导斜度: $L = \dfrac{H}{8} + 12$

（6）确定切导斜度。

6. 人工牙的排列

（1）人工牙的种类

①根据材料分类

a. 前牙：塑料牙和瓷牙。

b. 后牙：塑料牙，瓷牙与金属𬌗面牙。

②据𬌗面形态分类

a. 解剖式牙 30°。

b. 半解剖式牙 20°。

c. 非解剖式牙 0°。

（2）人工牙的选择

①前牙的选择

a. 大小：据上唇的长短，牙槽嵴吸收，颌间距、口角距离、面部外形。

b. 形态：与面型，牙弓协调。

c. 颜色：20 最白；21 适中；15、17 偏黄。

②后牙的选择

a. 牙冠的高长宽：高度可容纳于颌间距离内；宽度（参照牙槽嵴丰满程度）。

上颌尖牙远中→上颌结节。

下颌尖牙远中面→磨牙后垫前缘的距离。

b. 𬌗面形态：多选解剖式。

c. 颜色：与前牙基本一致

（3）人工牙排列的基本原则

①美观：自然，恢复面下 1/3 生理形态，与颌弓形态一致。

②保持义齿的稳定

a. 前牙避免排成深覆𬌗。

b. 后牙排列要集中在主承托区上。

③兼顾功能及组织保健

a. 扩大基托面积——在允许范围内。

b. 改变牙尖形态。

④符合平衡𬌗要求。

（4）人工牙排列的具体原则

①排牙的一般原则

a. 上颌牙尖不要超过𬌗平面。

b. 上颌𬌗堤的唇面弧度要与上前牙弧度一致，左右要对称。

c. 上颌𬌗堤的中线作为 1|1 近中面接触点所在的位置。

d. 上下颌后牙要达到最广泛接触。

e. 上下前牙形成浅覆𬌗，浅覆盖。

f. 上颌的补偿曲线与下颌后牙的 Spee 曲线相配合。

②排牙的机械力学原则

a. 𬌗平面平分颌间距离。

b. 人工牙尽可能排在牙槽嵴顶。

c. 选用牙尖低的人工牙。

d. 覆𬌗覆盖成比例。

e. 𬌗托𬌗平面的位置:𬌗平面前缘位于上唇缘下约 2 mm,后部与鼻翼耳屏线平行,并与舌体粗糙面和光滑面交界处平齐。

f. 下颌后牙的排列位置,上后牙舌尖对向下颌后部牙槽嵴顶区;下颌后牙舌尖处于尖牙近中面接触点与磨牙后垫内外连成的三角形内为宜。

(5)排牙的方法和步骤(正常颌关系者)

①各前牙排列的位置(见表18-1)。

表 18-1　　　　　　　　　　　　　　　　各前牙排列的位置

	唇舌向倾斜	近远中向	扭转度	𬌗合面
1|1	颈部微向舌侧倾斜或接近直立	颈部微向远中倾斜	与前牙区颌弓曲度一致	切缘接触
2|2	颈部向舌侧倾斜大于 1|1	颈部向远中倾斜,大于 1|1	远中稍向舌侧与颌弓曲度一致	切缘高于 1 mm
3|3	切缘稍向舌侧倾斜,颈部向唇侧微凸出	颈部向远中,斜度大于 1|1,小于 2|2	远中舌侧倾斜与后部牙弓曲线一致	平齐
1|1	切缘向唇侧倾斜,而颈部向舌侧	垂直	与颌弓曲度一致	高于𬌗平面 1 mm
2|2	垂直	颈部略向远中	同上	同上
3|3	切缘向舌侧,而颈部向唇侧	颈部向远中倾斜	同上颌尖牙	同上

②各后牙排列的位置(见表18-2)。

表 18-2　　　　　　　　　　　　　　　　各后牙排列的位置

	颊舌向倾斜	近远中向倾斜	𬌗平面
4|4	颈部微向颊侧倾斜	颈部微向远中	颊尖与之接触,舌牙离开 1 mm
5|5	垂直	垂直	颊舌尖均接触
6|6	颈部略向腭侧倾斜	颈部略向近中倾斜	近中舌尖接触,近颊远舌尖离开 1 mm,远颊尖离开 1.5 mm
7|7	同上	同上	舌尖离开 1 mm,近颊离开 2 mm,远颊离开 2.5 mm

③排牙的顺序:"中性区"——天然牙位于唇颊肌、舌肌内外动力平衡以内区;"个性排牙法"。

(6)上下颌牙弓关系异常的排牙

①上颌前凸

a. 上下颌相差不大:上前牙尽量向舌侧,下牙向唇侧排。

b. 上下颌相差较大:下牙减数,(双尖牙或中切牙),上颌基托增厚

②宽上颌弓

a. 上下颌相差不大:上后牙向腭侧,下后牙舌颊侧,但应保证功能尖和中央窝在牙槽嵴上面。

b. 上下颌相差较大:先排下牙,再排上颌,上颌腭侧加蜡,或选用无尖牙。

③下颌前突

a. 相差不大:上颌尽量向唇侧,下牙向舌侧排。

b. 相差较大:排成对刃𬌗。

c. 前突明显,排反𬌗。

④宽下颌弓

a. 相差不大:可排成中性关系。

b. 相差大:排反𬌗—交替排列法,减上牙或加下牙。

c. 一侧正常,另一侧相差大。

⑤排反𬌗的目的:获得良好的𬌗关系,上下颌后牙更接近牙槽嵴顶。

7. 平衡𬌗

全口义齿的平衡𬌗是指下颌做前伸、后退或侧方运动时上下颌相关的牙都能同时接触。

(1)分类

①正中平衡𬌗:下颌在正中𬌗位(最广泛接触位或牙尖交错位)时,上下颌人工牙间具有最大面积的均匀接触而无𬌗干扰。

②前伸平衡𬌗:下颌做前伸后退运动过程中,上下颌相关的人造牙都能接触,而无咬合障碍者为前伸平衡𬌗。

作用:保持义齿前后向不翘动。

a.完全接触的前伸平衡𬌗。

b.多点接触的前伸平衡𬌗。

c.三点接触的前伸平衡𬌗。

③侧方平衡𬌗:下颌做侧方运动过程中,工作侧上下后牙呈同名尖接触,平衡侧后牙呈异名尖接触,下颌回到正中𬌗的接触过程中一直保持后牙间的均匀接触,这是单侧咀嚼的侧方平衡𬌗。

作用:保持左右向不翘动。

④单侧平衡𬌗(杠杆平衡𬌗):咀嚼时,一侧牙齿间夹压食物,另一侧不接触而义齿不翘起。要求功能尖位于牙槽嵴顶,人工牙尽量接近牙槽嵴顶,颊舌径减径,增加基托面积。

(2)前伸平衡𬌗理论:同心圆关系学说,Gysi认为髁道、切道和牙尖工作斜面均为同心圆上的一段截弧,称为平衡𬌗。

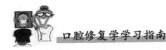

主要内容:五因素十定律。

1)五因素

①前伸髁导斜度。

②切导斜度。

③补偿曲线曲度:全口义齿修复中所指的补偿曲线多限于 $\underline{7-3|3-7}$ 颊尖顶相连,形成凸向下的曲线。

④牙尖斜度或牙尖高度。

⑤定位平面斜度。

五因素的关系:髁导斜度和切导斜度间为反变关系,补偿曲线曲度,牙尖斜度和定位平面斜度间为反变关系,而髁导斜度或切导斜度与其余任何一因素间都是正变关系。

2)十定律

①髁导斜度↑,补偿曲线曲度↑。

②髁导斜度↑,定位平面斜度↑。

③髁导斜度↑,切导斜度↓。

④髁导斜度↑,牙尖斜度也↑(向后逐渐↑)。

⑤补偿曲线曲度↑,定位平面斜度↓。

⑥补偿曲线曲度↑,切导斜度↑。

⑦补偿曲线曲度↑,牙尖斜度↓,(向后逐渐↓)。

⑧定位平面斜度↑,切导斜度↓。

⑨定位平面斜度↑,牙尖斜度↓。

⑩切导斜度↓,牙尖斜度↑(向前逐渐增加)。

3)应用:前伸运动时

①前牙接触后牙不接触

a.说明:切导斜度过大或髁道斜度过大或牙尖斜度小。

b.处理:加大补偿曲线度或将切导斜度减小或增加牙尖斜度。

②前牙不接触而后牙接触

a.说明:切道斜度偏小或牙尖斜度偏大。

b.处理:降低补偿曲度或减小牙尖斜度。

(3)侧方平衡𬌗理论——横𬌗曲线调整。

(八)全口义齿的试戴

1. 检查蜡基托是否平衡

2. 检查颌位关系

3. 检查垂直距离

4. 检查咬合关系

5. 检查平衡𬌗

6. 检查排牙

7. 检查发音

（九）全口义齿的初戴

1. 义齿就位

2. 检查义齿的平稳度

3. 检查基托

包括检查基托的边缘长短和磨光面形态。

4. 检查颌位关系

（1）下颌后退。

（2）下颌偏向一侧。

（3）前牙开𬌗。

5. 检查咬合关系

有无个别牙早接触，有无低𬌗。

6. 检查有无疼痛

7. 医嘱

8. 选磨

（1）选磨的意义。

（2）正中𬌗和侧方𬌗及前伸𬌗运动中的接触𬌗印和诊断。

（3）选磨法的顺序：正中→前伸→侧方→综合。

①正中𬌗选磨。

②侧方𬌗的选磨。

早接触点选磨：原则——单颌、少量、顺走向。

工作侧——上牙颊尖或下牙舌尖。

平衡侧——发生在斜面，滑动过程中磨相对平面，否则磨功能尖。

③前伸𬌗选磨

早接触点选磨：前牙——上牙切缘舌斜面，下牙切缘唇斜面。

后牙——上后牙尖的远中斜面与下后牙尖近中斜面。

④综合𬌗选磨：选磨相关处。

（4）选磨效果的检查。

（5）选磨要有全面观点：上下、左右、前后、内外兼顾。

（6）选磨后牙面的加工处理：选磨后，常使牙面的尖低沟浅，应重新加深沟窝，加大食物排出道，以增加咀嚼效能和美观，还可以减小牙槽嵴的负荷。

（十）复诊常见问题的处理

1. 疼痛

原因：基托边缘过长，牙槽嵴有明显的倒凹，与骨尖、骨突相应的基托组织面缓冲不够，义齿不稳定，垂直距离过高，模型不准和基托变形。

2. 固位不良

固位不良主要表现在下颌义齿。

（1）咀嚼食物时义齿易脱位。

主要原因：咬合不平衡。

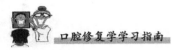

处理:寻找人工牙的早接触点;注意基托后缘是否过厚,造成上下基托早接触。

(2)张口、说话或打哈欠时义齿易脱位。

原因:基托边缘过长、过厚、系带区基托未让开、基托磨光面形态差,人造牙排列偏唇颊或偏舌侧。

处理:磨改。

(3)戴义齿咬合时固位好,不咬合时义齿脱位

原因:基托过长、过厚或过短。

处理:过长、过厚者磨改;过短者延长基托。

3. 咬唇颊、咬舌

(1)牙列缺失后唇颊内陷或舌体变大。

(2)人造牙排列覆盖过小或呈对刃𬌗。

(3)颌间距离后部过小。

4. 功能不良

5. 发音障碍

6. 恶心

7. 心理因素造成的不适感

8. 塑料引起的过敏性口炎

三、题例

(一)选择题

【A型题】

1. 全口义齿是为(　　)患者制作的义齿
   A. 牙列缺损
   B. 牙列缺失
   C. 牙体缺失
   D. 牙体缺损
   E. 缺牙区

2. 全口义齿的支持方式是
   A. 黏膜支持式
   B. 混合支持式
   C. 牙支持式
   D. 卡环固位
   E. 基托固位

3. 自然牙赖以生存的基础,并将口腔分成口腔前庭和口腔本部的是
   A. 牙槽嵴
   B. 切牙乳突
   C. 唇颊系带
   D. 上颌结节
   E. 磨牙后垫

4. 口腔前庭区需要缓冲的解剖标志是
   A. 上颌结节
   B. 颊侧翼缘区
   C. 上颌硬区
   D. 舌系带
   E. 腭皱

5. 将口腔前庭分为前弓区和后弓区的解剖标志是
   A. 唇系带
   B. 颧突
   C. 颊侧翼缘区
   D. 颊系带
   E. 颤动线

6. 下颌口腔前庭部可承受较大𬌗力,起支持作用并能够稳定义齿的是
   A. 远中颊角区
   B. 下颌舌骨嵴
   C. 舌侧翼缘区
   D. 磨牙后垫

E. 颊侧翼缘区

7. 排列上颌前牙的解剖标志是
   A. 腭皱
   B. 切牙孔
   C. 切牙乳突
   D. 唇系带
   E. 正中矢状线

8. 与下颌全口义齿舌侧基托接触,由前向后的解剖标志包括舌系带、舌下腺、下颌舌骨肌、舌腭肌、翼内肌、咽上缩肌的区域是
   A. 下颌舌骨嵴
   B. 舌侧翼缘区
   C. 舌下腺
   D. 颊侧翼缘区
   E. 舌系带

9. 位于下颌最后磨牙牙槽嵴的远端呈圆形、卵圆形或梨形的黏膜软垫是
   A. 远中颊角区
   B. 舌侧翼缘区
   C. 磨牙后垫
   D. 舌系带
   E. 舌下腺

10. 下颌全口义齿的后缘应止于磨牙后垫的
    A. 1/2
    B. 1/3
    C. 1/3～1/2
    D. 1/2～1/4
    E. 1/4

11. 下颌第一磨牙的𬌗面高度应与磨牙后垫的( )等高
    A. 1/2
    B. 1/3
    C. 1/4
    D. 1/2～1/3
    E. 1/3～1/4

12. 全口义齿与唇、颊、舌肌接触的面是
    A. 颊面
    B. 组织面

C. 磨光面
D. 抛光面
E. 咬合面

13. 上颌牙槽嵴吸收的方向是
    A. 向上
    B. 向内
    C. 向外
    D. 向上向内
    E. 向下向外

14. 全口义齿的固位是指
    A. 吃饭时不脱落
    B. 说话时不脱落
    C. 打哈欠是不脱落
    D. 打喷嚏时不脱落
    E. 义齿抵抗从口内垂直向脱位

15. 关于颌骨解剖形态影响全口义齿固位的说法,错误的是
    A. 颌弓窄小,基托面积大,则固位好
    B. 牙槽嵴低平而窄,基托面积小,则固位差
    C. 腭穹隆高而深,则固位好
    D. 牙槽突有倒凹也可以产生机械的扣锁作用
    E. 上颌结节颊侧倒凹妥善利用可以有利于固位

16. 上颌全口义齿后缘两侧应伸展至
    A. 后堤区
    B. 翼上颌切迹
    C. 颤动线
    D. 腭小凹
    E. 上颌结节

17. 义齿基托边缘的厚度一般为
    A. 1 mm
    B. 2.5 mm
    C. 3 mm
    D. 2～3 mm
    E. 2～2.5 mm

18. 全口义齿基托磨光面的形态一般呈

A. 凸型

B. 凹型

C. 光滑型

D. 平滑型

E. 平面型

19. 对旧义齿的检查不包括

A. 要求重做的原因和要求

B. 戴用义齿的时间和使用情况

C. 旧义齿的材料及负责医师

D. 旧义齿的𬌗位关系是否正确

E. 口腔黏膜是否正常

20. 旧义齿戴用不良导致黏膜不正常时，应首先采取的措施是

A. 服用消炎药

B. 重新修复

C. 停戴旧义齿

D. 以上都不对

E. 以上都对

21. 选择后牙牙尖形态主要考虑

A. 旧义齿的人工牙形态

B. 患者的要求

C. 支持组织的条件

D. 价格因素

E. 咀嚼习惯

22. 以下说法中，正确的是

A. 塑料牙质轻，咀嚼效率高

B. 瓷牙耐磨，但咀嚼效能不高

C. 瓷牙与基托结合好

D. 瓷牙、塑料牙都能保持很好的咀嚼效率

E. 塑料牙调𬌗方便

23. 两侧上颌结节均较突时

A. 必须两侧都做外科修整术

B. 可以一侧做外科修整术，一侧缓冲

C. 改变义齿就位道就可

D. 缩短义齿边缘

E. 不必处理

24. 下颌隆突过大，其下面形成较大倒凹时，

处理方法为

A. 仅缓冲基托即可

B. 缩短义齿边缘

C. 仅改变义齿就位道即可

D. 不能用缓冲基托的方法解决的需做外科修整术

E. 可以不做处理

25. 又称联合印模法的是

A. 一次印模法

B. 黏膜运动式印模法

C. 闭口式印模法

D. 开口式印模法

E. 二次印模法

26. 牙槽嵴极低平的患者，取印模时应注意

A. 采取功能性印模

B. 舌侧边缘加高

C. 用有孔托盘

D. 解剖式印模

E. 采用藻酸盐印模

27. 全口义齿修复中作用于基托与黏膜之间的力为

A. 大气压力

B. 黏着力

C. 吸附力

D. 表面张力

E. 摩擦力

28. 下颌颊侧翼缘区属于

A. 副承托区

B. 缓冲区

C. 受力区

D. 主承托区

E. 边缘封闭区

29. 关于功能性边缘整塑的叙述中，错误的是

A. 为了达到更好的边缘封闭

B. 可以用硅橡胶做整塑

C. 可由医师牵拉患者面颊部来完成

D. 制作个别托盘后可以省略这一步

操作

E. 可以分区做

30. 发"f"音时,与上前牙切缘接触的是
    A. 下前牙切缘
    B. 下唇
    C. 舌尖
    D. 前两者
    E. 都不是

31. 全口义齿应一般在拔牙后多长时间进行修复
    A. 1 周
    B. 3 周
    C. 1 个月
    D. 3 个月
    E. 6 个月

32. 由患者以主动方式完成印模边缘整塑的是
    A. 一次印模法
    B. 二次印模法
    C. 闭口式印模法
    D. 联合印模法
    E. 黏膜静止式印模法

33. 做个别托盘时在前庭最深处与牙槽嵴之间划出边缘,这个边缘比预先取的功能边缘短
    A. 1 mm
    B. 2 mm
    C. 3 mm
    D. 1～2 mm
    E. 1.5～2 mm

34. 上颌全口义齿后缘的封闭区是
    A. 软腭区
    B. 后堤区
    C. 颤动线处
    D. 软硬腭交界处
    E. 腭小凹处

35. 下颌前伸颌关系记录的目的是
    A. 确定前伸髁道斜度
    B. 确定切导斜度
    C. 确定侧方髁道斜度
    D. 确定垂直距离
    E. 确定水平颌位关系

36. 哥特弓描记是为了
    A. 帮助患者下颌前伸
    B. 确定前伸干扰因素
    C. 记录垂直关系
    D. 客观地得到数据
    E. 记录水平颌位关系

37. 垂直距离是指
    A. 上下颌牙槽嵴顶之间的距离
    B. 瞳孔至口角连线的距离
    C. 息止颌位时面下 1/3 的高度
    D. 天然牙列正中𬌗时面下 1/3 的高度
    E. 面部成自然外貌时面下 1/3 的高度

38. 不属于恢复适当的垂直距离的要求的是
    A. 避免下颌前伸
    B. 面部比例和谐
    C. 肌张力对称
    D. 恢复良好的功能
    E. 符合美观的要求

39. 关于上𬌗托的制作要求的叙述中,错误的是
    A. 基托要埋入增力丝
    B. 上前牙区𬌗堤边缘在上唇下缘以下露出 2 mm
    C. 必须做蜡基托
    D. 做基托前要填倒凹
    E. 𬌗堤宽度前牙区约为 6 mm

40. 关于 Christensen 现象的描述中,错误的是
    A. 是由 Christensen 发现的
    B. 上下𬌗托戴入口内后形成的前窄后宽的间隙
    C. 髁道斜度呈正度数时出现此间隙
    D. 形成间隙时𬌗托前缘接触
    E. 髁道斜度正度数越大,间隙越大

41. 关于前牙排列的叙述中,错误的是
    A. 上中切牙唇面与𬌗堤唇面一致
    B. 上颌侧切牙切缘与𬌗平面接触
    C. 上颌尖牙牙尖与𬌗平面平齐
    D. 上颌尖牙牙颈部向唇侧稍凸
    E. 上颌中切牙近中接触点位于中线上

42. 选择后牙牙尖高低和颊舌径宽窄的一般依据是
    A. 患者的要求
    B. 现有医疗水平
    C. 患者依从性
    D. 牙槽嵴的宽窄和高低
    E. 以上都不对

43. 以下叙述中,错误的是
    A. 上前牙唇面距切牙乳突中点一般为8~10 mm
    B. 上尖牙唇面通常与腭皱的侧面相距(10.5±1)mm
    C. 上尖牙顶的连线通过切牙乳突中点
    D. 上前牙切缘在唇下露出 2 mm,年老者露的少
    E. 上前牙的位置要衬托出上唇的丰满度

44. 全口义齿人工牙的排列原则中,错误的是
    A. 美观是最主要的考虑因素
    B. 组织保健原则
    C. 恢复良好的功能
    D. 前牙排列成浅覆𬌗浅覆盖
    E. 人工牙的排列要不妨碍唇颊舌肌的活动

45. 全口义齿的完善的平衡𬌗是指
    A. 咬合时上下牙都能接触
    B. 下颌前伸时后牙都能有咬合
    C. 咀嚼时上下牙始终保持接触
    D. 正中𬌗、非正中𬌗时所有牙都有接触
    E. 正中𬌗、非正中𬌗时上下颌相关的牙都能同时接触

46. 全口义齿初戴时前牙开𬌗的原因不可能是
    A. 垂直关系记录错误
    B. 人工牙错位
    C. 后牙有早接触
    D. 上下基托妨碍咬合
    E. 患者对新义齿的不适应

47. 全口义齿试戴时,若下颌前伸而后牙无接触,应
    A. 调磨上颌前牙切缘
    B. 调磨下切牙唇斜面和少许上前牙舌面
    C. 调磨下前牙切缘
    D. 加高后牙咬合
    E. 重做义齿

48. 从正面观,下颌后牙𬌗平面与舌背的粗糙面和侧缘的移行部舌侧缘处的关系是
    A. 稍高
    B. 稍低
    C. 等于或稍低
    D. 等于或稍高
    E. 没关系

49. 选磨正中𬌗早接触点时主要选磨
    A. 支持尖
    B. 功能尖
    C. 近远中边缘嵴和中央窝
    D. 功能尖的非功能斜面
    E. 非支持尖斜面

50. 初戴全口义齿不能就位时,应
    A. 磨除所有倒凹
    B. 做外科手术消除倒凹
    C. 磨短基托边缘
    D. 适当磨除部分倒凹
    E. 重做义齿

51. 患者复诊时疼痛,不属于组织面局部问题造成的是
    A. 因牙槽嵴上的骨尖骨突引起的
    B. 有组织倒凹的区域疼痛

C. 下颌舌骨嵴处疼痛

D. 全口多处压痛点和破溃处

E. 上颌结节颊侧疼痛

52. 下列因素中,不会造成患者咬颊咬舌的是

　　A. 缺失时间过长,舌体变大

　　B. 两颊部向内凹陷

　　C. 垂直距离过高

　　D. 后牙覆盖过小

　　E. 上颌结节与磨牙后垫部位的基托间间隙过小

53. 不是全口义齿患者复诊时常见的症状的是

　　A. 前牙美观不良

　　B. 疼痛

　　C. 固位不良

　　D. 发音障碍

　　E. 咀嚼功能不好

54. 下列因素中,不是造成患者疼痛的原因的是

　　A. 义齿不稳定

　　B. 水平颌位关系不正确

　　C. 垂直距离过高

　　D. 基托边缘过长

　　E. 基托组织面缓冲不够

55. 下列关于判断义齿有早接触点的叙述中,正确的是

　　A. 义齿戴入口内后患者无咬合不适

　　B. 咀嚼食物时咀嚼效率不好

　　C. 上下颌紧咬时不能达到广泛而紧密地接触

　　D. 患者咬紧时下颌义齿或下颌有滑动或扭动

　　E. 肌位和牙位不一致

56. 以下选项中,不是基托折裂和折断的原因的是

　　A. 不慎将义齿掉到地上

　　B. 前伸𬌗不平衡

C. 患者用消毒液浸泡义齿

D. 基托组织面和组织之间不密合

E. 侧方𬌗不平衡

57. 义齿重衬前要检查的内容不包括

　　A. 人工牙的材质

　　B. 正中关系是否正确

　　C. 非正中关系是否正确

　　D. 有无𬌗干扰

　　E. 有无压痛和黏膜溃疡

58. 患者可以一次就诊就能完成的重衬方法是

　　A. 间接重衬法

　　B. 用热凝塑料重衬

　　C. 对自凝塑料过敏的患者的义齿重衬

　　D. 义齿基托边缘短的义齿重衬

　　E. 自凝软衬材料重衬法

59. 给患者的戴牙指导不包括

　　A. 增强使用义齿的信心

　　B. 义齿损伤黏膜时可用小砂纸少量调磨

　　C. 纠正不正确的咬合习惯

　　D. 义齿每天至少用牙膏彻底刷洗清洁一次

　　E. 先练习吃软的小块食物

60. 全口义齿戴入后要检查

　　A. 义齿的平稳度

　　B. 基托的边缘长短和磨光面形态

　　C. 颌位关系是否正确

　　D. 咬合关系是否良好

　　E. 以上都是

【B型题】

61～65题

　　A. 切牙乳突

　　B. 腭皱

　　C. 上颌硬区

　　D. 翼上颌切迹

　　E. 舌系带

61. 上颌全口义齿两侧后缘的边界是

62. 又称上颌隆突,表面覆盖黏膜甚薄,受压后易产生疼痛的是

63. 位于口底的中线部,连接口底与舌腹的黏膜皱襞的是

64. 位于上颌腭中缝的前端,可作为排列上颌前牙的标志的是

65. 有辅助发音作用的是

66～70 题

    A. 牙槽嵴

    B. 唇系带

    C. 上颌结节

    D. 颊侧翼缘区

    E. 腭穹隆

66. 属于口腔本部的解剖标志是

67. 可以承受较大殆力,位于下颌后弓区的是

68. 口轮匝肌在颌骨上的附着处是

69. 上颌牙槽嵴两侧远端的圆形骨凸是

70. 是自然牙列赖以生存的基础,分口腔为内外两部分的是

71～80 题

    A. 主承托区

    B. 副承托区

    C. 边缘封闭区

    D. 缓冲区

    E. 有牙区

71. 受力方向与殆力呈角度的区域是

72. 上面覆盖很薄的黏膜,不能承受咀嚼压力的区域是

73. 与义齿边缘接触的软组织部分属于

74. 受力方向与殆力垂直的区域是

75. 后牙区牙槽嵴顶属于

76. 颊棚区属于

77. 上下颌前牙区牙槽嵴顶属于

78. 上颌后堤区属于

79. 下颌舌骨嵴区属于

80. 无牙颌上的上颌结节颊侧属于

81～85 题

    A. 磨光面

    B. 颊面

    C. 咬合面

    D. 组织面

    E. 抛光面

81. 传导咀嚼力到基托组织面所接触的口腔支持组织上的是

82. 与水平力量有关,使义齿保持稳定的表面是

83. 义齿基托与口腔黏膜组织接触的面是

84. 义齿与唇颊舌肌接触的部分是

85. 上下牙咬合接触的面是

86～89 题

    A. 向下前向外

    B. 向上向内

    C. 调殆和重衬

    D. 重新修复

    E. 向上向外

86. 上颌牙槽嵴吸收的方向为

87. 一般情况下,一副普通的全口义齿使用3～4 年后应进行

88. 下颌牙槽嵴的吸收方向是

89. 一副普通的全口义齿使用 7～8 年后应

90～93 题

    A. 稳定

    B. 固位

    C. 吸附力

    D. 表面张力

    E. 大气压力

90. 两种物体分子之间的相互吸引力是指

91. 义齿抵抗从口内垂直向脱位的能力是指

92. 抵抗液体分层的力是指

93. 义齿抵抗水平和转动的力量是指

94~96 题

    A. 印模

    B. 灌模

    C. 颌位记录

    D. 垂直距离记录

    E. 水平关系记录

94. 用可塑性印模材取得的无牙颌牙槽嵴和周围软组织的阴模称为

95. 用石膏材料灌注阴模形成无牙颌阳模，称为

96. 用𬌗托来确定并记录在患者面部下 1/3 的适宜高度和上下颌位置关系称为

97~99 题

    A. 一次印模

    B. 黏膜运动式印模

    C. 闭口式印模

    D. 初印模

    E. 终印模

97. 据取模的次数分类的是

98. 根据取印模时患者是否张口分类的是

99. 根据取印模时是否对黏膜造成压力分类的是

100~101 题

    A. 垂直距离恢复过大

    B. 垂直距离恢复过小

    C. 水平颌位关系记录错误

    D. 下颌前伸

    E. 下颌后缩

100. 患者肌肉疲劳,义齿容易脱位且咀嚼效能下降的原因是

101. 患者鼻唇沟变浅,颏部前突的原因是

102~105 题

    A. 中线

    B. 口角线

    C. 唇高线

    D. 唇低线

    E. 矢状线

102. 患者上下唇轻轻闭拢时口角的标志线称为

103. 患者微笑时下唇的标志线称为

104. 代表面部正中矢状面的是

105. 微笑时上唇的标志线称为

106~108 题

    A. 可动黏膜

    B. 移行黏膜

    C. 固定黏膜

    D. 咀嚼黏膜

    E. 口内黏膜

106. 颊黏膜属于

107. 牙槽嵴黏膜属于

108. 移行皱襞黏膜属于

109~112 题

    A. 侧方髁导斜度

    B. 切导斜度

    C. 侧方髁道斜度

    D. 切道斜度

    E. 都不是

109. 下颌作侧方运动时,非工作侧髁突运动方向与正中矢状面的夹角是指

110. 下颌作前伸运动时下前牙的运动方向与眶耳屏面的夹角是指

111. 𬌗架上侧柱与正中矢状面的夹角是指

112. 切导盘与水平面的夹角是指

111~115 题

    A. 正中𬌗平衡

    B. 侧方𬌗平衡

    C. 前伸𬌗平衡

    D. 非正中𬌗平衡

E. 殆平衡

113. 下颌在正中殆位时,上下颌人工牙达到最大面积的广泛均匀接触是指

114. 下颌前伸至上下前牙相对,后牙也有接触是指

115. 在下颌向一侧作咬合接触的滑动运动中两侧后牙均有接触是指

【X型题】

116. 全口义齿的组成部分有
  A. 基托
  B. 人工牙
  C. 固位体
  D. 连接体
  E. 金属网

117. 口腔前庭的解剖标志是
  A. 唇系带
  B. 颊系带
  C. 上颌结节
  D. 颊侧翼缘区
  E. 翼上颌切迹

118. 关于口腔本部的解剖标志叙述,正确的是
  A. 切牙乳突是上颌重要的稳定的标志
  B. 上颌硬区表面覆盖黏膜甚薄,受压后易产生疼痛
  C. 翼上颌切迹为上颌后部口腔前庭与口腔本部的交界处
  D. 上颌结节的倒凹可以对全口义齿起到固位作用
  E. 后堤区可以作为上颌义齿后缘的封闭区

119. 排牙中切牙乳突的作用有
  A. 两个上颌中切牙的交界线
  B. 上颌中切牙的唇面与其有确定的距离
  C. 两侧尖牙牙尖顶的连线应通过其中点前后 1 mm 范围内

D. 两侧前磨牙颊尖的连线应位于其后 2 mm 处

E. 牙列缺失后,由于上颌牙槽嵴吸收,切牙乳突后移

120. 关于磨牙后垫的叙述,正确的是
  A. 是位于下颌最后磨牙牙槽嵴远端的黏膜软垫
  B. 下颌第一磨牙的殆面应与磨牙后垫的 1/2 等高
  C. 下颌第二磨牙应位于磨牙后垫前缘
  D. 为排列下颌后牙舌尖的标志
  E. 位于磨牙后三角上,其中含黏液腺

121. 无牙颌分区为
  A. 主承托区
  B. 副承托区
  C. 缓冲区
  D. 受力区
  E. 边缘封闭区

122. 全口义齿表面对固位、稳定和舒适有很大影响,义齿表面分为
  A. 组织面
  B. 咬合面
  C. 磨光面
  D. 唇颊面
  E. 舌腭面

123. 全口义齿的固位力包括
  A. 吸附力
  B. 表面张力
  C. 大气压力
  D. 附着力
  E. 内聚力

124. 影响吸附力大小的因素有
  A. 基托与黏膜之间的接触面积大小
  B. 基托与黏膜之间的密合度
  C. 基托的厚度
  D. 垂直距离的恢复正确与否
  E. 唾液的质和量

125. 影响全口义齿固位的因素有

A. 颌骨的解剖形态

B. 基托的边缘

C. 黏膜的性质

D. 唾液的质和量

E. 良好的咬合关系

126. 与上颌义齿后缘有关的解剖标志是

A. 腭小凹

B. 颤动线

C. 翼上颌切迹

D. 磨牙后垫

E. 上颌结节

127. 以下关于副承托区的描述中,正确的是

A. 包括上下颌牙槽嵴顶

B. 支持力差,不能承受较大的压力

C. 与唇、颊的界限在口腔前庭的黏膜反折处

D. 此区骨面上有黏膜、黏膜下层、脂肪和腺体组织

E. 能保证义齿不翘动

128. 无牙颌修复前准备中,口颌系统的检查包括

A. 颌面部左右是否对称及唇的丰满度

B. 拔牙后伤口愈合的情况

C. 舌的位置和大小

D. 对旧义齿的检查

E. 上下颌弓的位置关系

129. 关于制作个别托盘的叙述,正确的是

A. 个别托盘的边缘比功能边缘短1~2 mm

B. 制作个别托盘前要填倒凹

C. 个别托盘一般厚2~3 mm

D. 手柄的安放只要不妨碍咬合即可

E. 边缘不能妨碍唇、颊和舌的正常位置

130. 关于全口义齿印模的叙述,正确的是

A. 在采取印模时要注意压力均匀

B. 印模范围的大小决定全口义齿基托的大小

C. 要在印模材的可塑期内作边缘整塑

D. 应保证取印模时托盘保持正确而稳定的位置

E. 印模要充分让开系带

131. 全口义齿工作模型要求是

A. 工作模型应充分反映出无牙颌组织面的纹路

B. 模型边缘厚度以3~5 mm为宜

C. 模型最薄处也不能少于10 mm

D. 模型后缘应在腭小凹后不少于2 mm

E. 下颌模型在磨牙后垫自其前缘起应大于10 mm

132. 确定垂直距离关系的方法有

A. 利用息止颌位垂直距离减去息止颌间隙

B. 瞳孔至口裂的距离等于垂直距离

C. 面部外形观察法

D. 哥特式弓记录法

E. 肌控仪法

133. 排牙要达到的基本目的有

A. 达到咀嚼的功能要求

B. 尽量保存剩余组织

C. 达到发音的要求

D. 恢复患者有个体特性的尽可能自然的外观

E. 恢复有牙骀的咀嚼效果

134. 排列前牙应注意

A. 必须排好所有上牙才能排列下前牙

B. 上前牙要经患者同意后才能排列后牙

C. 对下颌前突上颌后缩的患者要尽可能排列成正常骀或对刃骀

D. 切道斜度以25°为宜

E. 下前牙的排列以上前牙为准

135. 以下关于牙槽嵴黏膜增生的原因中,错误的是

A. 牙槽嵴吸收使基托与牙槽嵴间不密合

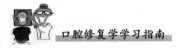

B. 义齿前后翘动的刺激

C. 紧咬时上颌义齿向前推动

D. 全身因素

E. 多年不修复

136. 选择解剖式牙作为人工后牙的优点是
A. 容易形成平衡殆
B. 咀嚼效率高
C. 美观效果好
D. 可以减少选磨
E. 可以纠正不良颌位关系

137. 试戴时判断下颌没有前伸的标志是
A. 患者后牙咬合双侧颞部肌肉收缩明显
B. 上下牙咬合时义齿无移动
C. 张口时下颌义齿不脱落
D. 卷舌后舔时下颌能后退
E. 前牙咬成对刃殆

138. 以下关于边缘整塑的叙述中,正确的是
A. 边缘整塑可用硅橡胶
B. 边缘整塑是为了达到良好的边缘封闭
C. 制作个别托盘可以替代边缘整塑
D. 功能性边缘整塑可由医师牵拉患者面颊部
E. 边缘整塑应该分区做

139. 以下关于颤动线的说法中,正确的是
A. 位于软腭与硬腭交界处
B. 也称"啊"线
C. 分前颤动线和后颤动线
D. 为上颌义齿后缘的封闭区标志
E. 又称后堤区

140. 关于间接重衬的叙述中,正确的是
A. 间接重衬是重衬的常用方法
B. 重衬时组织面均匀磨去 1 mm
C. 使用的自凝塑料易吸热
D. 自凝塑料易导致过敏
E. 重衬面积较大时用此法

141. 全口义齿戴入口腔后的检查包括

A. 义齿戴入后的局部比例是否协调

B. 颌位关系是否正确

C. 上唇的支持是否主要靠上前牙的唇侧

D. 前牙位置是否合适,殆平面是否在舌侧缘或略低处

E. 检查中线是否正确

142. 全口义齿的戴入时要求
A. 确定义齿完全就位
B. 检查义齿的平稳度
C. 基托的边缘要能达到良好的边缘封闭,不妨碍各系带的活动
D. 确定颌位关系正确
E. 初戴义齿不应产生疼痛

143. 全口义齿初戴产生疼痛的原因不包括
A. 组织面有小瘤子
B. 颌位关系不对
C. 咬合有早接触
D. 印模模型不准确
E. 义齿不稳定

144. 以下不是扩大基托面积的优点的是
A. 增加单位面积受力
B. 增加义齿强度
C. 增加义齿吸附力
D. 增大大气压力的作用
E. 有利于组织保健

145. 检查旧义齿使用情况的目的是
A. 针对旧义齿进行改进
B. 嘱患者停戴义齿
C. 了解患者不满意的地方
D. 了解患者的依从性
E. 必要时模仿旧义齿

【系列选择题】

男性患者,71 岁,牙列缺失 13 年,曾用 2 付全口义齿,因固位差,咀嚼效率下降,要求重作全口义齿。

146. 此时应做的检查是

A. 上下颌弓、牙槽嵴的大小、形态和位置

B. 牙槽嵴的吸收情况

C. 口腔黏膜检查,口腔黏膜色泽是否正常,有无炎症、溃疡及瘢痕

D. 舌的检查,包括舌体的大小、形状、静止状态时的位置,以及功能活动的情况

E. 唾液分泌量及黏稠度的检查

F. 检查旧义齿,评价分析旧义齿成功失败之处

G. 检查颞下颌关节动度,弹响及张口度状况

H. 旧义齿咀嚼效能检测

（提示：患者牙槽嵴重度吸收,黏膜无溃疡,上颌前部松软牙槽嵴,下牙弓宽于上牙弓。）

147. 如有必要,可在修复前施行的外科处理是

A. 去除尖锐的骨尖、骨突和骨嵴。

B. 双侧上颌结节同时有水平向倒凹时,去除较大的一侧

C. 唇颊沟加深

D. 切除过多的黏膜组织

E. 切除多余较大的松软牙槽嵴

F. 颧突修整术

G. 修整下颌舌骨嵴,减小舌侧倒凹

（提示：患者未做松软牙槽嵴切除术。）

148. 印模技术包括下列部分中的

A. 印模压力大小的选择

B. 开口式闭口印模技术的选择

C. 功能性整塑

D. 托盘类型的选择

E. 印模材料的选择

F. 边缘技术

（提示：对患者用个别托盘制取印模。）

149. 个别托盘的优点是

A. 有利于根据每个患者口腔内不同的

组织解剖特点,如残留牙多少和部位、系带附着,黏膜情况取得精确印模

B. 容易进行肌功能整塑,正确记录在口腔功能状态下修复体边缘伸展范围

C. 由于托盘与患者的口腔吻合,减少了预备印模时患者的不舒适感

D. 用个别托盘取印模,托盘内各部分印模材的厚度基本相同,从而使印模变形减少到最小

E. 手柄放置,使取出更加容易,操作更加简便

F. 材料可选用自凝或光固化树脂,或自凝基托材料,取材方便

150. 灌注石膏模型后,下列区域中,可适当缓冲的是

A. 切牙孔突

B. 上颌硬区

C. 翼上颌切迹

D. 颧突

E. 下颌隆突

F. 上颌结节

G. "P"切迹

（提示：模型修整后制作𬌗托、𬌗堤。）

151. 下列对上𬌗托、𬌗堤的要求中,正确的是

A. 𬌗平面侧面观要与鼻翼耳屏线平行

B. 𬌗平面前缘在上唇下缘下 2 mm

C. 𬌗堤唇面要充分衬托出口唇,使上唇丰满而自然

D. 𬌗堤前牙区宽 6 mm,后牙区宽 8～10 mm

E. 𬌗堤高 10 mm

F. 𬌗堤后端修整成斜坡状

G. 上颌𬌗托中线处可固定一个直径约 3 mm 的蜡球

（提示：二次复诊时颌位记录。）

152. 下列方法中,能确定水平颌位关系的方法是
    A. 哥特式弓描记法
    B. 卷舌后舔法
    C. 吞咽咬合法
    D. 后牙咬合法
    E. 肌监控仪法
    F. 面部外形观察法

153. 下列哪些是垂直距离恢复过大的表现
    A. 颏唇沟变浅
    B. 颏部皮肤呈皱缩状
    C. 鼻唇沟变浅
    D. 肌张力增加,易出现肌肉疲劳感
    E. 牙槽嵴吸收加速
    F. 说话、咀嚼时有后牙撞击声
    G. 咀嚼效率下降

154. 在排牙过程中应当遵循的组织保健原则是
    A. 人工牙的排列要不妨碍舌、唇颊肌的活动,处于肌肉平衡位置
    B. 𬌗平面与鼻翼耳屏线平行,其高度位于舌侧外缘最凸出处或略低,便于将食物送至后牙𬌗面,利于义齿在功能状态下的稳定
    C. 后牙功能尖要尽量排在牙槽嵴顶上,使𬌗力沿垂直方向传至牙槽嵴
    D. 如果牙槽嵴吸收较多,要根据牙槽嵴斜坡方向调整后牙倾斜度,使𬌗力尽可能以垂直方向传至牙槽嵴,如果牙槽嵴严重吸收,则要注意将𬌗力最大处放在牙槽嵴最低处,减少义齿在功能状态下的翘动
    E. 前牙要排列成浅覆𬌗,浅覆盖,正中𬌗时前牙不接触,并在前伸及侧方运动时至少在1 mm的范围内,下牙沿上牙斜面自由滑动
    F. 后牙如果选用解剖式牙,在上下牙间自由滑动时,要有平衡𬌗接触,即

前牙对刃接触时,后牙每侧至少一点接触,后牙一侧咬合时,工作侧为组牙接触(尖牙保护𬌗不适于全口义齿),非工作侧至少有一点接触
    G. 减少功能状态下的稳定因素,要适当降低非功能尖,如上磨牙颊尖和下磨牙舌尖,减少研磨食物时义齿的摆动
    H. 牙列弧度要与颌弓形一致

155. 下列排牙具体要求中,正确的是
    A. 上颌中切牙切缘落在𬌗平面上
    B. 上颌侧切牙切缘高于𬌗平面1 mm
    C. 上颌尖牙牙尖接触𬌗平面
    D. 上颌第一双尖牙舌尖接触𬌗平面,颊尖离开𬌗平面1 mm
    E. 上颌第二双尖牙颊、舌尖均与𬌗平面接触
    F. 上颌第一磨牙近舌尖接触𬌗平面,远舌、近颊尖离开𬌗平面0.5 mm,远颊尖离开𬌗平面1.5 mm
    G. 上颌第二磨牙舌尖离开𬌗平面1 mm,近颊尖离开2 mm,远颊尖离开2.5 mm
    (提示:排好牙后,第二次复诊试排牙。)

156. 试排牙时,将义齿戴入口腔后应做如下检查
    A. 局部比例是否协调
    B. 检查颌位关系
    C. 检查前牙,包括前牙的形状、位置、排列、中线、前牙切嵴线、及前牙与唇的关系。
    D. 检查后牙
    E. 检查基托
    F. 检查垂直距离和发音
    G. 检查𬌗力
    (提示:试排牙后送回技工中心,常规完成义齿。)

157. 戴牙时应做的工作是

    A. 义齿就位

    B. 检查义齿的平稳度

    C. 检查基托

    D. 检查颌位关系

    E. 检查咬合关系

    F. 检查有无疼痛

    G. 选磨

    H. 给患者的戴牙指导

（提示：患者戴牙后2周复诊。）

158. 全口义齿患者复诊时经常出现的问题是

    A. 疼痛

    B. 固位不良

    C. 发音障碍

    D. 恶心

    E. 咬颊、咬舌

    F. 咀嚼功能不好

    G. 心理因素的影响

    H. 排牙个性化程度不够

（提示：患者义齿固位不良，休息时尚可，咀嚼时易脱位。）

159. 复诊时应考虑的原因是

    A. 早接触

    B. 下颌磨牙后垫部位基托过厚

    C. 上颌𬌗平面低，前伸时后缘接触

    D. 系带区缓冲不够

    E. 磨光面外形不好

    F. 人工牙位置过偏唇颊侧

    G. 边缘封闭不佳

（提示：患者义齿早接触，调𬌗后固位状况改善。）

（二）名词解释

1. 口腔前庭

2. 主承托区

3. 义齿间隙

4. 吸附力

5. 印模

6. 垂直距离

7. 髁道

8. 选磨

9. 重衬

（三）填空题

1. 全口义齿靠义齿基托与黏膜紧密贴合及边缘封闭产生的_____和_____产生固位。

2. _____把整个口腔分为内外两部分：_____和_____。

3. _____位于口腔前庭内相当于原中切牙近中交界线的延长线上，为一_____黏膜皱襞，是_____在颌骨上的附着部。

4. 颊系带是_____的附丽处，附着在牙槽嵴顶的颊侧，呈_____形。

5. 上颌结节远中是_____和_____的间隙。

6. _____在上下牙槽嵴舌侧，又称固有口腔，上为_____，下为_____。

7. _____位于上颌腭中缝前端，上中切牙之腭侧，下方为_____，有_____通过。

8. 颤动线分为_____和_____，_____在硬腭和软腭的连接区，_____在软腭腱膜和软腭肌的连接处。

9. _____是口内黏液腺导管的开口，上颌全口义齿后缘一般在其后_____。

10. _____是上颌全口义齿两侧后缘的界限。

11. _____位于口底中线部，是连接口底和舌腹的黏膜皱襞，呈_____，动度较大。

12. 磨牙后垫可作为指导排列人工牙的标志，从颊舌向看，_____形成一个三角形，一般来说，下颌后牙的_____应位于此三角形内。

13. 主承托区包括_____、_____、_____等区域。

14. _____是指义齿和周围软组织处于平衡的区域。

15. 上颌牙列缺失后,牙槽突逐渐吸收形成_____,呈弓形,其上覆盖的黏膜表层为_____,深层的黏膜与_____紧密相连,故能承担较大的咀嚼压力。

16. 上颌前弓区位于_____和_____系带之间,此区基托可以尽量伸展。

17. 颊侧翼缘区位于_____和_____之间。

18. 下颌舌骨嵴位于下颌骨的舌侧,从_____斜向前下到_____处的骨嵴凸起。

19. 全口义齿有三个面_____、_____、_____,其中_____是义齿与唇颊舌肌接触的部分。

20. _____是指两种物体分子之间相互的吸引力,包括_____和_____,_____是指不同分子之间的吸引力,_____是指同分子间的力。

21. 在上颌,基托唇颊侧边缘应伸展到_____,在_____义齿的基托边缘应做出切迹以免妨碍系带的活动,后缘应止于_____,义齿两侧后缘应伸展到_____。

22. 在下颌,基托边缘颊侧伸展到_____。舌侧伸展到_____,后缘应止于_____,义齿基托边缘要圆钝。

23. 影响全口义齿稳定的因素有_____、_____、_____。

24. 影响全口义齿固位的因素有_____、_____、_____、_____。

25. 全口义齿印模的要求有_____、_____、_____。

26. 全口义齿印模的分类,按印模次数分_____和_____,按患者张闭口分_____和_____;按是否对黏膜造成压力分_____和_____。

27. 印模边缘是由患者做自主运动形成的印模方式是_____、_____。

28. 全口义齿颌位关系记录包括_____和_____记录两部分。

29. 殆托由_____和_____组成,其中前者又有_____和_____之分。

30. 殆堤的制作要求:殆平面的前部在_____,且与_____平行,后部从侧面观要与_____平行,殆堤的唇面要充分衬托出上唇,使上唇丰满而自然。

31. 人工后牙分为_____和_____两种。

32. 五因素十定律中的五因素是指_____、_____、_____、_____、_____。

33. 全口义齿的平衡殆是指_____和_____。

34. 全口义齿的戴入主要包括两方面的内容即是_____和_____。

35. 复诊时疼痛的常见五个原因是_____、_____、_____、_____、_____。

36. 复诊常见的问题是_____、_____、_____、_____、_____。

37. 全口义齿重衬的方法有_____和_____。

38. 二次印模法又称_____,由_____和_____组成。

39. 无牙颌分区有_____、_____、_____、_____。

40. 颧突为上颌_____根部的骨突区,有颊肌前纤维附丽。

(四)问答题和论述题

1. 无牙颌分哪几个区?

2. 影响全口义齿固位的有关因素有哪些?

3. 影响全口义齿稳定的因素有哪些?

4. 全口义齿印模分为几类?

5. 印模的要求有哪些?

6. 全口义齿垂直距离恢复过大有什么影响?

7. 戴全口义齿产生疼痛的原因有哪些?

8. 全口义齿固位不良的原因有哪些?

四、参考答案

【A型题】

(一)选择题

1. B 2. A 3. A 4. A 5. D 6. E
7. C 8. B 9. C 10. C 11. A 12. C
13. D 14. E 15. A 16. B 17. D 18. B
19. C 20. C 21. C 22. E 23. B 24. D
25. E 26. A 27. C 28. D 29. D 30. B
31. D 32. C 33. D 34. B 35. A 36. E
37. D 38. A 39. C 40. B 41. B 42. D
43. C 44. A 45. E 46. E 47. B 48. C
49. C 50. D 51. C 52. C 53. A 54. B
55. D 56. C 57. A 58. E 59. B 60. E

【B型题】

61. D 62. C 63. E 64. A 65. B
66. E 67. D 68. B 69. C 70. A 71. B
72. D 73. C 74. A 75. A 76. A 77. B
78. C 79. D 80. D 81. C 82. A 83. D
84. A 85. C 86. B 87. C 88. B 89. D
90. C 91. B 92. D 93. A 94. A 95. B
96. C 97. A 98. C 99. B 100. A
101. B 102. B 103. D 104. A 105. C
106. A 107. C 108. B 109. C 110. D
111. A 112. B 113. A 114. C 115. B

【X型题】

116. AB 117. ABCD 118. ABCE
119. ABC 120. ABCDE 121. ABCE
122. ABC 123. ABCDE 124. ABE
125. ABCD 126. ABC 127. BCD
128. ABCDE 129. ABCE 130. ABCDE
131. ABCD 132. ABC 133. ABCD
134. BCE 135. E 136. BC 137. A
138. ABD 139. ABCD 140. BDE
141. ABCE 142. ABCDE 143. E
144. CDE 145. ACDE

【系列选择题】

146. ABCDEFG 147. ABCDE

148. ABCD 149. ABCD 150. ABDEF
151. ABCDFG 152. ABCDE
153. ABDEFG 154. ABCDEFG
155. ABCEG 156. ABCDEF
157. ABCDEFGH 158. ABCDEFG
159. ABCF

(二)名词解释

1. 口腔前庭:位于牙槽嵴与唇颊侧黏膜之间,为一潜在的间隙。

2. 主承托区:指垂直于殆力受力方向的区域。包括后牙区牙槽嵴顶、腭部穹隆区、颊棚区等区域,该区域通常不易出现骨吸收。

3. 义齿间隙:在口腔内容纳义齿的潜在间隙,是天然牙列所占据的空间。

4. 吸附力:两种物体分子之间相互的吸引力,包括附着力和内聚力。

5. 印模:用可塑性印模材料取得的无牙上、下颌牙槽嵴和周围软硬组织的阴模。

6. 垂直距离:天然牙列呈正中殆时,鼻底至颏底的距离,也就是面部下三分之一的距离。

7. 髁道:下颌在咀嚼运动过程中,髁突在关节凹内运动的道路。

8. 选磨:调磨正中殆的早接触点,使正中殆达到广泛均匀的接触和稳定的尖窝关系,并调磨侧方殆和前伸殆时的牙尖干扰,达到平衡殆接触。

9. 重衬:在全口义齿的组织面上加上一层塑料,使其充满牙槽嵴及周围组织被吸收部分的间隙,使基托组织面与周围的组织紧密贴合,增加义齿的固位力。

(三)填空题

1. 吸附力 大气压力

2. 上下殆牙槽嵴 口腔前庭 口腔本部

3. 唇系带 扇形或线形 口轮匝肌

4. 提口角肌 扇形

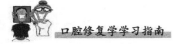

5. 上颌牙槽嵴　蝶骨翼板

6. 口腔本部　腭顶　口底

7. 切牙乳突　切牙孔　鼻腭神经和血管

8. 前颤动线　后颤动线　前颤动线后颤动线

9. 腭小凹　2 mm

10. 翼上颌切迹

11. 舌系带　扇形

12. 磨牙后垫颊舌面和下颌尖牙的近中面　舌尖

13. 后牙区牙槽嵴　腭部穹隆区　颊棚区

14. 中性区

15. 牙槽嵴　高度角化的鳞状上皮骨膜

16. 唇　颊

17. 颊系带　咀嚼肌

18. 第三磨牙　前磨牙

19. 组织面　磨光面　咬合面　磨光面

20. 吸附力　附着力　内聚力　附着力内聚力

21. 唇颊沟内　唇颊系带处　硬软腭交界处的软腭上　翼上颌切迹

22. 唇颊沟内　口底　磨牙后垫的1/3～1/2

23. 良好的咬合关系　合理的排牙　理想的基托磨光面形态

24. 颌骨解剖形态　黏膜的性质　基托边缘　唾液的质和量

25. 组织受压均匀　适当扩大印模面积　采取功能性印模　保持稳定的位置

26. 一次印模　二次印模　张口式印模闭口式印模　黏膜静止式印模　黏膜运动式印模

27. 闭口式印模　黏膜运动式印模

28. 垂直关系　水平关系

29. 基托　殆堤　暂基托　恒基托

30. 上唇下缘以下露出约 2 mm　瞳孔连线　鼻翼耳屏线

31. 解剖式后牙　非解剖式后牙

32. 髁导斜度　切导斜度　补偿曲线曲度　牙尖斜度　定位平面斜度

33. 正中殆平衡　非正中殆平衡

34. 义齿的检查调磨　对患者进行使用义齿的指导

35. 组织面局部问题　基托边缘不合适　咬合不适　义齿不稳定　垂直距离过高

36. 疼痛　固位不良　发音障碍　恶心咬颊咬舌　咀嚼功能不好

37. 直接重衬　间接重衬

38. 联合印模法　初印模　终印模

39. 主承托区　副承托区　边缘封闭区缓冲区

40. 第一磨牙

(四)问答题和论述题

1. 答:根据无牙颌的组织结构和全口义齿的关系,将无牙颌分成四个区,即主承托区、副承托区、边缘封闭区、和缓冲区。

(1)主承托区:指垂直于殆力受力方向的区域。包括后牙区牙槽嵴顶、腭部穹隆区、颊棚区等区域,该区域通常不易出现骨吸收。

(2)副承托区:指与殆力受力方向成角度的区域。包括上下颌前牙区牙槽嵴、上下颌牙槽嵴顶的唇、颊和舌腭侧(不包括硬区)。

(3)边缘封闭区:是义齿边缘接触的软组织部分,如黏膜皱襞、系带附丽部、上颌后堤区和下颌磨牙后垫。

(4)缓冲区:主要指无牙颌上的上颌隆突、颧突、上颌结节的颊侧、切牙乳突、下颌隆突、下颌舌骨嵴以及牙槽嵴上的骨尖、骨棱等部位。

2. 答:(1)颌骨的解剖形态

①颌骨的解剖形态影响基托面积:根据

固位原理,吸附力、大气压力等固位作用的大小与基托面积大小成正比,颌骨的解剖形态直接影响到基托面积。

②牙槽突倒凹的固位作用:牙槽突的有些倒凹也可以产生机械的锁扣作用,利于义齿固位。

(2)黏膜的性质:如黏膜的厚度适宜,有一定的弹性和韧性,则基托组织面与黏膜易于密合,边缘也易于获得良好封闭,有利于义齿固位。反之,如黏膜过薄,没有弹性,则基托组织面不易贴合,边缘封闭差,义齿固位也差,并容易产生压痛。

(3)基托的边缘:基托边缘伸展范围、厚薄和形状对于义齿的固位非常重要。

(4)唾液的质和量:唾液的黏稠度高、流动性小,可加强义齿的固位。如果唾液的黏稠度低、流动性大,则减低义齿的固位。唾液分泌量也不宜过多、过少。

3. 答:(1)良好的咬合关系:全口义齿戴在无牙颌患者口内时,上下解剖式后牙的尖窝关系应符合患者上下颌的位置关系,而且上下牙列间要有均匀广泛的接触。只有这样,咬合力才能有助于义齿的稳定。

(2)合理的排牙:全口义齿的人工牙列排在原自然牙列的位置,人工牙就不会受到唇、颊、舌肌的侧向推力,有利于义齿的固位。

(3)理想的基托磨光面的形态:基托磨光面应呈凹面,唇、颊、舌肌作用在基托上时能对义齿形成挟持力,使义齿更加稳定,如果磨光面呈凸形,唇、颊、舌肌运动时使义齿受水平的力,会破坏义齿稳定。

4. 答:(1)根据取印模的次数分为一次印模法和二次印模法。

(2)根据取印模时,患者张口或闭口分为开口式印模和闭口式印模。

(3)根据取印模时是否对黏膜造成压力分为黏膜静止式印模和黏膜运动式印模。

5. 答:(1)使组织受压均匀:由于口腔的各部分组织各有其不同的解剖特点,缺牙时间不一致,而且牙槽嵴各部位吸收不均匀而高低不平。在采取印模时,应注意压力要均匀,否则,影响模型的准确性。

(2)适当扩大印模面积:印模范围的大小,决定全口义齿基托大小。在不妨碍黏膜皱襞、系带以及软腭等功能活动的条件下,应充分伸展印模边缘,以便充分扩大基托的接触面积。义齿的固位力与基托的接触面积成正比,即接触面积越大,固位力也越大。

(3)采取功能性印模:取印模时,在印模材可塑期内进行肌肉功能整塑,由患者自行进行或在医生帮助下,唇、颊和舌做各种动作,塑造出印模的唇、颊、舌侧边缘与功能运动时的黏膜皱襞和系带相吻合。

(4)保持稳定的位置:取印模过程,应保证载有印模材料的托盘在口腔中保持正确而稳定的位置,避免移动,同时维持一定的压力直到印模材完全凝固为止。

6. 答:(1)面部下三分之一距离增大,上下唇张开,勉强闭合上下唇时颏唇沟变浅,颏部皮肤呈皱缩状,肌肉张力增加,容易出现疲劳感。

(2)义齿的高度偏大,肌肉紧张力增大可使牙槽嵴经常处于受压状态,久之可使牙槽嵴受压而加速吸收。

(3)在说话和进食时可出现后牙相撞声,常需张大口来进食,义齿容易出现脱位。而且咀嚼效能下降。

7. 答:(1)组织面局部问题:在牙槽嵴上有骨尖、骨棱的部位;有组织倒凹的区域,义齿在戴上或取下时,义齿基托边缘常造成倒凹区黏膜的擦伤。

(2)基托边缘:伸展过长或边缘过锐,系带部位基托缓冲不够,在移行皱襞、系带部位可造成软组织红肿、破溃或组织切伤。

(3)咬合:义齿在正中咬合和侧方殆时

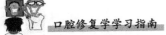

有早接触或干扰,𬌗力分布不均匀,在牙槽嵴顶上或嵴的斜面上,产生弥散性发红的刺激区域。

(4)义齿不稳定:在义齿进行功能时,由于义齿不稳定,在口内形成很多处压痛点和破溃处。不稳定的原因是义齿边缘伸展过长、牙的排列位置不正确、颌位关系不正确或侧方𬌗时牙尖有干扰等。

8.答:(1)当口腔处于休息状态时,义齿容易松动脱落。这是由于基托组织面与黏膜不密合或基托边缘伸展不够、边缘封闭作用不好造成的。

(2)当义齿处于休息状态时,义齿固位尚好,但张口、说话、打哈欠时义齿易脱位。这是由于基托边缘过长、过厚,唇、颊、舌系带区基托边缘缓冲不够,影响系带活动;人工牙排列的位置不当,排列在牙槽嵴的唇颊或舌侧,影响周围肌肉的活动;义齿磨光面外形不好等原因造成的。

(3)固位尚好,但在咀嚼食物时,义齿容易脱位。这是由于𬌗不平衡,牙尖有干扰,使义齿翘动,破坏了边缘封闭造成的。

(孙惠强　商思霞)

第十九章　单颌全口义齿和即刻义齿

一、学习重点

1. 掌握造成固位困难的原因及增加固位的方法。
2. 熟悉修复中存在的问题及解决办法。

二、学习提纲

单颌全口义齿的定义：指上颌或下颌为全口义齿，其对𬌗为天然牙列或牙列缺损已用可摘局部义齿或固定义齿修复，以上颌多见。

（一）修复中存在的问题

1. 人工牙的排列
2. 固位、稳定、平衡
3. 牙槽嵴吸收不稳定

（二）解决办法

1. 改建天然牙

调𬌗；降低伸长牙；纠正𬌗曲线；修复低位牙；拔除严重错位牙；修复对侧牙缺损。

2. 增加其固位

3. 排牙

（1）尽可能排在牙嵴顶，可适当偏颊侧，水平距离小于 5 mm。

（2）前牙无接触，避免深覆𬌗。

（3）选用耐磨牙。

4. 义齿的抗力性

整铸或加金属网。

（三）造成修复困难的原因

1. 天然牙与无牙颌的负荷能力相差较大

天然牙与无牙颌的𬌗力耐受值之比约 6：1。

2. 天然牙列的𬌗曲线很少符合全口义齿平衡𬌗的要求

3. 人工牙排列困难

（1）颌弓大小形态不协调。

(2)咬合面不规则,引起障碍。

(3)上牙缺失,下颌只剩前牙,其余处于过高状态。

（四）关于全口义齿固位

1. 全口无牙颌骨吸收特点

(1)双尖牙区:唇颊舌侧等量吸收。

(2)磨牙区:上颌、舌侧吸收小于颊侧,下颌、舌侧吸收大于颊侧。

(3)前牙区。

2. 增加固位的方法

(1)取模:灌模时不要加压。

(2)求关系:宁低勿高。

(3)排牙。

(4)强调中立区。

(5)扩大基托面积,舌翼。

(6)手术和非手术方法扩大唇颊舌翼,加深前庭沟。

(7)种植体。

三、题例

（一）选择题

【A 型题】

1. 不是单颌全口义齿的修复要求的是
   A. 要符合全口义齿的修复要求
   B. 覆𬌗要稍深一些
   C. 上颌后牙不能排列的偏颊侧
   D. 基托要求采用加强措施
   E. 排除前伸、侧方𬌗中的障碍

2. 天然牙和无牙颌的负荷能力,𬌗力耐受值之比为
   A. 1:2
   B. 3:1
   C. 4:1
   D. 5:1
   E. 6:1

3. 制作上颌单颌全口义齿,调𬌗时应
   A. 调磨过长的下前牙唇斜面
   B. 当后牙由于磨损形成反横𬌗曲线时,应降低颊尖的高度
   C. 过于舌向倾斜的牙应调磨,以增大倒凹

   D. 调磨时患者有牙过敏症状时可以不做牙髓治疗
   E. 注意𬌗平面和𬌗曲线要接近患者原有情况

4. 关于单颌全口义齿的排牙,正确的是
   A. 可将上颌前部𬌗平面适当地降低些,有利于前伸𬌗平衡
   B. 要减小前牙的覆𬌗
   C. 要适当的减小前牙的覆盖
   D. 后牙尽量排在牙槽嵴顶,要排成正常覆𬌗覆盖
   E. 必要时可以排成反𬌗,以防止义齿的横折

5. 即刻全口义齿的优点不包括
   A. 保持患者拔牙后的美观
   B. 容易获得正确的颌位关系
   C. 对拔牙创来讲利于止血
   D. 可以减少牙槽嵴黏膜的增生
   E. 医生可以参照患者口内天然牙来排列人工牙

6. 即刻全口义齿的适应证是
   A. 适用于不能保留的前牙,或上、下颌剩余任何数目牙的病例。

B. 患者有严重的全身系统疾病,不能耐受长时间治疗。

C. 患者局部急性根尖周炎。

D. 患者有严重心脑血管疾病不能耐受拔牙术。

E. 患者有急性牙周炎。

7. 即刻义齿术后的护理不包括

　　A. 患者 24 小时内最好不摘下义齿

　　B. 在初戴 24 小时内应吃流质食物

　　C. 次日来院复查,修改义齿的压痛区

　　D.5 天后拆线,再次检查和修改义齿

　　E. 患者可以一直戴用即刻全口义齿

【B 型题】

8～11 题

　　A. 单颌全口义齿

　　B. 即刻全口义齿

　　C. 分次完成法

　　D. 一次完成法

　　E. 二次完成法

8. 预成义齿又称

9. 对颌为可摘局部义齿或固定义齿修复的牙列缺损或天然牙的全口义齿为

10. 制作即刻全口义齿时,适用于对牙槽骨做较多的修整的方法是

11. 制作即刻全口义齿时,适用于不需做牙槽骨修整的方法是

【X 型题】

12. 单颌全口义齿的修复特点是

　　A. 无牙颌的颌弓变化与对颌牙弓不协调。

　　B. 天然牙列的𬌗曲线很少符合全口义齿平衡𬌗的要求。

　　C. 单颌全口义齿与对颌天然牙列的𬌗关系不利于全口义齿的固位。

　　D. 患者保留对颌牙容易形成良好的咀嚼习惯。

　　E. 天然牙和无牙颌的负荷能力相差较大。

13. 做下颌全口义齿时应注意

　　A. 调磨上颌个别伸长牙

　　B. 取良好的功能印模

　　C. 排列人工牙使𬌗力集中在牙槽嵴上

　　D. 形成良好的磨光面外形

　　E. 下颌骨严重吸收,可考虑种植覆盖义齿

(二)名词解释

即刻全口义齿

(三)填空题

1. 单颌全口义齿是指上颌或下颌为全口义齿,其对颌为_____。

2. 单颌全口义齿要求覆𬌗不能_____,排除_____和_____运动中的妨碍。

3. 制作上颌单颌全口义齿时,要_____前牙的覆𬌗。适当的_____覆盖,可将上颌前部𬌗平面适当的_____一些,以利于𬌗平衡和义齿的固位。

4. 即刻全口义齿又称_____,是一种在患者的_____开始取印模,预先制作,在拔牙后立即戴入的义齿。

5. 制作即刻全口义齿时,凡不做牙槽骨修整术的患者,可平_____削除石膏牙,对需做牙槽骨修整术的患者,还要修除_____的石膏,以消除组织倒凹

6. 为了拔牙后准确的修整牙槽骨,可预先制作一个_____在手术时如果有骨尖很容易检查出来,如果导板下局部黏膜受压_____表示该处需再加以修整。

(四)问答题和论述题

1. 即刻全口义齿的优点有哪些?

2. 即刻全口义齿的适应证有哪些?

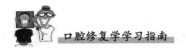

四、参考答案

（一）选择题

【A型题】

1. B　2. E　3. A　4. B　5. D　6. A
7. E

【B型题】

8. B　9. A　10. D　11. C

【X型题】

12. ABCE　13. ABCDE

（二）名词解释

即刻全口义齿：在患者的余留牙未完全拔除前预先制作，患者的余留牙全部拔除后立即戴入的全口义齿。

（三）填空题

1. 天然牙列或用可摘局部义齿或固定义齿修复的牙列缺损

2. 过深　前伸　侧方

3. 减小　增大　上提

4. 预成义齿　天然牙尚未拔除前

5. 龈乳头连线　唇颊侧骨隆突区

6. 透明塑料导板　发白

（四）问答题和论述题

1. 答：(1)患者在拔牙后立即戴上义齿，可以保持其面部外形、语言和咀嚼功能，不妨碍患者社交活动和工作。不仅可以免除患者缺牙的痛苦，而且可在患者颌面肌肉、颊舌软组织以及颞下颌关节尚未发生改变的情况下戴上义齿。因此，患者可很快的习惯使用义齿。

(2)容易求得正确的颌位关系。在制作即刻全口义齿时，因患者口内尚存留有部分天然牙，保持着原有的咬合关系和颌间距离，同时颌面部肌肉的张力和颞下颌关节也未发生改变，所以比较容易确定颌位关系。

(3)拔牙后立即戴入义齿，对拔牙创口施加压力，有利于止血，同时还可以保护伤口，使其不致受食物的刺激而引起感染，减轻患者的疼痛，并可加速伤口愈合。

(4)减小牙槽嵴的吸收，因为拔牙后立即戴入义齿，能即时恢复生理的功能性刺激，保护牙槽嵴的健康，防止废用性萎缩。

(5)医生可以参照患者口内存留的天然牙，选择形状、大小、颜色相似的人工牙，根据天然牙的位置、牙弓的形状排列人工牙。

2. 答：(1)适用于不能保留的前牙、或上、下颌剩余任何数目牙的病例。特别适用于教师、演员等职业的患者。

(2)适用于全身及局部健康状况良好，有接受全口义齿的愿望且可以一次经受拔除较多牙的患者。

（孙惠强　史留巍）

第二十章 种植义齿

第一节 种植义齿的组成和结构

一、学习重点

1.掌握种植义齿的概念、优点;掌握上部结构的组成及与基桩的连接。

2.熟悉牙种植体的组成、结构和分类。

3.了解常用骨内种植体系统。

二、学习提纲

种植义齿(implant supported denture, implant denture)是由牙种植体(dental implant)及其支持的上部结构(superstructure)组成的修复体。

牙种植体又称下部结构(substructure fixture),为人工材料所制,经手术植入失牙区颌骨内;上部结构在结构上与可摘或固定义齿类似,通过各种连接形式与种植体的基桩相连。

种植义齿具有以下优点:①种植义齿的支持、固位和稳定功能较好;②种植义齿可避免或减少固定义齿需做的基牙预备及其可能发生的不良后果和给患者带来的心理负担;③由于种植义齿无基托或基托面积较小,具有良好的舒适度。

种植义齿在结构上的特殊性主要表现在上部结构和牙种植体的连接。

(一)牙种植体

1.牙种植体的组成及结构

(1)体部:是种植义齿植入组织内,获得支持、固位、稳定的部分。

(2)基桩:根据基桩的形态结构,将其分为与上部结构连接部分,与种植体体部连接部分和穿龈部分。与上部结构连接部分为实体圆柱状或供螺丝穿过的空心圆柱状或顶端为球形等类型;上部结构通过螺丝固位和黏结固位等方式与其连接。与体部连接部分则是通过其下端的内或外抗旋转结构(六或八面体、摩氏锥度等)与种植体体部上端的对应结构相连。穿龈部分的高度应与牙龈厚度一致。

(3)愈合帽(覆盖螺丝)。

(4)牙龈成形器。

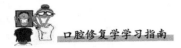

(5)卫生帽。

(6)中央螺栓。

2.种植体的分类

3.常用骨内种植体系统

（二）上部结构及其制作的辅助构件

上部结构可分为可摘上部结构和固定上部结构。后者又分为种植单冠、种植联冠、种植固定桥。

1．上部结构的组成

(1)人造冠：种植单冠或联冠的上部结构是人造冠，其材料和制作与常规冠类似，但固位形式除黏固外，还可采用螺丝固定。

(2)金属支架：金属支架的作用是增加上部结构的强度、固位及分散拾力。该部分是与基桩或天然牙相连，由人工牙或基托覆盖的金属结构。

(3)人工牙：人工牙的材料选择、排列高度及拾面设计直接影响到种植义齿的效果及成功率。

(4)基托：种植义齿的基托与常规可摘义齿者相类似，但它的边缘伸展少、范围小，其组织面应与黏膜紧密贴合，以便使其在功能运动中能与基桩较均匀地分担咬合力。

(5)固定螺丝：是将上部结构与种植体的基桩相连接的螺丝，可拆换。

(6)附着体：种植义齿的附着体与半固定或活动固定联合桥者相类似，可分为杆卡式、栓道式、套筒冠式及球类附着体等。

2．上部结构的辅助构件

（三）上部结构与基桩的连接

1．黏固固定连接

该连接是指将上部结构固定黏固于基桩上的连接，包括基桩外黏固和基桩内黏固。前者是采用全冠形式黏固，后者是依靠固位桩插入并黏固。

2．螺丝固定连接

螺丝固定连接是采用固定螺丝将被动放置在基桩上的上部结构固定于基桩上，又称为拆卸式连接。这种连接对金属支架的强度和铸造精度要求高，但便于医师在随访复查中拆卸上部结构进行清洗和检查，适用范围广。

3．附着体式连接

(1)栓道式连接：该连接包括两种，一种是在基桩上设计栓体，在金属支架上或连接杆上设计栓道；另一种是在基桩或天然牙上的固位体设计栓道，上部结构上设计栓体。

(2)套筒冠式连接：套筒冠式连接是内冠黏固在基桩上，外冠固定于上部结构的相应组织面内。

(3)杆卡式连接：该连接与常规固定活动联合义齿的杆卡结构相同，即通过水平杆与固定于义齿基托内的卡产生卡抱固位。

(4)球形连接：该连接如同子母扣，阳性部分呈球形，位于基桩顶部，阴性部分呈圆筒状，位于基托组织面。

(5)磁性固位：磁性固位的衔铁设置在基桩顶端或者在连接杆上，永磁体埋入基托组织的相应部位。

第二节　种植义齿的种类

一、学习重点

掌握种植义齿按固位方式和缺牙及修复情况的分类。

二、学习提纲

（一）按固位方式分类

1. 固定式种植义齿

固定式种植义齿是借助黏固剂或固定装置将上部结构固定于基桩上。该类义齿戴入后，患者不能自行取戴。按照基桩固位形的设计特点，将固定式种植义齿分为基桩外黏固、基桩内黏固和可拆卸式（螺丝固定式）种植义齿。

2. 可摘式种植义齿

可摘式种植义齿是依靠基桩、牙槽嵴和黏膜共同支持的局部或全颌覆盖义齿。该类种植义齿的基桩能适当增加固位支持和稳定，并能防止种植体过载或不利载荷产生的损伤，适用于种植基桩数目不足或者对颌为天然牙者。

（二）按缺牙数目和修复方式分类

1. 单个牙种植义齿

单个牙种植义齿又称种植单冠，即在基桩上直接制作全冠，可黏固固位，亦可用螺丝固定。

2. 多个牙种植义齿

多个牙种植义齿按固位方式分为可摘式和固定式局部种植义齿。按支持基牙不同，又将固定式局部种植义齿分为种植基牙支持式联冠、种植体与天然牙联合支持式联冠、种植基牙支持式固定桥、种植体与天然牙联合支持式固定桥。

3. 全颌种植义齿

全颌种植义齿按照固位方式分为全颌固定式种植义齿和全颌覆盖式种植义齿。按照上部结构与基桩的连接形式，全颌覆盖式种植义齿又分为杆卡附着式种植义齿、套筒冠附着式种植义齿、球类附着式种植义齿、磁性固位种植义齿等。

第三节　种植义齿的修复治疗原则

一、学习重点

1. 掌握种植义齿的适应证、禁忌证。
2. 掌握种植义齿的修复设计原则。
3. 掌握外科手术前的修复设计。

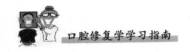

二、学习提纲

（一）种植义齿的适用范围

1. 种植义齿的适应证

总的来说，在患者自愿，并能按期复查，全身条件良好，缺牙区软、硬组织无严重病变和无不良咬合习惯的前提下，只要患者缺牙区有理想的骨量和骨密度，或者通过特殊外科手术解决了骨量不足的问题，可考虑种植义齿修复。

2. 种植义齿的禁忌证

（1）患有全身性疾病，如心脏病、血液病、糖尿病、高血压、肾病、代谢障碍等，不宜施行手术或不能忍受手术创伤者，不能与医师合作者。

（2）缺牙区有颌骨囊肿、骨髓炎、鼻旁窦炎及较严重的软组织病变的患者，有严重牙周病的患者。

（3）因咬合力过大或咬合不平衡可能造成种植体周围骨组织创伤吸收而导致种植修复失败的患者。引起咬合力过大或咬合不平衡的因素有严重错殆、紧咬合、夜磨牙症、偏侧咀嚼等不良咬合习惯。

（4）缺牙区骨量和骨密度不理想，并估计通过特殊种植外科手术不能满足其要求的患者。

（二）种植义齿的修复设计原则

1. 恢复缺失牙的形态和功能

2. 保证义齿良好的固位、支持和稳定

3. 保护口腔组织健康

4. 坚固耐用

（三）外科手术前的修复设计

1. 修复设计与牙种植体的确定

（1）牙种植体的数目及尺寸，关系到种植义齿上部结构的种类及支持力的设计。在相同条件下，种植体的数目越多，支持力越大，义齿的总体负荷能力越大，越适合于做固定修复。对于无牙颌患者，若采用固定修复，种植体数目一般为4～6个；若以覆盖义齿修复，种植体数目则可适当减少，种植体之间距离可稍大些。多数牙缺失仅使用种植基牙的设计，应在缺牙间隙内尽量多植入种植体。由种植基牙与天然牙混合支持的种植义齿，由于两者的受力反应相差较大，若桥体负荷较重，最好不要使用单个种植基牙，应增加种植体数目。

（2）种植体骨内段的尺寸和表面积也与修复设计有关，骨内段越长，越粗，表面积越大，对上部结构的支持力就越大。为了减小悬臂种植义齿的负荷，有时可以在磨牙区植入短种植体，主要起到分担末端种植基牙载荷的作用。

2. 修复设计与牙种植体植入

牙种植体植入的位置、方向和分布与种植义齿上部结构的设计紧密相关，这些因素决定着义齿的人工牙排列和修复效果。末端种植体的植入位置与悬臂的长度及上部结构末端位置有关。种植体的植入方向与日后修复是否能取得共同就位道密切相关。为了确定理想的牙种植体的植入位置、方向和分布，可采用模板。

3. 种植义齿龈缘的美观设计

种植义齿龈缘的美观涉及术前设计、种植前外科手术、种植体植入术及二期手术、上部结构修复等各步骤。但是,近年来对种植义齿龈缘美观的研究和改善方法主要是通过植骨、软组织处理及基桩设计、临时修复体等来进行。

第四节 局部种植义齿上部结构的设计和制作

一、学习重点

1. 掌握局部种植义齿上部结构的分类设计。
2. 熟悉局部种植义齿上部结构的制作要点。

二、学习提纲

局部种植义齿的绝大多数为固定式种植义齿,在某些特殊情况下,也可以利用种植体做基牙,进行可摘式种植义齿修复。

(一)局部种植义齿上部结构的分类设计

1. 种植单冠或联冠

种植单冠或联冠的固位方式有黏固和用螺丝固定两种。

种植单冠或联冠设计中应注意:①由于基桩到颈部的几何外形变化较大,颈部体积较细小,为了保护牙龈上皮生物屏障,冠的边缘应尽量不与龈组织接触,若因美观需要,在前牙唇(颊)侧将冠边缘伸入龈下,并将其唇(颊)舌径适当缩小。②为了减小非轴向力应力集中对种植体骨界面的损伤,基桩与植入体长度的比例应小于 1∶1,前牙区全冠的覆𬌗应小,覆盖适当加大。③基桩顶部与对颌牙的距离应为 1.5 mm 以上,以保证烤瓷冠制作的需要,基桩长度应不少于 4 mm,以保证全冠良好的外形及固位。④若基桩偏小,可采用先制作内层冠,然后再制作烤瓷冠的修复方法。⑤设计中应充分采取对抗基桩旋转松动的措施。

2. 种植基牙支持式固定桥

应注意:①种植基牙的数目、植入位置和方向,植入体的尺寸等与种植基牙支持式固定桥的上部结构密切相关,因此在术前就应该考虑到上部结构的修复设计方案。②基桩轴向的可调整范围较小,只能对基桩作轻微磨削处理。③种植基牙支持式固定桥的两端最好有天然牙毗邻,有助于𬌗力的传导和分散。

3. 种植基牙和天然牙联合支持式联冠或固定桥

4. 可摘局部种植义齿

种植体的植入部位、数目和排列不适合制作固定式种植义齿时,或种植基牙的固位力和支持力明显不足时,均可设计为可摘局部种植义齿。

(二)局部种植义齿上部结构的制作要点

把种植基桩的位置、形态、方向从口内准确转移到模型上,是上部结构制作的关键。

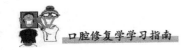

第五节 全颌种植义齿上部结构的设计和制作

一、学习重点

1. 掌握全颌种植义齿上部结构的分类设计。
2. 熟悉全颌种植义齿上部结构的制作要点。

二、学习提纲

（一）全颌种植义齿上部结构的分类设计

1. 全颌固定式种植义齿

按有无悬臂，将全颌固定式种植义齿分为不带悬臂及带悬臂固定式种植义齿。

（1）不带悬臂全颌固定式种植义齿是指末端种植体常位于上颌结节处及后磨牙区，上部结构的远端无游离臂。这种修复方式要求种植体分散，因此传导及分散咬合力作用好，但是，该修复方式要求足够的种植骨量及获得种植体彼此平行的解剖条件。

（2）带悬臂的全颌固定式种植义齿是指种植体分布在颌骨的前段，末端种植基牙的远端存在游离臂。该类种植义齿用于颌骨前段种植条件好而后段不好的患者。由于过长的游离臂可产生杠杆作用，引起种植体骨界面破坏、骨吸收、支架的固定螺丝松动及桥体断裂等，因此悬臂越短越好，最好不超过 20 mm。

2. 全颌覆盖式种植义齿

（1）上部结构的支持形式：种植义齿的支持组织由颌骨条件、种植体的数目及部位所决定。

（2）附着体

①杆卡式附着体在临床应用中最为广泛，这是因为它的固位、支持、稳定作用以及生物力学相容性较好的缘故。

②双层冠附着体主要适用于种植体数目不多、骨支持力不足、基桩有轻微倾斜或基桩间距小的病例。与杆卡附着体相比，双层冠附着体有以下优点：自洁容易；体积小，利于舌的活动；无下颌骨功能运动时的弹性变形问题；金属支架部分小，基托有足够的空间，以保证基托强度。

③球类附着体适用于：种植体基桩间的距离大，用杆卡附着体会影响舌的活动者；颌弓上的种植体呈斜线安置，杆卡附着体的连接杆不能与下颌铰链轴平行者；牙槽嵴的前段呈尖形，不宜用杆卡附着体者；保持口腔卫生困难者；因其简单，可供不能承担其他类型附着体费用者选用。球类附着体的优点是：当双侧后段牙弓平行，左右载荷相近时，上部结构可以沿矢状轴转动，有利于应力的分散；如果两侧牙弓不平行，产生应力集中，则球的颈部成为薄弱环节，首先折断，起到保护种植体的作用。

④磁性固位附着体结构简单，价格低廉，固位力长久，且磁体接触面间可有少量移动，有利于应力的分散，常用于黏膜较厚或者牙槽嵴低平的下颌无牙患者的覆盖式种植义齿。

（3）人工牙：排列时应注意以下几个问题：

①人工牙应排列在中立区,所排牙列的牙弓形状与颌弓形状及基桩的排列曲度应基本一致。

②人工牙𬌗面与对颌牙弓关系协调,咬合接触良好,下颌运动中无𬌗障碍,达到双侧平衡𬌗。

③多选用塑料牙,它既能较好地缓冲𬌗力,对种植体起保护作用,又有利于基托下组织的健康。

④排牙时使上部结构的外形符合口腔软组织的生理要求,既要满足美观、功能的需要,又要对软组织起到生理刺激作用,并能保证种植义齿的自洁和清洁。

(4)覆盖式种植义齿的基托边缘设计:种植义齿的基托覆盖面积应较传统义齿者小。在上颌,可设计为无腭顶盖基托,上部结构的唇颊侧基托边缘不需伸展到黏膜转折处;在下颌,上部结构为对抗水平力,基托的后端仍应伸展到磨牙后垫区,颊侧到黏膜转折处,并与移行黏膜吻合。牙弓后段的基托形态和边缘伸展与可摘局部义齿的游离鞍基相似,基托组织面应与黏膜紧密贴合,在功能运动中可与基桩均匀地分担咬合力。

(二)全颌种植义齿上部结构的制作要点

第六节　种植义齿的修复并发症及其防治

一、学习重点

掌握种植义齿修复并发症的种类、原因、临床表现、诊断及治疗。

二、学习提纲

修复并发症主要为组织并发症、机械性并发症和功能性并发症。

(一)组织并发症

1. 种植体周围进行性骨吸收

若种植义齿的种植体周围骨吸收在修复后第一年超过 1 mm,且以后每年超过 0.2 mm,可视为进行性骨吸收。其原因为:①口腔卫生差,种植体周围有慢性炎症;②患者有全身性骨代谢疾病;③种植义齿受力不合理。为了预防进行性骨吸收,术前应了解患者全身骨代谢情况,向患者宣传保持口腔卫生的重要性及方法,修复时正确地调整咬合,修复后定期复查,行洁刮治。一旦出现进行性骨吸收,应按常规控制菌斑、炎症、调改咬合等,对伴垂直性骨吸收者,可采用翻瓣刮治、人工骨填塞及膜引导组织再生技术(guided tissue regeneration,GTR)等。

2. 局部软组织增生

软组织增生表现为充血、水肿、肥大或肉芽组织形成。引起软组织增生的主要原因有:①种植体颈部软组织过厚,未作处理或处理不当;②颈部软组织缝合不当,上皮附着不良;③上部结构自洁及清洁作用差或者与黏膜相近部件表面不光滑,引起牙石菌斑附着于近黏膜处而长期刺激黏膜。应采用外科手术,切除增生的软组织,恢复良好的颈部形态,同时抛光种植体颈部及上部结构近龈处。

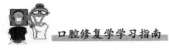
3.种植体周围结缔组织长入

该并发症的表现是在种植体与骨之间有一层 X 线透明区,种植体稍微松动,其处理方法与种植体周围进行性骨吸收类似。引起修复后出现种植体周围结缔组织长入的原因是咬合力与上部结构近颈缘处的设计不合理,及种植体表面性状不理想等。

4.龈缘炎症

龈缘炎症产生的原因主要有:①在修复制作过程中,各环节引起的上部结构龈缘在形态、性态上的不合适;②剩余单体的刺激;③口腔卫生不良。一旦出现龈缘炎症,应及时治疗,加快控制,避免发展为更严重的并发症。

5.慢性疼痛

种植床出现慢性疼痛的原因有:①种植体周围炎症;②种植体末端接触有名神经。种植体周围炎症引起的疼痛较轻微,但持续时间长,可造成种植失败,应针对其原因采取如前所述的预防及治疗措施。与有名神经有关的疼痛,若出现在修复后,经 X 线片证实种植体靠近神经管后,应去除咬合力观察之,或暂时改做覆盖义齿,结合药物治疗。

(二)机械性并发症

1.种植体折断

包括种植体体部、颈部及中央螺丝的折断,其原因有:①种植义齿使用时间过长,金属疲劳;②侧向力大,有咬合高点,长期反复作用引起应力集中而断裂;③腐蚀;④种植体加工质量问题。

2.固定螺丝折断

折断主要发生在种植体颈部,其原因为使用时间过长,金属疲劳,咬合力问题,加工或铸件制作不当,应力集中外,在旋紧螺丝时,未遵守对称同步分步进行的原则,造成受力不均。

3.固定螺丝磨损

包括其螺纹的损坏和其顶端螺丝刀口的磨损,应及时将其更换。

4.支架折断

支架折断是指上部结构的桥架、接圈的折裂性损坏。其原因有:①铸造或焊接缺陷;②铸件横断面尺寸小,形态不良;③咬合力大或因种植义齿结构原因造成杠杆作用力大。

5.上部结构松动、脱落

黏固式种植义齿主要由于基桩过短,核固位形差,咬合力过大等引起上部结构松动、脱落。螺丝固定式种植义齿的上部结构松动、脱落,常由于固定螺丝、中央螺丝折断、松动,种植体体部折断,支架折断等。松动的潜在原因是加工精度差,螺纹不吻合。

(三)功能性并发症

1.美观问题

人工牙的大小、形态及排列问题常由于缺隙过大或过小,种植区的软、硬组织异常,种植体位置不良等所致。对种植体位置或方向不良引起的美观问题,可通过选用角度基桩或磨改基桩解决。上部结构的颜色不够理想,其主要原因是基桩唇舌向厚,瓷或树脂层过薄;也可通过尽量调整基桩方向或减少基桩唇舌向厚度或单独铸造基桩等方法预防。金属构件外露问题包括种植体基桩、接圈、附着体或桥架外露对美观的影响。

2.异味

异味的主要原因有:①种植义齿颈部或龈端有炎症;②上部结构自洁作用差;③种植义齿

各部件吻合差,存留食物碎屑及唾液。种植义齿异味的预防和治疗是针对其原因进行的。

3. 发音问题

产生发音问题的原因有:①上部结构的人工牙过于偏舌、腭,使舌运动受限;②前牙区缺隙处牙槽骨严重吸收,支架龈端有缝隙,伴上唇松弛或过短。发音问题包括音质变化,发音吃力、漏气,说话时有杂哨音等。应针对病因采取预防措施。一旦出现发音问题,可帮助患者改善发音,绝大多数患者可自行解决,极少数难以改善发音者,应确诊其病因,修改、修补上部结构。

第七节 种植义齿的口腔卫生维护

一、学习重点

熟悉种植义齿的口腔卫生维护。

二、学习提纲

种植义齿的口腔卫生维护包括口腔卫生的随访检查,自我维护及洁刮治保健。

(一)口腔卫生的随访检查

1. 种植义齿的卫生检查

2. 病人卫生习惯的咨询及指导

3. 口腔卫生档案的建立

(二)口腔卫生的自我维护

(三)种植义齿的洁刮治保健

种植义齿的洁刮治保健器械:纯钛洁刮器、树脂或硬木类洁刮器、气压喷磨系统等。

三、题例

(一)选择题

【A型题】

1. 当种植体体部的长轴与上部结构的牙冠长轴不在一条直线上时,采用(　　)调整
   A. 普通基桩
   B. 角度基桩
   C. 八角基桩
   D. 球帽基桩
   E. 黏固基桩

2. 目前临床上最常用的种植体类型是
   A. 骨内种植体
   B. 骨膜下种植体
   C. 根管内种植体
   D. 穿骨种植体
   E. 以上均是

3. 连接上部结构与种植体体部的结构为
   A. 愈合帽
   B. 黏膜周围扩展器
   C. 卫生帽
   D. 基桩
   E. 愈合基桩

4. 对于无牙𬌗患者,若采用固定修复,种植体数目一般为
   A. 2～4个
   B. 6～8个
   C. 8～10个
   D. 最少3个
   E. 以上均不对

5. 为了确定理想的牙种植体的植入位置、方向和分布,可采用
   A. 手术模板
   B. 术中定位
   C. 目测
   D. 根据经验定位
   E. 以上均可

6. 在种植单冠或联冠设计中,错误的是
   A. 冠的边缘尽量不与龈组织接触
   B. 基桩与植入体长度的比例应大于 1 : 1
   C. 基桩顶部与对合牙的距离应为 1.5 mm 以上
   D. 基桩长度应不小于 4 mm
   E. 设计中应采用抗基桩旋转的措施

7. 为了保证在种植基桩位置关系转移过程中位置、方向不改变,下列操作错误的是
   A. 基桩代型的龈上段形态应该与口内基桩完全一致,和转移帽高度吻合
   B. 硅橡胶印模材料应该有足够的强度
   C. 在紧固过程中,导针引起转移帽与基桩代型的偏移是不可避免的
   D. 缺牙区为多个转移帽时,可用自凝树脂将基桩固定在一起后取模
   E. 可选用开窗托盘

8. 判断进行性骨吸收的指标为
   A. 修复后第一年超过 0.5 mm,且以后每年超过 0.2 mm
   B. 修复后第一年超过 1 mm,且以后每年超过 0.5 mm
   C. 修复后第一年超过 0.2 mm,且以后每年超过 0.2 mm
   D. 修复后第一年超过 1 mm,且以后每年超过 0.2 mm
   E. 修复后第一年超过 1 mm,且以后每年超过 1 mm

9. 下列哪项不是种植义齿修复的功能性并发症
   A. 牙色不理想
   B. 发音不清
   C. 异味
   D. 慢性疼痛
   E. 金属构件外露

【B 型题】
10~12 题
   A. 上部结构过于偏舌腭侧
   B. 上部结构过于偏唇颊侧
   C. 口腔卫生不良
   D. 咬合力与上部结构近颈缘处的设计不合理
   E. 种植体周围炎

10. 种植床出现慢性疼痛的原因是

11. 种植义齿有发音问题,与( )有关

12. 修复后种植体周围结缔组织长入的原因

13~14 题
   A. 杆卡式附着体
   B. 双套冠附着体
   C. 球帽类附着体
   D. 磁性附着体
   E. 栓体栓道式附着体

13. 黏膜较厚或牙槽嵴低平的下颌无牙患者适合选用( )固位

14. 种植体数目不多,骨支持力不足,基桩有轻微倾斜或基桩间距小的病例适合选用( )固位

【X 型题】

15. 与常规义齿相比,种植义齿具有的优点是
   A. 支持、固位和稳定功能较好
   B. 减少固定义齿需要的基牙预备
   C. 良好的舒适度
   D. 疗程短
   E. 以上均对

16. 种植义齿在组成上分为两部分

A. 牙种植体

B. 基桩

C. 人造冠

D. 上部结构

E. 金属支架

17. 上部结构与基桩的连接方式是

　　A. 螺丝固定连接

　　B. 黏固固定连接

　　C. 栓道式连接

　　D. 杆卡式连接

　　E. 球帽式连接

18. 种植义齿的适应证是

　　A. 末端游离缺失

　　B. 多牙缺失不愿做可摘或者普通固定义齿

　　C. 牙槽嵴严重吸收,影响全口义齿固位者

　　D. 正畸治疗缺乏天然牙支抗

　　E. 颌骨缺损后用常规义齿不能取得良好固位者

19. 种植床出现慢性疼痛的原因是

　　A. 种植体周围炎症

　　B. 种植体末端接触有名神经

　　C. 软组织过厚未修正

　　D. 种植体周围结缔组织长入

　　E. 支架折断

20. 种植义齿的修复设计原则是

　　A. 恢复缺失牙的形态和功能

　　B. 保证义齿良好的支持、固位和稳定

　　C. 保证种植体周围骨组织的健康

　　D. 保证种植体周围软组织的健康

　　E. 坚固耐用

(二)名词解释

1. 种植义齿

2. 固定式种植义齿

3. 种植体周围进行性骨吸收

(三)填空题

1. 种植义齿在结构上的特殊性主要表现在_____。

2. 根据基桩的形态结构,将其分为_____,_____和_____。

3. 可摘式种植义齿是依靠基桩、牙槽嵴和黏膜共同支持的局部或全颌_____。

4. 种植单冠的固位方式有_____和_____。

5. 种植义齿的修复并发症主要为_____,_____和_____。

6. 种植义齿的口腔卫生维护包括_____,_____和_____。

(四)问答题和论述题

1. 与常规义齿相比,种植义齿具有哪些优点?

2. 种植义齿上部结构与基桩的连接方式有哪些?

3. 种植义齿按缺牙数目和修复方式可分为哪几类?

4. 简述种植义齿的修复设计原则。

5. 种植义齿外科手术前的修复设计有哪些方面?

6. 简述全颌覆盖式种植义齿的设计要求。

四、参考答案

【A型题】

(一)选择题

1. B　2. A　3. D　4. B　5. A　6. B

7. C　8. D　9. D

【B型题】

10. E　11. A　12. D　13. D　14. B

【X型题】

15. ABC　16. AD　17. ABCDE

18. ABCDE　19. AB　20. ABCDE

(二)名词解释

1. 种植义齿:是由牙种植体及其支持的上部结构组成的修复体。牙种植体又称下部结构,为人工材料所制,经手术植入失牙

区颌骨内;上部结构在结构上与可摘或固定义齿类似,通过各种连接形式与种植体的基桩相连。

2. 固定式种植义齿:是借助黏固剂或固定装置将上部结构固定于基桩上。该类义齿戴入后,患者不能自行取戴。

3. 种植体周围进行性骨吸收:若种植义齿的种植体周围骨吸收在修复后第一年超过 1 mm,且以后每年超过 0.2 mm,可视为进行性骨吸收。

(三)填空题

1. 上部结构和牙种植体的连接

2. 与上部结构连接部分 与种植体体部连接部分 穿龈部分

3. 覆盖义齿

4. 黏固 螺丝固定

5. 组织并发症 机械性并发症 功能性并发症

6. 口腔卫生的随访检查 自我维护 洁刮治保健

(四)问答题和论述题

1. 答:①种植义齿的支持、固位和稳定功能较好;②种植义齿可避免或减少固定义齿需做的基牙预备及其可能发生的不良后果和给患者带来的心理负担;③由于种植义齿无基托或基托面积较小,具有良好的舒适度。

2. 答:(1)黏固固定连接:该连接是指将上部结构固定黏固于基桩上的连接,包括基桩外黏固和基桩内黏固。前者是采用全冠形式黏固,后者是依靠固位桩插入并黏固。

(2)螺丝固定连接:螺丝固定连接是采用固定螺丝将被动放置在基桩上的上部结构固定于基桩上,又称为拆卸式连接。这种连接对金属支架的强度和铸造精度要求高,但便于医师在随访复查中拆卸上部结构清洗和检查,适用范围广。

(3)附着体式连接

①栓道式连接:该连接包括两种,一种是在基桩上设计栓体,在金属支架上或连接杆上设计栓道,另一种是在基桩或天然牙上的固位体设计栓道,上部结构上设计栓体。

②套筒冠式连接:套筒冠式连接是内冠黏固在基桩上,外冠固定于上部结构的相应组织面内。

③杆卡式连接:该连接与常规固定活动联合义齿的杆卡结构相同,即通过水平杆与固定于义齿基托内的卡产生卡抱固位。

④球形连接:该连接如同子母扣,阳性部分呈球形,位于基桩顶部,阴性部分呈圆筒状,位于基托组织面。

⑤磁性固位:磁性固位的衔铁设置在基桩顶端或者在连接杆上,永磁体埋入基托组织的相应部位。

3. 答:(1)单个牙种植义齿:又称种植单冠,即在基桩上直接制作全冠,可黏固固位,亦可用螺丝固定。

(2)多个牙种植义齿:按固位方式分为可摘式和固定式局部种植义齿。按支持基牙不同,又将固定式局部种植义齿分为种植基牙支持式联冠、种植体与天然牙联合支持式联冠、种植基牙支持式固定桥、种植体与天然牙联合支持式固定桥。

(3)全颌种植义齿:按照固位方式分为全颌固定式种植义齿和全颌覆盖式种植义齿。按照上部结构与基桩的连接形式,全颌覆盖式种植义齿又分为杆卡附着式种植义齿、套筒冠附着式种植义齿、球类附着式种植义齿、磁性固位种植义齿等。

4. 答:(1)恢复缺失牙的形态和功能,上部结构的修复设计应遵循常规义齿的设计原则,人工牙应恢复牙轴面的突度,维持与邻牙的接触关系,具有适当的外展隙和邻间隙以及良好的咬合关系。注意种植义齿龈缘的美观性。由于种植义齿的特殊性,上部结构的咬合设计要求高,应使殆面的咬合形态与对殆牙的殆面形态协调,建立稳定协调的咬合关系。局部种植义齿的咬合应设计为组牙功能殆或尖牙保护殆。对全颌固定式种植义齿的咬合设计,视对颌牙情况而定,若对颌牙为全口义齿或可摘局部义齿时,应设计为平衡殆;若对颌牙为固定义齿或天然牙时,应该设计为组牙功能殆或尖牙保护殆。对全颌覆盖式种植义齿,应该按照单颌全口义齿的原则设计咬合。

(2)保证义齿良好的固位、支持和稳定

①固位:种植义齿的固位主要取决于上部结构与基桩的连接。基桩外黏固的种植义齿的固位设计,基本上与固定义齿修复的固位要求相同,其基桩的聚合度、殆龈高度、基桩与上部结构组织面的固位装置的密合度均决定着固位力。采用螺丝固位方式的可拆卸式种植义齿,其固位力与螺丝的紧固度及其数量有关。覆盖式种植义齿的固位除了受上部结构与基桩的连接的影响外,还取决于与常规可摘义齿类似的基托设计。

②支持:种植义齿的支持取决于种植体骨结合界面,种植体的数目、植入位置、分布,及骨内段的尺寸和表面积等。

③稳定性:固定式种植义齿的稳定性较可摘式种植义齿者好,它主要取决于种植基牙的稳定,上部结构与基桩的连接以及种植基牙的数目和分布。可摘式种植义齿稳定性的要求类似可摘局部义齿,种植基牙应尽量分散,并按三角形或四边形分布。有的可摘式种植义齿有附着体或磁体,在固位力增加的同时,种植义齿的稳定性也因此而大大增加。应尽量缩短人工牙列远端与末端种植基牙的距离,增长远中的游离基托。

(3)保护口腔组织健康

①种植体周围骨组织的健康:应使殆力的大小和方向合理,传导分散,要求在种植体骨界面不产生应力集中,种植体与骨组织

之间形成良好的结合。对殆是天然牙列或固定义齿时,要注意保护种植基牙,防止咬合创伤。还要采取减小种植义齿脱位力矩和咬合接触面的措施,尽可能把人工牙排列在中立区和接近基桩处。

②种植体颈部软组织的健康:应选择合适的基桩,上部结构的外形应符合解剖生理要求,便于自洁和清洁。

③口腔余留牙的健康:在上部结构设计和制作中,应遵循维护口腔余留牙的良好状态的原则,以便与种植义齿形成相互协调、功能互补的完整牙列。

(4)坚固耐用。

5. 答:(1)修复设计与牙种植体的确定

①牙种植体的数目及尺寸,关系到种植义齿上部结构的种类及支持力的设计。在相同条件下,种植体的数目越多,支持力越大,义齿的总体负荷能力越大,越适合于作固定修复。对于无牙颌患者,若采用固定修复,种植体数目一般为4~6个;若以覆盖义齿修复,种植体数目则可适当减少,种植体之间距离可稍大些。多数牙缺失仅使用种植基牙的设计,应在缺牙间隙内尽量多植入种植体。由种植基牙与天然牙混合支持的种植义齿,由于两者的受力反应相差较大,若桥体负荷较重,最好不要使用单个种植基牙,应增加种植体数目。

②种植体骨内段的尺寸和表面积也与修复设计有关,骨内段越长,越粗,表面积越大,对上部结构的支持力就越大。为了减小悬臂种植义齿的负荷,有时可以在磨牙区植入短种植体,主要起到分担末端种植基牙载荷的作用。

(2)修复设计与牙种植体植入:牙种植体植入的位置、方向和分布与种植义齿上部结构的设计紧密相关,这些因素决定着义齿的人工牙排列和修复效果。末端种植体的植入位置与悬臂的长度及上部结构末端位

置有关。种植体的植入方向与日后修复是否能取得共同就位道密切相关。为了确定理想的牙种植体的植入位置、方向和分布，可采用模板。

（3）种植义齿龈缘的美观设计：种植义齿龈缘的美观涉及术前设计、种植前外科手术、种植体植入术及二期手术、上部结构修复等各步骤。但是，近年来对种植义齿龈缘美观的研究和改善方法主要是通过植骨、软组织处理及基桩设计、临时修复体等来进行。

6. 答：（1）上部结构的支持形式：种植义齿的支持组织由颌骨条件、种植体的数目及部位所决定。

（2）附着体

①杆卡式附着体在临床应用中最为广泛，这是因为它的固位、支持、稳定作用以及生物力学相容性较好的缘故。

②双层冠附着体主要适用于种植体数目不多、骨支持力不足、基桩有轻微倾斜或基桩间距小的病例。与杆卡附着体相比，双层冠附着体有以下优点：自洁容易；体积小，利于舌的活动；无下颌骨功能运动时的弹性变形问题；金属支架部分小，基托有足够的空间，以保证基托强度。

③球类附着体适用于：种植体基桩间的距离大，用杆卡附着体会影响舌的活动者；颌弓上的种植体呈斜线安置，杆卡附着体的连接杆不能与下颌铰链轴平行者；牙槽嵴的前段呈尖形，不宜用杆卡附着体者；保持口腔卫生困难者；因其简单，可供不能承担其他类型附着体费用者选用。球类附着体的优点是：当双侧后段牙弓平行，左右载荷相近时，上部结构可以沿矢状轴转动，有利于应力的分散；如果两侧牙弓不平行，产生应

力集中，则球的颈部成为薄弱环节，首先折断，起到保护种植体的作用。

④磁性固位附着体结构简单，价格低廉，固位力长久，且磁体接触面间可有少量移动，有利于应力的分散，常用于黏膜较厚或者牙槽嵴低平的下颌无牙患者的覆盖式种植义齿。

（3）人工牙：排列时应注意以下几个问题：

①人工牙应排列在中立区，所排牙列的牙弓形状与颌弓形状及基桩的排列曲度应基本一致。

②人工牙𬌗面与对颌牙弓关系协调，咬合接触良好，下颌运动中无𬌗障碍，达到双侧平衡𬌗。

③多选用塑料牙，它既能较好地缓冲𬌗力，对种植体起保护作用，又有利于基托下组织的健康。

④排牙时使上部结构的外形符合口腔软组织的生理要求，既要满足美观、功能的需要，又要对软组织起到生理刺激作用，并能保证种植义齿的自洁和清洁。

（4）覆盖式种植义齿的基托边缘设计：种植义齿的基托覆盖面积应较传统义齿者小。在上颌，可设计为无腭顶盖基托，上部结构的唇颊侧基托边缘不需伸展到黏膜转折处；在下颌，上部结构为对抗水平力，基托的后端仍应伸展到磨牙后垫区，颊侧到黏膜转折处，并与移行黏膜吻合。牙弓后段的基托形态和边缘伸展与可摘局部义齿的游离鞍基相似，基托组织面应与黏膜紧密贴合，在功能运动中可与基桩均匀地分担咬合力。

（兰晶 崔婧）